BIBLIOTHÈQUE D'OPHTALMOLOGIE

Directeur : V. MORAX

IN

LA CIRCULATION RÉTINIENNE

Par le Dr **P. BAILLIART**

Préface de M. le Pr H. VAQUEZ

LIBRAIRIE OCTAVE DOIN

GASTON DOIN, ÉDITEUR

8, PLACE DE L'ODÉON — PARIS

1923

G. DOIN et Cie
ÉDITEURS
30 FR. NET
(sous rubrique majoration)

LA
CIRCULATION RÉTINIENNE
A L'ÉTAT NORMAL ET PATHOLOGIQUE

LA
CIRCULATION RÉTINIENNE

A L'ÉTAT NORMAL ET PATHOLOGIQUE

Par le Dr **P. BAILLIART**

avec une **Préface** de M. le Pr **H. VAQUEZ**

Avec 51 figures dans le texte
et 4 planches en chromo-typographie hors-texte

PARIS

LIBRAIRIE OCTAVE DOIN

GASTON DOIN, ÉDITEUR

8, PLACE DE L'ODÉON, 8

1923

PRÉFACE

On sera peut-être étonné de trouver mon nom au bas de cette préface, mais si je suis peu expert en ophtalmologie, elle ne m'est pas complètement indifférente, et je lui dois beaucoup.

C'était il y a plus de vingt ans ; je m'occupais alors des manifestations cliniques de l'hypertension, et j'avais été frappé de la singularité de certaines d'entre elles, parésies fugaces, aphasie, amaurose, soudaines et transitoires, souvent observées dans l'éclampsie et la colique de plomb. Leur apparition au cours d'affections si différentes en apparence, était faite pour surprendre ; mais à l'époque, on n'en était pas embarrassé, et l'hystérie, on s'en souvient, avait réponse à tout. Cela ne me satisfaisait pas, et je pensais plutôt que ces accidents étaient dûs à un spasme des vaisseaux et à l'hypertension, symptôme commun à ces deux maladies, mais comment le prouver ?

L'ophtalmologie vint à mon aide. Des médecins ayant examiné le fond de l'œil de femmes éclamptiques ou de sujets en crise de saturnisme aigu et atteints soudainement de cécité, n'y avaient constaté aucune lésion ; ils avaient noté seulement un resserrement des vaisseaux avec ischémie de la papille qui disparaissaient comme par enchantement lors du retour de la vision normale. C'était la confirmation de ce que j'avais avancé. J'en eus une grande joie, et dès ce moment je vis l'intérêt qu'il y aurait à reprendre systématiquement l'étude des modifications de la circulation rétinienne dans les affections de l'appareil cardio-vasculaire, ne doutant pas que nos confrères ophtalmologistes s'y employassent un jour.

Aussi, quand longtemps après, BAILLIART vint me faire part de ses recherches sur la mesure de la pression des vaisseaux de l'œil, je l'accueillis avec empressement et l'engageai à les poursuivre dans mon service, avec moi et mes élèves. Il m'apprit même, à cette occasion, ou mieux, pour ménager mon amour-propre, il me réapprit à manier l'ophtalmoscope.

Ce n'était pourtant pas un motif suffisant pour qu'il me demandât de présenter son livre au public médical. Il devait y en avoir un autre, plus valable, et que voici, je crois.

Le domaine de la médecine s'est tellement étendu qu'on a dû le diviser en territoires spéciaux dont le nombre ne cesse de s'accroître. Il y a à cela un avantage qui est de concentrer les efforts de quelques-uns sur un sujet restreint et de l'enrichir par là de notions qui auraient échappé à des médecins non spécialisés. Mais cet avantage a sa contre-partie. A n'étudier qu'une même matière on finit par perdre le contact avec le reste de la médecine. Or, comme l'a fort bien dit le Professeur RICHET : « C'est aux confins des sciences que se font les grandes découvertes ». On se les interdit si on élève entre elles une sorte de barrière. De plus, le spécialiste s'expose, s'il reste dans son cabinet, à ne voir que des lésions en pleine évolution, et alors qu'elles ont produit des troubles assez graves pour qu'on ait recours à lui. Il risque d'en ignorer le mode de début ou la phase initiale, si fertile cependant en enseignements, et il faut pour les connaître qu'il

aille de temps à autre se retremper au sein même de la médecine, source des inspirations fécondes.

BAILLIART l'a compris ainsi, et c'est pourquoi il a
demandé, non à un de ses maîtres en ophtalmologie, mais
à un médecin, d'écrire cette préface. S'il s'est adressé à moi
qui me suis consacré à l'étude de la pathologie du cœur et
des vaisseaux, c'est probablement pour indiquer aussi que
les troubles de la circulation rétinienne ont des rapports
intimes avec ceux de la circulation générale, et qu'on ne
saurait, sous peine de faire œuvre stérile, les envisager isolément. Telles sont, à mon avis du moins, les raisons qui
ont dicté son choix.

Au surplus, il est possible que je me trompe, et que
BAILLIART ait désiré simplement me témoigner sa sympa-
thie. Dans ce cas, je ne lui en suis que plus reconnaissant ;
il sait que la mienne lui est acquise, et en quelle estime je le
tiens. La tâche qu'il m'a confiée est d'ailleurs facile et
presque superflue, son œuvre se recommandant d'elle-même
à l'attention des ophtalmologistes et des médecins par son
originalité, sa documentation et sa clarté. Il n'a donc pas
à me remercier, et c'est plutôt moi qui suis son obligé. Ce
livre me paraît en effet assuré d'un tel succès, qu'il est bien
capable, après avoir fait beaucoup d'honneur à son auteur,
d'en réserver quelque peu, par surcroît, à son parrain.

H. VAQUEZ.

LA
CIRCULATION RÉTINIENNE
A L'ÉTAT NORMAL ET PATHOLOGIQUE

INTRODUCTION

Lorsqu'un observateur regarde pour la première fois le fond de l'œil à l'opthalmoscope, dès qu'il arrive à en avoir une image exacte, ce n'est ni la rétine qu'il sait développée devant lui, ni le nerf optique dont elle est l'épanouissement, mais bien la circulation rétinienne qui attire le plus son attention. Il s'étonne de reconnaitre si distinctement artères et veines, de les suivre si facilement jusque dans leurs plus fines ramifications, et de voir, au travers de leurs parois, se faire la circulation rétinienne.

L'intérêt qu'a pour lui cette circulation s'accroit encore s'il se rappelle que les vaisseaux rétiniens sont vraiment l'image des vaisseaux cérébraux, qu'ils ont avec eux une origine commune, la division du réseau carotidien interne. Il pense alors que les altérations des uns doivent frapper les autres, et que l'état des vaisseaux rétiniens reflète sans doute dans bien des cas celui des vaisseaux cérébraux. Est-il utile de rappeler l'importance de la circu-

lation cérébrale ? Tout trouble, si léger soit-il, qui l'atteint, entraîne immédiatement des symptômes plus ou moins graves, souvent mortels. La fonction de la cellule cérébrale s'arrête en même temps que la circulation.

Il en va de même de la cellule rétinienne. Les ophtalmologistes connaissent bien la cécité qui survient, brusque et complète, lorsque la circulation rétinienne est suspendue. L'embolie de l'artère centrale, la compression du globe en réalisant mécaniquement cet arrêt de la circulation, amènent, nous verrons avec quelle rapidité, la suspension tantôt définitive et tantôt passagère de la fonction rétinienne.

Nous avons le privilège de pouvoir observer directement à la faveur de nos procédés modernes d'ophtalmoscopie, grâce à des instruments et à des techniques de plus en plus perfectionnés, la circulation rétinienne, et de voir ainsi les vaisseaux rétiniens grossis dans leurs détails à l'état normal et pathologique ; cherchons à appliquer à leur étude les procédés que les cardiologues utilisent pour les troncs artériels et veineux. Approprions leur technique à cet examen spécial ; nous connaîtrons mieux la circulation rétinienne. Peut-être aussi, après avoir emprunté à la physiologie et à la cardiologie, leurs méthodes pour les appliquer à l'étude du fond de l'œil, profitant des conditions exceptionnellement favorables dans lesquelles nous nous trouvons placés pour cet examen, pourrons-nous à notre tour leur apporter des faits qui jusque là leur manquaient.

En écrivant ce livre, j'ai souvent pensé à mon fidèle ami et assistant le Dr BLUTEL, mort à mon ambulance peu de jours avant l'armistice. C'est avec lui que j'ai pour la première fois parlé de bien des sujets dont il sera question plus loin ; son esprit net et précis, son intelligence toujours en *éveil m'ont souvent guidé et aidé. Je lui devais ce souvenir.*

Dans la première partie de ce livre j'étudie l'anatomie et surtout la physiologie de la circulation rétinienne, donnant une place importante à l'étude de la pression vasculaire locale, et à sa détermination par la technique que j'ai récemment proposée.

La deuxième partie traite des troubles de la fonction circulatoire rétinienne ; on y trouvera notamment exposée l'hypertension artérielle locale et ses conséquences.

Enfin la troisième partie est consacrée aux lésions des vaisseaux rétiniens, et à l'étude de la circulation rétinienne dans un certain nombre d'états pathologiques.

PREMIÈRE PARTIE

Circulation rétinienne à l'état normal.

CHAPITRE PREMIER

Anatomie de la Circulation rétinienne.

La circulation rétinienne présente quelques particularités sur lesquelles il convient d'insister.

La première est qu'elle se fait à l'intérieur d'une cavité close; au point de vue de la fonction circulatoire, c'est là un fait important. *Pratiquement* nous pouvons considérer les parois oculaires comme inextensibles ; sans doute la sclérotique et la cornée de l'adulte constituent des surfaces dépressibles non seulement de dehors en dedans mais aussi de dedans en dehors; mais en fait, les modifications de la pression à l'intérieur de l'œil sont incapables de dilater ces parois, si bien que d'une part les écarts de la tension intra-oculaire, tension qu'ils supportent constamment, s'exercent sur les vaisseaux rétiniens et que d'autre part les modifications systolique et diastolique des vaisseaux intra-oculaires, leur dilatation et leur contraction, retentissent sur la tension intra-oculaire et la modifient.

Nous trouvons là une analogie presque parfaite avec la circulation cérébrale qui se fait elle aussi dans un espace clos, dont elle supporte et dont elle modifie la pression. Dans la cavité cérébrale, ces modifications de pression sont, au moins en partie, compensées par les mouvements passifs des sinus veineux intra-crâniens qui peuvent s'écraser et diminuer leur contenu pour s'opposer aux élévations de la pression intra-crânienne ; et de même dans la cavité oculaire, les larges veines vorticineuses, véritables représentants des sinus crâniens, peuvent amortir par le changement de leur calibre les modifications de la tension intra-oculaire. Mais les écarts de pression qui viennent à se produire dans ces cavités closes sont forcément ressenties par la paroi des vaisseaux, et retentissent sur la circulation du sang à l'intérieur de ces vaisseaux. A l'état normal ces écarts de pression sont très faibles.

On voit facilement quel avantage il y a pour une circulation dont le rôle est si important, qu'il s'agisse de la circulation cérébrale ou de la circulation rétinienne, à ce que le milieu dans lequel baignent les vaisseaux qui l'assurent, garde une pression toujours à peu près constante. La fonction d'un membre n'est pas troublée s'il s'exerce à la surface de l'artère de ce membre des changements brusques de pression ; mais se représente-t-on l'état de la fonction rétinienne ou cérébrale, si les vaisseaux rétiniens ou cérébraux étaient exposés aux écarts formidables de pression que peut supporter l'artère humérale, par exemple ?

Les artères rétiniennes sont *terminales*, c'est-à-dire qu'elles ne communiquent pas entre elles, si ce n'est par le réseau capillaire. Ce mode de terminaison, assez rarement rencontré dans l'organisme, et qui est celui des artères du cerveau et du rein, doit avoir sans doute quelques avantages pour la fonction circulatoire, mais en revanche la destruction ou l'oblitération d'un rameau artériel entraîne l'arrêt définitif de la circulation dans le réseau qu'il irriguait.

Les veines rétiniennes elles-aussi sont indépendantes les unes des autres ; dans les parties antérieures de la rétine cependant, non loin de l'ora serrata, l'isolement des territoires veineux n'est pas aussi absolu et quelques anastomoses existent entre les veinules rétiniennes ; on a même signalé chez le bœuf une veine circulaire antérieure de la rétine qui relierait les différents réseaux veineux rétiniens. L'existence de ce cercle veineux a d'ailleurs été contestée.

Artères rétiniennes.

L'artère centrale de la rétine fournit dans la plupart des cas la totalité des artères rétiniennes, et dans ceux où quelques-unes de ces artères ont une autre origine (a. cilio-rétiniennes) leur réseau est de peu d'importance en face du réseau de l'artère centrale. Si bien que l'on peut dire que, chez l'homme, cette artère assure la circulation rétinienne.

L'artère centrale de la rétine est une des branches collatérales de l'ophtalmique et provient donc du réseau de la carotide interne. Elle quitte le tronc de l'ophtalmique après l'entrée de cette artère dans l'orbite ; pour les uns elle en est la première branche collatérale (MEYER), pour les autres elle naît seulement après une artériole dure-mérienne (MAGITOT) ou la lacrymale (TESTUT) ; le fait a d'ailleurs peu d'importance. Elle se porte sur le côté externe du nerf optique contre lequel elle est appliquée par la dure-mère, puis elle pénètre à l'intérieur du nerf. On a discuté sur le point de pénétration. POIRIER le

situe à 15 mm. en arrière de la sclérotique et TESTUT
à 10. Il semble qu'en prenant la moyenne de 12mm. 5 on
ait chance d'avoir une approximation suffisante. Ce renseignement peut dans quelques cas avoir une importance clinique, par exemple dans la localisation d'une
lésion traumatique du nerf optique. A partir de ce point
l'artère centrale de la rétine suit l'axe du tronc nerveux,
en son centre, jusqu'à la papille où elle se bifurque.

Cette bifurcation se fait quelquefois dans le tronc
même du nerf optique avant que l'artère n'ait atteint le
plan scléral, mais le plus souvent elle ne se fait qu'au
delà de l'émergence de la papille. Il est classique de
décrire la division de l'artère centrale en deux branches,
l'une ascendante, l'autre descendante qui toutes deux
se diviseraient elles-mêmes après un trajet plus ou

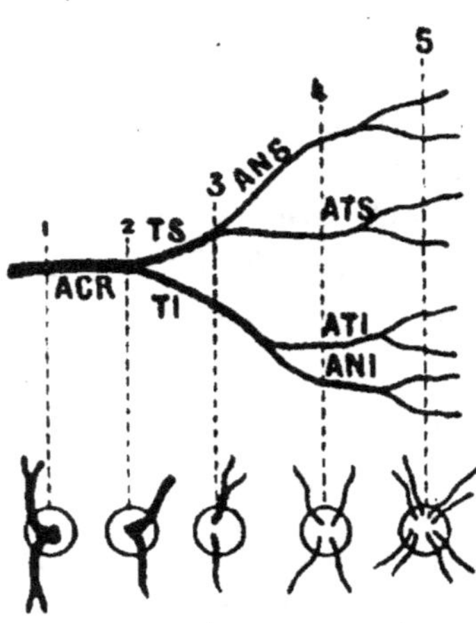

Fig. 1.— Artère centrale de la rétine
et ses branches. Variétés d'aspect
ophtalmoscopique suivant le siège
des points de bifurcation par rapport
à la surface de la papille (Schéma
de ROLLET).

1 et 2. L'artère centrale se bifurque à la surface de la papille. — 3. Bifurcation en
arrière de la lame criblée invisible à l'ophtalmoscope. — 4. Il s'est fait deux bifurca-
tions successives en arrière de la lame
criblée et les artères rétiniennes sont divisées chacune en deux branches à leur pénétration dans l'œil (disposition tout à
fait exceptionnelle).

(POIRIER et CHARPY. Traité d'anatomie humaine).

moins court en une branche temporale et une nasale ;
ainsi naîtraient quatre artérioles d'à peu près même
importance, deux temporales supérieure et inférieure,
deux nasales supérieure et inférieure. L'image ophtalmoscopique des vaisseaux rétiniens n'est pas toujours

il s'en faut, celle d'une bifurcation si régulière ; les modes et le lieu de bifurcation des vaisseaux rétiniens sont très variés et donnent lieu sur le tronc même de la papille à différents types ophtalmoscopiques ; nous en représentons quelques-uns ci-dessus, schématiquement d'après ROLLET (fig. 1).

Ajoutons qu'il est fréquent de rencontrer une branche artérielle se dirigeant directement en dedans (artère interne ou médiane), et d'un ou plusieurs rameaux se dirigeant vers la macula (a. maculaire).

Veines rétiniennes.

Les veines rétiniennes présentent une disposition analogue à celle des artères ; dans une description schématique, qui se rapproche d'ailleurs de la réalité, on peut dire qu'elles se groupent pour former quatre troncules principaux : veines nasales supérieure et inférieure, veines temporales supérieure et inférieure qui convergent vers le centre de la papille, pour former le tronc de la veine centrale. La veine centrale ainsi constituée, suit le trajet de l'artère selon l'axe du nerf optique, puis se coudant en dehors, quitte après un court trajet sous son feuillet dure-mérien, le nerf un peu avant l'artère (10 mm. environ en arrière du globe) et se dirige en arrière pour aboutir au tronc de l'ophtalmique (affluent du sinus caverneux) ou plus souvent encore (CHARPY) directement au sinus caverneux.

CHARPY insiste avec raison sur les nombreuses anastomoses de la veine ophtalmique avec les veines voisines (v. faciale, v. des fosses nasales, v. temporales et lacry-

males). Tout trouble dans la circulation de l'ophtalmique
(et les troubles peuvent avoir une origine lointaine),
sont capables de retentir sur la circulation rétinienne ; ce
serait également par ces anastomoses avec le confluent
veineux de l'angle externe de l'œil que l'on pourrait
expliquer l'action favorable des émissions sanguines pra-
tiquées à ce niveau, dans le traitement de certaines
affections oculaires.

Si, comme l'a montré DONDERS, le courant de la veine
ophtalmique se fait normalement de l'extérieur vers
l'intérieur, c'est-à-dire vers le sinus caverneux, il peut
arriver que dans l'obstruction de ce sinus le courant soit renversé, et que le sang de l'ophtalmique
aboutisse dans la veine faciale ; d'ailleurs dans un cas
comme dans l'autre, le sang veineux rétinien sera recueilli
par la jugulaire interne.

Vaisseaux cilio-rétiniens.

Quelques artères rétiniennes peuvent avoir une autre
origine que l'artère centrale de la rétine ; on donne à
ces rameaux, dont l'importance anatomique n'est que
très secondaire, et qui naissent, lorsqu'ils existent, sur
le bord temporal de la papille, le nom d'artères
cilio-rétiniennes. D'après ELSCHNIG on les rencontrerait une fois sur sept. JACKSON ayant examiné
1.000 yeux à l'ophtalmoscope a constaté l'existence
d'artères cilio-rétiniennes dans 20 % des cas. Je suis
arrivé moi-même sur 100 cas à un chiffre à peine inférieur
(19 %). On peut donc admettre la proportion donnée par
E. JACKSON comme correspondant à la moyenne. Il

s'agit là d'aspect ophtalmoscopique, car, comme le fait remarquer Rochon Duvigneaud, ce que l'on voit de la sortie hors du disque papillaire et « du trajet de ces vaisseaux n'implique pas absolument qu'ils ne puissent rejoindre les vaisseaux centraux au-delà de la lame criblée en un point qui échappe au regard ». Cependant un cas de Muller a bien montré qu'un vaisseau ainsi observé à l'ophtalmoscope ne provenait pas de l'artère centrale.

L'origine de ces artères cilio-rétiniennes paraît être le plus souvent le *cercle artériel de* Haller, formé par des branches *des artères ciliaires courtes postérieures*, plus rarement une artère ciliaire, et plus rarement encore une artère choroïdienne ; cette origine choroïdienne existait dans le cas de Muller.

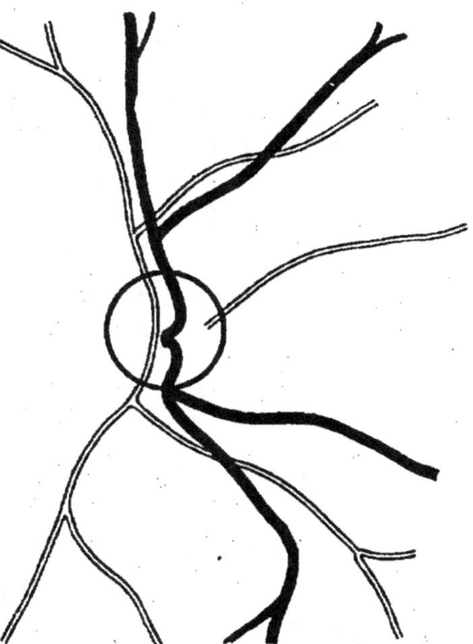

Fig. 2. — Une artère cilio-rétinienne.

Ainsi du sang artériel destiné à la choroïde peut servir à la nutrition d'un secteur petit (mais important) de la rétine.

Les veines peuvent présenter une disposition analogue et du sang veineux rétinien peut aboutir au réseau choroïdien. Le fait est pourtant moins fréquemment observé que pour l'artère et dans tous les cas où on rencontre des artères cilio-rétiniennes, on ne constate pas forcément l'existence de veines cilio-rétiniennes.

Kraupa (1) a vu la veine centrale manquer complètement et être remplacée par une grosse veine rétino-ciliaire.

Notons également qu'une disposition inverse existe fréquemment (Leber, Elschnig) qui conduit du sang choroïdien dans la veine centrale de la rétine. Ainsi l'indépendance des territoires rétinien et choroïdien serait moins fréquemment observée pour la circulation veineuse que pour la circulation artérielle.

Le trajet des vaisseaux rétiniens.

De la papille où ils aboutissent ou dont ils émergent, on peut suivre les vaisseaux rétiniens presque jusqu'à la périphérie de la rétine. Relativement gros (quelques dixièmes de millimètres) sur la papille (2), ces vaisseaux deviennent rapidement de plus en plus fins par suite de leurs divisions successives ; si on suit l'un d'entre eux jusqu'à sa terminaison, on le voit, épuisé par les rameaux qu'il laisse constamment, se terminer en un cordon de plus en plus fin qu'il devient à un moment impossible de préciser.

Le réseau qui résulte de ces ramifications successives est particulièrement développé. A l'extrême périphérie, près

(1) Kraupa. *Archiv. für Augenheilk.* 1914-1915.

(2) Hertel donne chez l'adulte les chiffres suivants : à l'extrémité périphérique artères 170 µ, veines 200 µ ; à l'extrémité centrale artères 210 µ, veines 245 µ.

de l'ora serrata, les vaisseaux paraissent devenir plus rares et presque invisibles.

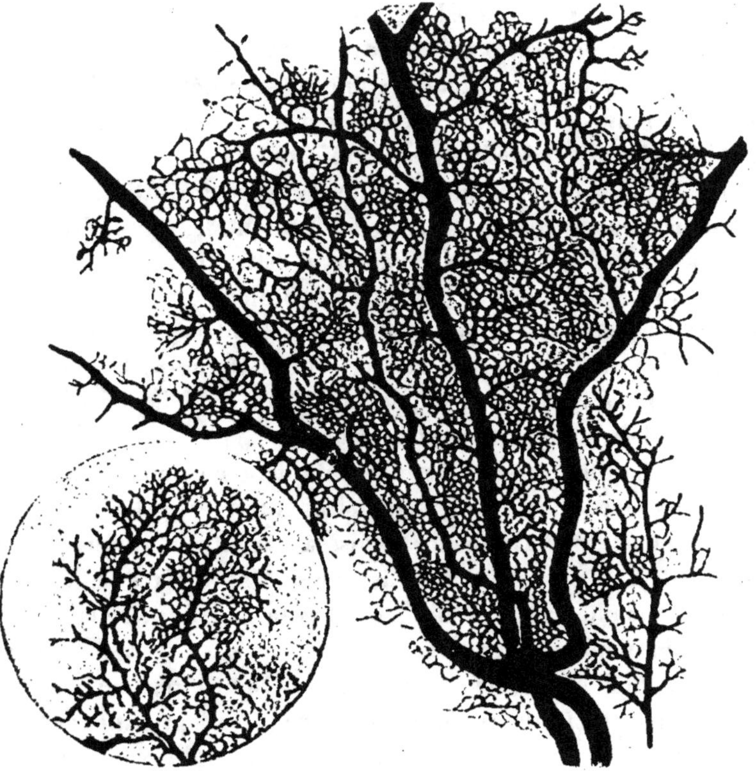

Fig. 3. — Circulation rétinienne.

Préparation de MAGITOT, obtenue par injection de GÉROTA chez le nouveau-né. La rétine a été étalée à plat et montre des branches artérielles et veineuses avec le réseau capillaire intermédiaire. Dans la cartouche une arborisation veineuse avec les capillaires.

(MORAX. Glaucome et glaucomateux).

ROCHON DUVIGNEAUD signale une différence importante dans la répartition des fibres nerveuses et des vaisseaux de la rétine. La distribution nerveuse, par suite de la répartition des fibres optiques en faisceau croisé et en faisceau direct, divise essentiellement la rétine en deux moitiés, l'une externe, l'autre interne. La division primitive des vaisseaux en branche supérieure et inférieure aboutit au contraire à créer au point de vue vasculaire une rétine supérieure et une rétine inférieure, dont l'indépendance sans être absolue peut, dans certains cas pathologiques, devenir très manifeste.

La région de la macula, sur la vascularisation de laquelle nous aurons à revenir en étudiant les capillaires rétiniens, est un véritable centre d'attraction pour les vaisseaux rétiniens. Les artères temporales supérieure et inférieure décrivent l'une au-dessus et l'autre au-dessous d'elle, des arcs de cercle, de la concavité desquels partent de fines ramifications qui se dirigent vers la macula (a. maculaires supérieure et inférieure).

De la papille aussi partent directement en dehors, des rameaux maculaires (a. maculaires directes) ; les uns proviennent du tronc du vaisseau central, d'autres d'une de ses premières ramifications ; les artères cilio-rétiniennes elles-aussi se dirigent vers la macula irriguant la région papillo-maculaire.

Dans leur trajet, les artères et les veines rétiniennes s'entrecroisent fréquemment ; il n'est pas exceptionnel de voir la veine ou l'artère s'enrouler autour du vaisseau congénère. Tantôt la veine passe dessus, et tantôt l'artère, et il est impossible de décrire une règle de leur disposition réciproque. D'ailleurs il n'arrive jamais qu'artère et veine satellites marchent l'une à côté de l'autre ; leur juxtaposition constituerait sans doute un tronc trop important capable d'arrêter un trop grand nombre de rayons lumineux.

Toutes ces branches vasculaires, artères, artérioles,

veines et veinules, sont situées dans la couche des fibres optiques, au contact de la limitante antérieure qui seule les sépare du vitré. Souvent, maintenus par cette mince membrane, les vaisseaux rétiniens font plus ou moins saillie dans le corps vitré. Seuls les capillaires rétiniens rentrent plus avant dans la rétine.

Les capillaires rétiniens.

Tout le long de leur trajet, les artérioles rétiniennes donnent naissance à des rameaux très courts qui forment le réseau capillaire, en pénétrant jusque dans la couche plexiforme externe qu'ils ne dépassent jamais. Ce réseau capillaire rétinien est à deux étages ; le *réseau externe*, dont les mailles sont assez serrées est situé dans la couche des cellules unipolaires et bipolaires ; le *réseau interne* à mailles beaucoup plus larges est situé dans la couche des fibres optiques et des cellules multipolaires. C'est du réseau interne que naissent les veines rétiniennes. En fait le réseau externe apparaît comme un appendice du réseau interne.

Il faut retenir surtout de cette description des capillaires rétiniens que *seule la partie cérébrale de la rétine est vascularisée*. Toute la partie neuro-épithéliale est privée de vaisseaux. Il résulte de cette disposition que les couches cérébrales faisant défaut dans la macula, la macula doit être elle-même privée de vaisseaux. C'est ce qui se passe en effet ; les vaisseaux s'arrêtent au bord du fond de la fovea, mais ne l'atteignent pas. Tout autour d'elle le réseau capillaire est extrêmement développé ; la fovea est une maille de ce réseau capillaire, véritable trou dont les dimensions varieraient de 0 mm. 2 à 0 mm. 8 de diamètre, quelquefois moins (0 mm. 13. DIMMER). La lacune vasculaire de la fovea serait donc moins étendue que bien d'autres lacunes rétiniennes. En arrière d'elle le réseau vasculaire de la chorio-capillaire serait particulièrement dense (FUCHS).

Structure des vaisseaux rétiniens.

Les artères rétiniennes sont bien musclées, possédant trois couches superposées de fibres musculaires. Les autres tuniques ne présentent aucune particularité notable.

Au fur et à mesure que l'on considère des artères plus proches de la périphérie, on voit ces fibres musculaires diminuer d'importance.

Les veines n'ont pas de fibres musculaires ; deux canaux endotheliaux placés l'un dans l'autre les constituent essentiellement ; du tissu conjonctif entoure et soutient le tube endothelial externe.

Quant aux capillaires, ils sont uniquement formés par un tube endothelial engaînant le canal qui constitue le capillaire proprement dit.

De cette disposition commune aux veines et aux capillaires il résulte qu'une véritable gaîne enveloppe ces vaisseaux. ROBIN et HISS ont décrit ces gaînes comme des lymphatiques de la rétine. SCHWALBE serait même arrivé à remplir ces espaces perivasculaires en poussant des injections sous la pie-mère du nerf optique. MATHIAS, DUVAL et ROCHON-DUVIGNEAUD n'admettent pas la nature lymphatique de ces espaces perivasculaires ; ils ne seraient que de simples diverticules perivasculaires des espaces sous arachnoïdiens et leur contenu communiquerait avec le liquide céphalo-rachidien. Ce contenu ne peut d'ailleurs pas être assimilé à la lymphe.

Aspect ophtalmoscopique des vaisseaux rétiniens.

Nous avons vu comment pouvaient se présenter les ramifications artérielles ou veineuses sur le tronc même de la papille. La distinction entre les veines et les artères est facile à faire. Les veines sont nettement plus larges que les artères, et en général un peu plus sinueuses qu'elles. Leur coloration est également fort différente ; rouge sombre pour les veines, beaucoup plus claire pour les artères. Enfin, sur les artères, on note le long de l'axe du vaisseau l'existence d'une strie claire couvrant une grande partie du diamètre apparent ; cette strie claire est infiniment moins large et moins visible sur les veines ; d'après ADAM, elle n'occuperait pour les veines qu'un quatorzième du diamètre du vaisseau.

Du reste l'étude des pulsations vasculaires, différentes suivant les artères et les veines, étude qui sera abordée à propos de la physiologie de la circulation rétinienne, permettrait encore, s'il en était besoin, de distinguer les unes des autres.

Chez les sujets jeunes et surtout chez les enfants, les vaisseaux rétiniens se présentent entourés de *reflets* brillants, chatoyants, dont il est impossible de délimiter les contours. Ainsi que l'a noté DE SPEYR, ces reflets vasculaires sont quelquefois animés de battements spontanés. On explique ces reflets de la façon suivante : les vaisseaux rétiniens font, nous l'avons vu, saillie dans le corps vitré ; l'angle dièdre formé par cette saillie vasculaire et le plan rétinien réfléchit à la faveur de la limitante interne les rayons lumineux à la manière d'un miroir concave. Il resterait à expliquer pourquoi ces reflets sont infiniment plus vifs et brillants chez les sujets jeunes que chez les adultes.

Ces reflets, comme d'autres reflets rétiniens sans rapport avec les vaisseaux, sont particulièrement visibles à la lumière verte (éclairage de VOGT, lumière anérythe de KOBY). Au moyen de ce nouvel éclairage ophtalmoscopique, les vaisseaux sont beaucoup mieux vus qu'à la lumière ordinaire, et leurs ramifications peuvent être poursuivies beaucoup plus loin. Ils se détachent en noir sur un fond vert, présentant suivant leur axe une branche plus claire, visible surtout pour les artères.

Embryologie des vaisseaux rétiniens.

Le développement des vaisseaux de la rétine a fait l'objet de nombreuses études, notamment celles de SCHULTZE (1892), de VOIT (1892) et HUGO FUCHS (1905) chez les Mammifères. Chez l'Homme ce développement a été surtout étudié par VERSARI (1904) et SEEFELDER (1909).

L'apparition des vaisseaux rétiniens se fait relativement tard. « L'œil embryonnaire possède d'abord un réseau vasculaire périphérique, ébauche de celui de la choroïde, puis se forme le réseau hyaloïdien dont le principal tronc, en s'enclavant en partie dans la portion antérieure du nerf optique, devient l'artère centrale du nerf optique, et plus tard de la rétine. » (DRUAULT) (1).

Chez le fœtus de 10 cm., l'artère centrale du nerf optique est déjà entourée d'un réseau veineux, dans lequel on reconnaît deux troncs qui, en arrière au moment où l'artère quitte le nerf, se réunissent en un seul tronc. En avant ce réseau veineux n'accompagne pas l'artère dans le vitré; il s'arrête un peu au devant du niveau de la papille. A ce moment déjà, on reconnaît près de la papille l'existence de bourgeons pleins provenant de l'artère et des veines. Un peu plus tard (fœtus de 12 à 13 cm.) ces bourgeons devenus perméables, constituent les premiers vaisseaux rétiniens. SEEFELDER décrit chez le fœtus de 5 à 6 mois, l'apparition de deux grosses branches rétiniennes supérieures et inférieures de l'artère hyaloïdienne. Souvent elles naissent dans le vitré, en avant du plan papillaire, et de là gagnent d'avant en arrière la rétine. Les deux troncs veineux qui ne se rejoignaient d'abord que fort loin en arrière de la sclérotique, se rejoignent plus près de la papille au fur et à mesure qu'on les observe chez des fœtus plus développés ; chez le fœtus de 22 à 24 cm., le tronc de la veine centrale se forme déjà à peu près sur le plan de la papille.

Les vaisseaux rétiniens ainsi constitués se développent progressivement en partant de la papille pour couvrir peu à peu toute la rétine. Chez un fœtus de 6 mois ils n'atteindraient pas encore l'ora serrata.

Situés d'abord dans la couche des fibres nerveuses, les vaisseaux rétiniens ne commencent à envoyer des rameaux plus profonds que chez le fœtus de 18 à 19 centimètres ; ils atteignent à ce moment la couche des cellules gan-

(1) In POIRIER. Traité d'anatomie humaine 1912, Organes des sens.

glionnaires ; le réseau capillaire interne est constitué chez le fœtus de 36 centimètres et le réseau externe chez le fœtus de 42.

Le réseau rétinien provient donc du réseau hyaloïdien. Il n'en va pas de même pour tous les Mammifères ; chez beaucoup d'entre eux, les vaisseaux rétiniens ont leur origine à la périphérie de la papille, et proviennent des vaisseaux choroïdiens. Cette origine est particulièrement évidente chez le chat nouveau-né (SCHULTZE) dont la rétine ne recevrait aucun vaisseau de l'artère centrale, mais ne serait irriguée que par des vaisseaux cilio-réti-niens. Les vaisseaux cilio-rétiniens, accessoires chez l'homme, peuvent être considérés comme la persistance de vaisseaux embryonnaires, bien que VERSARI n'ait jamais observé chez l'embryon humain de vrais vaisseaux cilio-rétiniens.

Les vaisseaux rétiniens dans l'échelle animale.

La circulation rétinienne présente dans l'échelle animale des différences considérables ; elle n'existe guère que chez les Mammifères. La rétine des oiseaux comme celle des poissons (l'anguille exceptée) est privée de vaisseaux.

Chez les *mammifères* les types sont très différents ; la circulation est assurée tantôt par des vaisseaux propres à la rétine (homme), tantôt par des vaisseaux d'origine ciliaire (chat, cétacés). Bien souvent d'ailleurs des anastomoses plus ou moins importantes s'établissent entre les deux réseaux.

On a établi différents types de circulation rétinienne. Deux grandes classifications ont été proposées.

L'une, celle de LINDSAY JOHNSON se base sur l'aspect ophtalmoscopique des rétines ; elle reconnaît quatre types.

1ᵉʳ *type*. — Artère et veine centrales bien accusées ; circulation étendue à toute la rétine.

2ᵉ *type*. — De nombreux vaisseaux émergent autour de la papille et assurent la circulation de la plus grande partie de la rétine.

3ᵉ *type*. — Vaisseaux rétiniens peu développés.

4ᵉ *type*. — Absence de vaisseaux rétiniens (visibles à l'ophtalmoscope).

L'autre, celle de LEBER est basée seulement sur l'étendue de rétine irriguée. Elle reconnaît aussi quatre types, superposables en fait aux précédents.

type a. Rétines totalement vasculaires.

type b. Rétines partiellement, mais encore richement vasculaires.

type c. Rétines à circulation seulement papillaire ou péripapillaire.

type d. Rétines privées de vascularisation visible à l'ophtalmoscope.

Peut-être est-il plus utile de connaître la vascularisation rétinienne de quelques animaux domestiques.

Chez le chien on voit les vaisseaux centraux émerger du centre de la papille ; les veines sont grosses, les artères au contraire arrivent déjà fort divisées. Ce réseau rétinien est formé non seulement par une artère centrale indépendante, mais aussi par des artères ciliaires.

Chez le chat, dont les vaisseaux sont d'origine ciliaire, l'aspect de la papille au point de vue vasculaire est celle d'une papille humaine à la surface de laquelle les vaisseaux apparaitraient déjà divisés. Les vaisseaux (artères et veines) sortent à la périphérie de la papille au nombre de trois, plus souvent de quatre, et s'étendent richement sur la rétine.

Ces deux animaux présentent le type d'une circulation rétinienne complète comme celle de l'homme et des primates, avec un réseau un peu moins riche. Les ruminants, le porc et le rat viennent ensuite.

Chez le cheval, la circulation rétinienne est beaucoup moins riche. De la papille sortent un nombre considérable de vaisseaux qui s'étendent fort peu loin; tout près de la papille, à la partie inférieure, il existe même une zône trapézoïde qui est entièrement dépourvue de vaisseaux.

La papille du lapin présente une vascularisation très spéciale. On sait que pour la voir il est nécessaire que l'observateur se place très au-dessous de l'œil de l'animal. Les fibres à myéline forment deux faisceaux qui s'étendent horizontalement à droite et à gauche de chaque côté de la papille. Sur ces deux bandes blanches, on voit ramper une artère et une veine d'où naissent des vaisseaux plus fins, mais qui ne dépassent pas la zône des fibres à myéline.

Le cheval et le lapin ont donc une circulation rétinienne très rudimentaire.

Nous voyons ainsi que la circulation rétinienne, si parfaitement développée chez l'homme, peut être rudimentaire ou manquer chez un grand nombre d'animaux. Abandonnant ce point d'anatomie comparée, encore assez mal éclairé, nous allons maintenant, revenant à l'homme que nous ne quitterons plus, étudier la physiologie de la circulation rétinienne.

CHAPITRE II

Physiologie de la Circulation rétinienne.

Il pourrait tout d'abord paraître inutile d'étudier la physiologie de la circulation rétinienne. N'obéit-elle donc pas aux lois générales de la physiologie, et n'en est-il pas de cette circulation comme de toute autre circulation locale ? Nous répondrons que plusieurs raisons, dont nous essaierons dans ce chapitre de montrer l'importance, justifient l'étude détaillée de la physiologie de la circulation rétinienne ; sans doute elle se rapproche de toutes les autres ; elle obéit à toutes les lois de la physiologie générale ; mais quelques caractères importants lui donnent une singularisation remarquable : quand elle s'arrête, la fonction rétinienne s'arrête instantanément ; elle se passe en un vase clos, dans lequel les pressions varient à peine, ce qui est le fait de bien peu de circulations locales ; nous la voyons se dérouler sous nos yeux, depuis l'arrivée du sang rouge jusqu'à la sortie du sang noir; nous y pouvons jusqu'à un certain point mesurer la vitesse de l'écoulement du sang ; il nous est possible de connaître la pression de la colonne sanguine à l'entrée et à la sortie de l'œil, nous savons quelle pression supportent artères et veines sur leur face externe; nous voyons

sans intermédiaire les réactions vasomotrices de ces vaisseaux si nettement grossis par l'ophtalmoscope. Il nous
apparaît ainsi que, bien loin de penser qu'il suffise de
connaître la physiologie générale pour connaître la circulation rétinienne, celle-ci peut offrir non seulement à
l'ophtalmologie, mais aussi à la physiologie, de précieux
enseignements qu'il convient de mettre en lumière.

La circulation et la fonction rétiniennes.

Il n'est pas douteux que la circulation rétinienne est
nécessaire à la vision. La pathologie et l'expérimentation
nous l'apprennent également. Que l'artère centrale soit
oblitérée ou par une embolie, ou par une thrombose,
ou par un spasme, tous états sur lesquels nous aurons à
revenir, immédiatement la cécité totale se produit. Que
si l'oblitération porte seulement sur une branche, c'est
dans le secteur correspondant à cette branche que se
produira la cécité.

Une expérience aussi simple qu'importante, peu décrite
dans les traités classiques, et sur laquelle nous aurons
à revenir en détails, montre encore l'importance de
la circulation dans la fonction rétinienne. Comprimons
sur nous-même au moyen du doigt un de nos yeux ouvert,
l'autre étant fermé, et fixons une source lumineuse quelle
qu'elle soit ; si la compression est assez forte pour écraser
l'artère centrale de la rétine, nous amenons rapidement la
cécité totale. Ainsi, nous le voyons, la fonction rétinienne
s'arrête avec la circulation rétinienne ; celle-ci ne survit
pas à celle-là. C'est un privilège, dangereux privilège, que
la cellule rétinienne partage avec la cellule cérébrale ; et

c'est ce qui fait l'importance de la circulation dans la fonction rétinienne. La pathologie, nous l'avons déjà dit, nous en montrera de nombreux exemples.

Comment s'explique cette influence si remarquable ? Est-ce donc que l'anémie des cellules visuelles amène si rapidement leur mort fonctionnelle ? Est-ce que par un processus encore insoupçonné le globule sanguin joue son rôle dans le phénomène intime rétinien ? Ce sont des questions auxquelles nous ne pouvons pas répondre. Nous ne devons pas oublier cependant, comme nous l'avons vu dans le chapitre précédent, que la rétine de certains animaux nous apparait comme privée d'une vascularisation propre et même de toute vascularisation.

LES PHÉNOMÈNES PHYSIOLOGIQUES DE LA CIRCULATION RÉTINIENNE

La connaissance des circulations locales est déjà ancienne. Depuis longtemps on a abandonné la manière de voir de MAGENDIE qui, considérant les vaisseaux sanguins comme inertes, ne faisait relever la circulation que des seules lois de l'hydrodynamique. La découverte par CLAUDE BERNARD des nerfs vaso-moteurs montre que chaque territoire circulatoire peut s'isoler de ses voisins. « La découverte des circulations locales et du rôle des nerfs vaso-moteurs (1) vient nous expliquer comment chaque organe, chaque élément peut avoir pour ainsi dire sa circulation indépendante, sa nutrition spéciale et par suite son fonctionnement distinct de celui du voisin. »

(1) CL. BERNARD. Rapport sur les progrès et la marche de la physiologie générale en France, p. 67.

Ainsi était nettement posé le principe de l'individualité des circulations locales. Peut-être en a-t-on parfois exagéré l'importance ; mais cette indépendance existe bien. « En résumé, écrit Dovon (1), chaque organe de toute partie du corps dépendant d'une même artère possède en quelque sorte une circulation propre, indépendante dans une certaine mesure de la circulation dans les autres parties. » Parmi les types de circulations indépendantes, ce physiologiste étudie la circulation oculaire qu'il rapproche de la circulation cérébrale.

CIRCULATION ARTÉRIELLE RÉTINIENNE

La pression dans l'artère centrale de la rétine.

Si les artères étaient inertes, comparables à des conduites rigides, comme des tubes de plomb ou de verre, la pression qui s'y exercerait serait uniquement influencée par l'impulsion de la pompe cardiaque et par la rapidité de leur débit ; mais l'étude de la pression dans ces vaisseaux élastiques et musclés est bien différente de celle qu'elle pourrait être dans un système inerte ; sans doute toutes les lois de l'hydraulique s'appliquent aux phénomènes de la pression vasculaire, mais singulièrement modifiées par les réactions des parois des vaisseaux.

Dans chaque tronçon de l'arbre artériel, une véritable lutte se fait à chaque systole entre l'ondée sanguine poussée par le ventricule et la colonne sanguine. Celle-là cherche à chasser celle-ci qui lui oppose sa résistance faite surtout de la résistance des parois artérielles sur la voie

(1) MORAT et DOVON. Traité de physiologie. T. III, p. 128.

qui s'ouvre devant elle ; pour trouver sa place, l'ondée sanguine dilate l'artère, modifie le calibre, la *tension* des parois, l'exagérant d'autant plus qu'elle est elle-même, entre la contraction ventriculaire, et la résistance périphérique soumise à une *pression* plus forte. C'est ainsi que *pression* et *tension* artérielles sont, jusqu'à un certain point, synonymes.

On sait que la pression artérielle varie avec les moments de la révolution cardiaque ; la pression *minima* est celle qui existe dans les vaisseaux pendant la diastole ventriculaire ; on l'appelle aussi pression *constante* parce qu'elle s'exerce constamment sur la paroi interne de l'artère : c'est sur elle que vient se greffer l'élévation de pression entraînée par la systole du ventricule, créant la pression *maxima* ou systolique. La pression *différentielle* mesure la différence qui s'exerce entre les pressions maxima et minima.

On sait que la pression artérielle mesurée au bras donne des chiffres un peu différents suivant les appareils employés ; avec l'oscillomètre de Pachon on trouve en moyenne 15 à 17 pour la maxima et 8 à 10 centimètres pour la minima, la méthode palpatoire de Riva-Rocci-Ehret donne 11 à 14 pour le maxima et 7 à 9 pour le minima, enfin la méthode auscultatoire de Korotkow, avec le dispositif Vaquez Laubry ou celui de Tixier (de Nevers) donne, à fort peu de chose près, les mêmes chiffres que la méthode palpatoire.

Ces méthodes *oscillométrique, palpatoire* et *auscultatoire* sont en fait basées sur le principe, dont nous devons la connaissance à Marey, des oscillations artérielles ; rappelons-le brièvement. Nous avons vu tout à l'heure que la pression artérielle constante ou minima (celle qui existe dans l'arbre artériel au moment de la diastole), se trouve brusquement accrue à l'occasion de la systole cardiaque. A cet accroissement de la pression, l'artère réagit par une dilatation de ses parois ; mais cette dilatation de parois déjà tendues est faible ; elle devient en revanche ample et évidente, si elle s'exerce sur des parois relâchées. Il suffit pour cela d'exercer sur la surface externe de l'artère une contre-pression égale à la pression qu'elle supporte constamment sur sa face interne ; à ce moment les parois artérielles placées en équilibre se dilatent au maximum à l'arrivée de l'onde systolique. Leurs battements ne cessent qu'au moment où la pression exercée sur l'artère ayant été progressivement accrue devient supérieure à la pression systolique ou maxima. A ce moment toute réaction artérielle est devenue impossible.

Ce sont ces vibrations de la paroi qui, transmises par l'intermédiaire du manchon compresseur, produisent les oscillations de l'oscillomètre de PACHON ; ce sont elles qui donnent naissance aux claquements artériels, perçus par le doigt ou par l'oreille ; ce sont elles qui, ainsi que j'ai eu ailleurs l'occasion de le montrer, font osciller le levier du SCHIOTZ (1); ce sont elles encore qui produisent le pouls rétinien.

Le pouls rétinien. -- A l'état normal, les artères rétiniennes paraissent immobiles ; et cela n'a rien de surprenant puisque leur calibre est si petit que, sur un œil énucléé, c'est à peine si ces vaisseaux sont visibles sous la forme d'une simple ligne rouge ; on comprend, dans ces conditions, que leur léger mouvement physiologique nous échappe ; d'ailleurs cette pulsation physiologique peut

(1) BAILLIART. Les oscillations du tonomètre de Schiotz. *Ann. d'oculistique* ; février 1919.

quelquefois être perçue. KUMMEL (1), utilisant le fort grossissement du GULSTRAND, l'aurait presque toujours constatée chez les sujets normaux. DE SPEYR (2) en employant le même grossissement, et surtout en fixant le reflet lumineux qui, principalement chez l'enfant et l'adolescent, entoure les artères, a constaté que chez les sujets normaux, ces reflets étaient animés de battements, et il en conclut que le pouls rétinien est un fait physiologique, ce qui est bien évident si l'on appelle « pouls rétinien » ce déplacement d'ordre infinitésimal de l'artère.

Mais c'est en réalité la pulsation de l'artère elle-même, et non pas cette modification rythmique des reflets périvasculaires qu'il faut décrire sous le nom de pouls rétinien. Lorsque nous examinons à l'ophtalmoscope les artères rétiniennes sur le champ de la papille, où elles sont les plus grosses, elles nous paraissent absolument immobiles.

Dans certains cas, au contraire, on peut reconnaître l'existence d'une pulsation artérielle ; ce *pouls spontané* a été constaté non seulement dans le glaucome, mais encore dans la syncope, dans les anémies graves et dans l'insuffisance aortique. C'est là un phénomène pathologique. Mais il est toujours facile, sur le fond de l'œil que nous observons de provoquer l'apparition du pouls rétinien ; il nous suffit pour cela de comprimer le globe oculaire. *Le pouls provoqué* ainsi produit est un fait physiologique sur lequel il convient d'insister.

Si, pendant que l'on regarde à l'ophtalmoscope les branches artérielles sur le disque de la papille, on fait avec le doigt une pression progressive et légère sur le

(1) KUMMEL. Uber Pulserscheinungen der Augenfasse (*Archiv fur Augenh*, 1915).

(2) DE SPEYR. Le pouls des artères rétiniennes, phénomène physiologique. *Ann. d'ocul.*, déc. 1914.

globe, voici ce que l'on observe. A peine a-t-on commencé la pression, que les artères de la papille se mettent à battre rythmiquement. Quelquefois la pulsation est assez forte pour amener un véritable déplacement de l'artère, surtout au niveau d'un coude dont la convexité s'exagère ou diminue ; ces déplacements sont particulièrement marqués chez l'enfant. Chez l'adulte, et surtout chez le vieillard, on ne constate pas une telle mobilité de l'artère, comme si elle s'était fixée au tissu papillaire sous-jacent ; mais, dans tous les cas, sur une plus ou moins grande partie du vaisseau, souvent sur un point seulement chez le vieillard, on voit apparaître le pouls rétinien. L'artère dilate et rétrécit rythmiquement ses parois, et ces modifications de calibre sont si nettes que l'examen au faible grossissement de l'image renversée, suffit à les faire percevoir. Si l'examen est fait, comme il est mieux de le faire, à l'image droite, on voit tous les détails de cette pulsation.

Continuons notre pression en l'exagérant légèrement : les battements augmentent d'intensité, puis disparaissent, pour reparaître immédiatement si la pression qui avait amené cette disparition est légèrement diminuée. Continuons encore la pression : presque immédiatement l'artère s'affaisse et, confondue avec le tissu anémié du nerf optique, devient absolument invisible.

Ce *pouls rétinien provoqué* dont l'existence est depuis longtemps connue des oculistes, et que l'on doit opposer au *pouls rétinien spontané* du glaucome et de l'insuffisance aortique, a été expliqué de différentes et souvent de surprenantes façons (1).

(1) On les trouvera exposés dans un travail antérieur : BAILLIART. Circulation artérielle rétinienne, *Annales d'oculistique*, mai 1917.

Le mécanisme du pouls rétinien spontané ou provoqué est bien facile à saisir ; il suffit de nous rappeler le

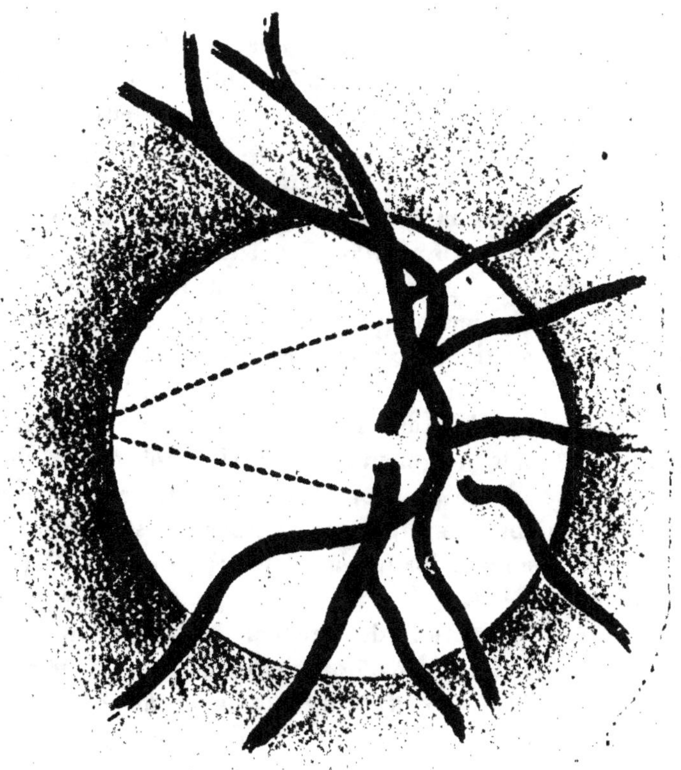

Fig. 4. — La circulation rétinienne sur la papille.
Entre les branches du V les points où il convient de rechercher les pulsations vasculaires

principe de la genèse des oscillations artérielles ; elles naissent, nous l'avons vu, lorsqu'une contre-pression exercée à la surface externe de l'artère vient équilibrer la pression artérielle minima ; elles s'éteignent lorsque cette contre-pression a été augmentée au point d'égaler la pression artérielle maxima. Le pouls rétinien n'a pas d'autre mécanisme ; il est l'oscillation *vue*, cette oscillation artérielle que nous enregistrons par ailleurs à l'oscillomètre, ou que nous sentons, ou que nous auscultons. Au moment où la pression intra-oculaire qu'elles supportent à leur extérieur vient à atteindre la pression diastolique, les parois des branches de l'artère centrale, détendues, vibrent au maximum et la pulsation devient visible. La pression intra-oculaire suffit-elle à amener cet équilibre, qu'elle soit augmentée comme dans le glaucome, ou que la pression diastolique soit diminuée comme dans l'insuffisance aortique, le pouls rétinien apparaîtra *spontanément*. Mais, bien plus souvent, il faudra, la pression diastolique normale étant supérieure à la tension intraoculaire normale, augmenter artificiellement cette tension oculaire par la pression surajoutée du doigt avant que soit équilibrée la tension diastolique ; c'est pourquoi, dans la grande majorité des cas, le pouls rétinien doit être provoqué.

Si après l'apparition du premier battement artériel facilement constatable à l'ophtalmoscope *sur les grosses branches de l'artère centrale au niveau de la papille*, on continue en l'exagérant un peu la pression digitale, on voit les pulsations s'amplifier, puis tout d'un coup disparaître. A ce moment où l'artère s'efface sous le doigt, la pression exercée sur la paroi externe de l'artère est supérieure à la pression systolique. Il est facile alors en diminuant légèrement la pression digitale, de faire réapparaître la pulsation ; la tension oculaire modifiée par la compression équilibre à ce moment la pression systolique artérielle.

Pouls rétinien et pression artérielle rétinienne. Détermination de la pression artérielle rétinienne. — Résumons ce que nous venons de voir. Si le pouls rétinien existe spontanément, cela signifie que les artères rétiniennes supportent sur leur face externe une pression au moins égale à la pression artérielle minima, c'est-à-dire que la tension oculaire est égale ou supérieure à la pression artérielle diastolique locale.

Quant au pouls provoqué, il apparaît au moment où, sous l'influence de la compression, la tension oculaire devient égale à la pression diastolique artérielle locale, et il disparaît lorsque cette tension est devenue supérieure à la pression systolique artérielle locale.

Ainsi nous pourrons connaître les chiffres de la pression artérielle rétinienne minima et maxima. Au lieu d'ausculter les réactions artérielles (1) ou de noter les oscillations transmises à l'oscillomètre, nous les voyons directement. L'œil lui-même au travers duquel nous observons est le manchon des expériences sphygmanométriques ; pour y faire varier la pression, nous le comprimons, et la pression ainsi modifiée (nous verrons tout à l'heure comment nous pouvons à chaque instant la connaître) s'exerce sur les parois des branches de l'artère centrale.

Déjà en 1909 (2) j'avais essayé d'attirer l'attention sur ce fait que chez les sujets artériellement hypertendus, il faut une pression plus forte du doigt pour arrêter la pulsation provoquée. En 1911, MELVILLE-BLACK (3) avait

(1) Toutes mes tentatives d'auscultation des artères intra-oculaires sont restées jusqu'ici inutiles.

(2) BAILLIART, *Soc. d'ophtalm. de Paris.* Travail de candidature publié dans la *Clinique ophtalmologique,* Avril 1909.

(3) MELVILLE-BLACK. *Journal of American Association,* 29 juillet 1911.

préconisé le même procédé, dans le même but. Le fait qu'on ne parviendrait pas à observer par une pression exercée sur le globe oculaire « l'effacement et la blancheur des vaisseaux rétiniens » serait de nature à faire soupçonner l'existence d'une assez forte hypertension artérielle.

Beaucoup d'ophtalmologistes arrivaient à la conviction que l'apparition plus ou moins facile du pouls rétinien sous la pression du doigt, doit jouer en clinique un rôle important. Parmi ceux qui l'ont le mieux compris je ne peux pas manquer de signaler DEYL (1) de Prague. « En examinant un grand nombre d'yeux sains, un médecin habitué à l'ophtalmoscope peut assez vite apprendre à déterminer le degré de pression nécessaire pour faire apparaître la pulsation artérielle normale. Quand il faut pour amener l'apparition de la pulsation atteindre une pression plus forte, il faut en conclure que les parois des vaisseaux, c'est-à-dire la pression artérielle, ne sont pas normales». Il est impossible de dire plus juste. Quelques lignes plus loin, le professeur tchèque écrivait : « Je crois qu'il ne serait pas particulièrement difficile de construire dans ce but un appareil... » Il arriva d'ailleurs à en faire établir un qui ne lui donna pas satisfaction.

En 1914, dans une communication à l'Ophthalmological Society, communication dont je n'ai eu connaissance qu'en 1919, Th. HENDERSON présentait un appareil destiné à mesurer la pression artérielle rétinienne diastolique. Cet appareil dont la forme est celle d'une montre et qui contient sans doute un ressort, devait être appliqué *sur la paupière* au niveau de la commissure externe, et donner en millimètres de mercure le chiffre dont la pression

(1) Prof. DEYL. *Wiener Klin. Rundschau*, 1912.

artérielle dépasse la tension oculaire. Th. HENDERSON arrivait à cette conclusion que la pression minima est de 15 à 25 mm. Hg au dessus de la tension oculaire normale. Il est certain qu'une telle lecture ne peut avoir qu'une valeur très relative ; si Th. HENDERSON avait donné à la partie comprimante de son appareil une surface plus grande ou plus petite, les résultats auraient été très différents ; mais il a créé le premier appareil capable de comprimer l'œil et de mesurer la compression faite ; nous verrons que c'est là la première partie du problème. Quoi qu'il en soit, il n'est pas douteux que Th. HENDERSON a le premier pu obtenir, et donner le moyen d'obtenir, des renseignements sur la valeur de la pression diastolique.

En 1917 a commencé dans le *British Journal of Ophthalmology* un très important travail (qui n'est pas encore terminé aujourd'hui) de PRIESTLEY-SMITH sur la pression sanguine à l'intérieur de l'œil. Basé d'une part sur des déductions anatomiques et physiques, et de l'autre sur les expériences de VON SCHULTEN qui, sur l'œil du lapin, trouvait qu'une pression de 90, 100 et même 120 mm. Hg était nécessaire pour rendre la colonne sanguine intermittente, et de 110 à 130 mm. Hg pour l'arrêter complètement, ce travail admet que la pression artérielle rétinienne doit être de 90 à 100 mm. Hg. On verra que ce chiffre nous paraît beaucoup trop fort ; les résultats de VON SCHULTEN semblent d'autant plus surprenants que les chiffres donnés par lui comme ceux de la pression artérielle rétinienne chez le lapin sont, à peu de chose près, ceux de la pression carotidienne chez le même animal ; il y a cependant entre les deux artères une forte différence. VON SCHULTEN observait à l'ophtalmoscope, des yeux dans lesquels il avait introduits la canule manométrique et faisait ainsi varier la pression. Tous ceux qui ont pratiqué la manométrie intra-oculaire savent la difficulté d'une telle expérimentation. Le travail de Priestley-Smith se ressent dans ses conclusions de cette exagération, mais n'en reste pas moins profondément intéressant.

Technique pour déterminer les chiffres de la pression artérielle rétinienne. — J'ai en 1917 donné dans les *Annales d'oculistique* la technique que j'ai proposée pour déterminer la pression artérielle rétinienne. Dans des travaux ultérieurs, notamment dans le rapport annuel de la Société d'Ophtalmologie de Paris en 1919, j'ai expliqué les différentes modifications que j'ai cru devoir apporter à ma première technique.

D'après ce qui a été dit plus haut, on a vu que pour mesurer les chiffres de la pression artérielle, deux éléments devaient être connus :

1º La pression nécessaire pour faire apparaître, puis disparaître le pouls rétinien ;

2º L'état de la tension intra-oculaire au moment où sous l'influence de cette compression le pouls rétinien apparaît, puis disparaît.

1º *La compression du globe oculaire.* — a) *L'appareil.* — J'ai fait établir un dynamomètre, basé sur le même principe que l'ancien sphygmomanomètre de Bloch-Verdin dont il dérive directement, c'est-à-dire qu'il est basé sur la tension d'un ressort. Cet appareil est gradué en grammes d'eau, comme un peson ; il est toujours facile d'en contrôler l'exactitude et la sensibilité sur le plateau d'une balance. Dans le modèle actuel, la graduation, inscrite sur la tige de l'appareil va de 15 à 150 grammes.

La tige graduée peut être remplacée par un cadran sur

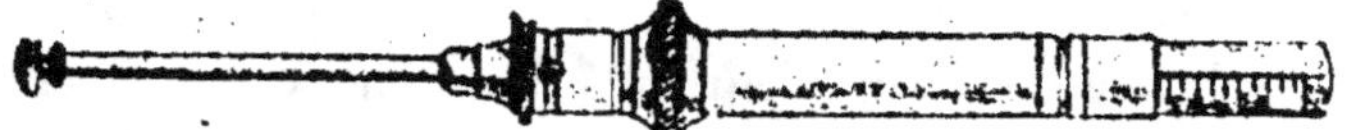

Fig. 5. — Ophtalmo-dynamomètre.

lequel tourne une aiguille indicatrice de la pression (fig. 6).

Le bouton terminal qui sert de surface comprimante est très légèrement convexe, de telle façon que si l'application n'est pas faite *normalement* au globe, l'appareil dérape; il y a en effet une importance considérable à ce que cette application soit correctement faite. Si l'on essaie de substituer à ce bouton convexe des plaques concaves prenant mieux, il est vrai, la forme du globe, il arrive qu'au moment où l'on croit agir par toute la face comprimante, un bord seulement de cette plaque est en contact avec l'œil, et les résultats s'en trouvent grossièrement faussés (1).

En outre la forme de ce bouton, stérilisable, le rend absolument inoffensif au cas où l'appareil mal appliqué viendrait frotter la cornée.

La pression peut être faite soit à

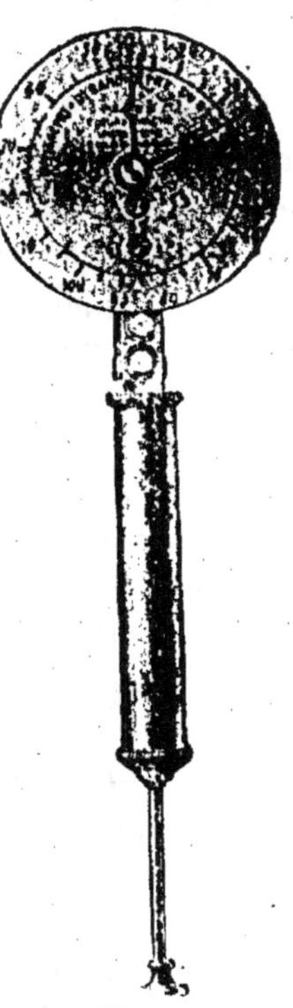

Fig. 6.
Ophtalmodynamomètre
à cadran (2).

(1) Rappelons ce principe bien connu d'hydrostatique que *la pression transmise par un liquide est proportionnelle à l'aire de la surface pressée.*

(2) Le modèle de la figure 5 est établi par la maison BOULITTE et le modèle de la figure 6 par la maison PINARD et CŒURDEVACHE.

travers la paupière supérieure, soit directement sur le globe. Les renseignements fournis par l'application à travers la paupière supérieure n'ont qu'une valeur bien approximative, la résistance du plan cutané palpébral étant variable suivant les sujets. Les débutants feront bien cependant pour apprendre le maniement de l'appareil d'utiliser ce mode d'application.

En réalité et pour toute mensuration exacte, l'application doit être faite directement sur la conjonctive. Le point que j'ai définitivement adopté est la partie externe du globe, un peu en arrière de l'insertion du droit externe. Lorsque l'application est bien faite elle est tout à fait indolore ; seule la pesée comme celle du doigt, est sentie surtout si elle doit être forte la pression artérielle étant élevée. L'instillation de deux gouttes d'holocaïne ou de cocaïne à 2 % rend l'application plus facile ; en tous cas il est parfaitement inutile d'avoir recours à des instillations de cocaïne à 5 % comme certains auteurs, peu habitués au dynamomètre, l'avaient cru nécessaire. Disons dès maintenant que la compression par le dynamomètre est toujours parfaitement inoffensive ; je conseille cependant de ne pas dépasser la pression de 150 gr. Dans ces conditions la pression réalisée est bien inférieure à celle qu'exerce le sujet se couchant ou s'appuyant sur son œil ; elle reste bien au dessous de celle qui st nécessaire à l'apparition du réflexe oculo-cardiaque, dont la recherche est elle-même si inoffensive.

Il est indispensable que l'application soit faite *normalement* au globe, l'appareil étant tenu horizontalement, et il faut conserver cette position correcte pendant toute la durée de l'observation ; on évitera de laisser glisser le bouton à la surface du globe, dans le cul de sac supérieur ou inférieur, de même qu'on veillera à ce qu'il ne file pas en arrière de la commissure externe ; le bouton ne comprimerait plus alors le globe que par une partie de sa surface et les résultats obtenus seraient beaucoup trop forts.

b) L'examen ophtalmoscopique. — Une fois l'appareil

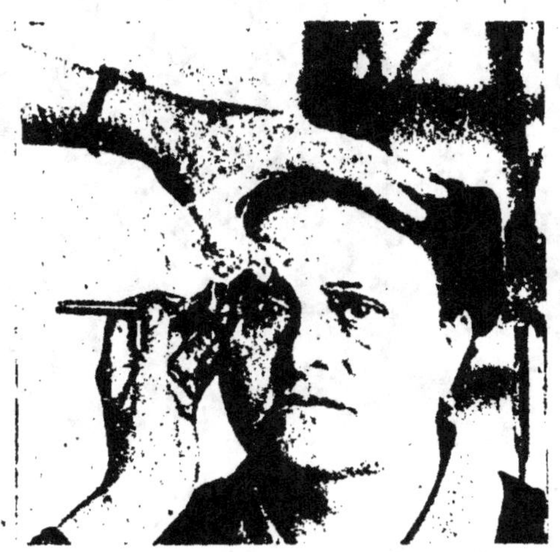

Fig. 7. — Mesure de la pression artérielle rétinienne.
L'application du dynamomètre ; on remarquera que les doigts libres de la main gauche prennent point d'appui sur la tempe.

placé pour la compression du globe, on observe les vaisseaux rétiniens. *Cette observation doit porter sur les artères sur le disque de la papille et non au delà.* L'examen peut être fait soit à l'image renversée, soit à l'image droite.

Pour les débutants, l'examen à *l'image renversée* est évidemment le procédé le plus simple ; les battements artériels, même à ce faible grossissement, sont aisément reconnus. Mais du fait même que le grossissement est

faible, les premières pulsations artérielles pourront passer
inaperçues, et il sera également plus difficile de reconnaître
immédiatement la disparition du pouls. C'est là une première cause d'erreur.

Une deuxième réside dans le besoin où se trouve l'obser-

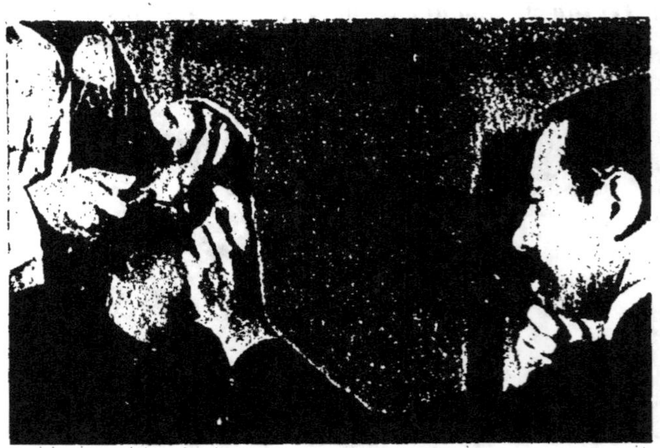

Fig. 8. — Mesure de la pression artérielle rétinienne (image renversée).

L'examinateur regarde par les procédés habituels la papille. L'aide placé derrière le sujet,
d'une main relève la paupière supérieure et de l'autre appuie le dynamomètre sur le globe.

vateur utilisant l'image renversée, d'employer un aide
pour faire la compression. Cet aide qui doit être intelligent
et exercé, placé derrière l'observé, commence la compression très doucement. Au moment où l'observateur
constate le premier battement artériel, il fait lire le
chiffre de la tige, par l'aide qui laisse l'appareil au contact
puis continue sa compression en l'augmentant jusqu'au
moment où l'observateur constate la disparition du battement artériel. Il fait lire alors le deuxième chiffre.

On voit que l'aide joue un rôle important dans cette

expérience, non seulement par l'application de l'appareil qui lui est entièrement confiée, mais aussi parce que l'exactitude des chiffres obtenus dépend de ses lectures rendues un peu difficiles par la demi-obscurité de la chambre noire. Il s'écoule en outre un temps perdu, quelquefois assez important, entre le moment où l'observateur commence à voir ou cesse de voir les battements artériels et celui où l'aide prévenu par lui lit le chiffre de la tige graduée ; d'où une troisième cause d'erreur.

Ces diverses causes d'erreur agissent dans le même sens ; même avec un aide parfaitement entraîné, *les chiffres fournis par la méthode d'examen à l'image renversée sont toujours trop élevés.*

L'examen à l'image droite a deux grands avantages : d'abord la possibilité de faire les mensurations sans le concours d'un aide, ensuite une observation plus précise donnant mieux le moment de l'apparition du premier battement et de

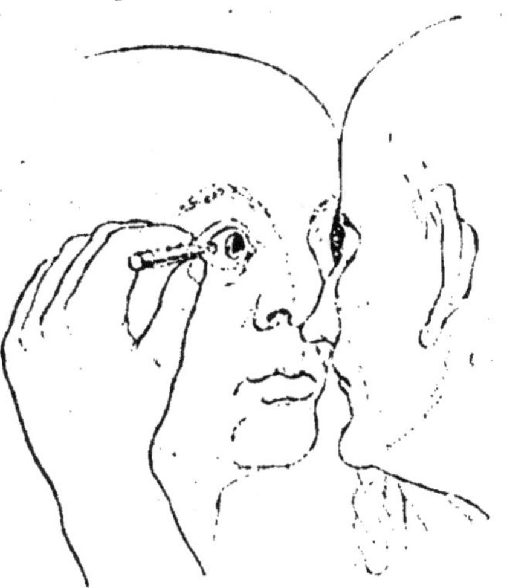

Fig. 9. — Mesure de la pression artérielle rétinienne. Image droite.
(Morax, Glaucome et glaucomateux).

la disparition du dernier. Il exige bien entendu une habitude parfaite de l'ophtalmoscopie à l'image droite.

Pour pouvoir en même temps observer à l'image droite et faire la compression, il faut employer un ophtalmoscope portant lui-même sa source lumineuse ; avec un ophtalmoscope à réfraction ordinaire, le dynamomètre venant s'interposer entre la source lumineuse et le miroir, gêne l'examen. Pratiquement l'ophtalmoscope électrique doit donc être préféré à tout autre.

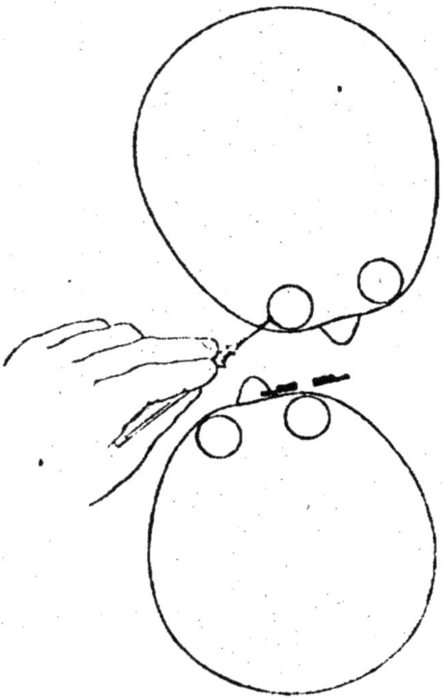

L'observateur étant placé pour l'examen ophtalmoscopique prend de la main gauche le dynamomètre et le pose sur le globe au point indiqué. Il le tient au niveau de l'anneau saillant établi à cet effet, entre le pouce et l'index ; les deux derniers doigts appuyés sur la région temporale empêchent la main de glisser ou de trembler. Il commence doucement la pression, et dès qu'il aperçoit le premier battement artériel (la plus faible pression suffit généralement), il s'écarte légèrement de l'observé, et projetant sur la tige graduée la lumière de l'ophtalmoscope, lit le chiffre, puis il continue cette pression et recommence la même manœuvre pour la lecture du chiffre correspondant à la disparition du pouls.

Cette manœuvre combinée du dynamomètre et de l'ophtalmoscope, le déplacement de la tête que nécessitent

Fig. 10. — Mesure de la pression artérielle rétinienne à l'image droite.
(Morax. Glaucome et glaucomateux).

les deux lectures peuvent paraître au premier abord difficiles, mais on arrive aisément à vaincre cette petite difficulté. On peut encore au moment où l'on voit apparaître (ou disparaître) le pouls, bloquer entre deux doigts la tige du dynamomètre et portant dans cette position l'appareil à la lumière, lire le chiffre marqué.

Enfin le dernier modèle à cadran porte une aiguille qui reste bloquée au point où s'arrête la compression.

c) *Quelques précautions nécessaires.* — Avant de commencer la pression il est bon, quel que soit le procédé d'examen choisi, de bien distinguer les artères des veines. Au moment où apparaissent les premières pulsations il faut distinguer les artérielles des veineuses.

On ne doit considérer comme importante que la première pulsation vraie de l'artère, c'est-à-dire un battement très net; un battement artériel isolé, un simple frémissement de l'artère ne peuvent pas être considérés comme donnant le chiffre de la tension minima; il faut qu'une série ininterrompue de pulsations suive la première. C'est cette première pulsation artérielle qui marquera pour nous la pression diastolique : est-ce parfaitement exact ? Non sans doute ; l'oscillométrie nous apprend à considérer comme marquant la pression diastolique, la plus forte oscillation et non la première (en partant des pressions faibles vers des pressions plus fortes). Il est exact que la pulsation rétinienne maxima n'est pas la première obtenue ; elle n'apparaît qu'avec une pression plus élevée. Mais d'une part la différence est extrêmement faible entre la pression qui amène la première pulsation et celle qui amène la pulsation maxima ; et d'autre part comment reconnaître à coup sûr l'oscillation maxima? C'est pourquoi nous gardons comme marquant la pression diastolique la première pulsation artérielle.

Pour le chiffre de la tension systolique, la pression sera continuée jusqu'à disparition de toute pulsation artérielle, même limitée à un point ; ce résultat obtenu, on commencera la décompression. Le *battement de retour* qui

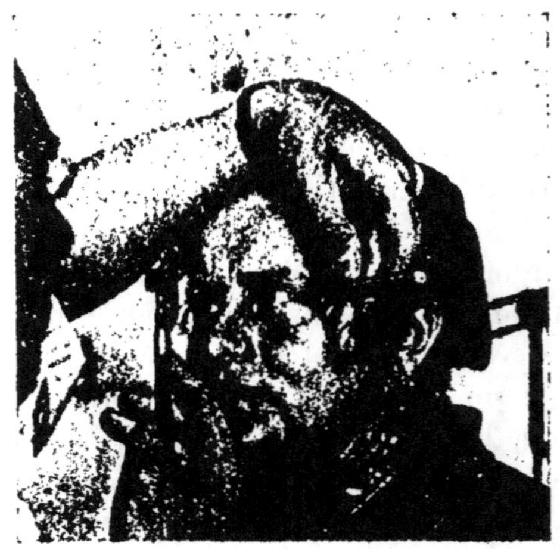

Fig. 11. — Détermination de la pression artérielle rétinienne.
Œil gauche. Image droite.

La main gauche passant par dessus la tête de l'observé maintient le dynamomètre ; on peut également tenir l'ophtalmoscope de la main gauche et le dynamomètre de la droite.

marque la tension maxima doit être une véritable pulsation, de grande amplitude, et non pas seulement la réplétion partielle de calibre de l'artère un instant oblitérée.

La compression doit être faite sans brusquerie, mais assez vite ; si l'on va lentement, maintenant trop longtemps la pression, on voit la pulsation réapparaître avec une pression quelquefois légèrement supérieure à celle qui l'avait fait disparaître, ce qui tient sans doute à la baisse de la tension oculaire provoquée (1) par la compression du globe. La même cause d'erreur, provenant d'une trop longue durée de l'expérience, se produit aussi bien pour la minima que pour la maxima ; elle mène, dans l'un comme dans l'autre cas, à des chiffres trop élevés.

2° *Modifications de la tension intra-oculaire produites par la pression du dynamomètre.*

Les chiffres lus sur la tige graduée de l'appareil sont ceux que donneraient des poids de même valeur appliqués sur le globe par une surface égale à celle du bouton. Mais quel est le résultat de cette pression sur la tension intra-oculaire *puisque le seul facteur intéressant à connaître est le chiffre de cette tension modifiée qui s'exerce sur les artères rétiniennes.*

Toute pression exercée sur le globe augmente la tension intra-oculaire, d'autant plus que cette pression surajoutée est plus forte. Mais la pression *totale*, résultant de ces deux pressions, ne peut pas être obtenue en les additionnant l'une à l'autre ; *deux pressions ne s'ajoutent pas.*

Comment connaissant d'une part la tension oculaire initiale et d'autre part la pression exercée par le dynamomètre, pourrons-nous déterminer, au moment de l'apparition et la disparition du pouls rétinien, le chiffre de la tension oculaire modifié par la pression du dynamomètre ?

Nous pouvons demander le renseignement au tonomètre de Schiotz. Supposons que sur le sujet observé nous ayons lu sur la tige du dynamomètre le chiffre 25 au moment de l'apparition du battement artériel, et celui

<hr>

(1) Magitot et Bailliart. Les modifications de la tension oculaire sous l'influence des pressions exercées sur le globe. *Soc. d'Ophtalm. de Paris*, octobre 1919, et *Annales d'Oculistique*, novembre 1919.

de 75 au moment de sa disparition. Disposant le sujet pour la mensuration tonométrique (fig. 12) nous appliquons le Schiötz, puis, directement sur le globe, dans les mêmes conditions que pendant l'examen ophtalmoscopique, nous faisons avec le dynamomètre les mêmes pressions de 25, puis de 75. Au fur et à mesure que la pesée du dynamomètre se fait plus forte, nous voyons l'aiguille du tonomètre marcher vers le zéro. Quand la pesée du dynamomètre aura atteint 25 grammes, nous noterons la position de l'aiguille; nous la noterons encore quand la pesée sera de 75 grammes, et il nous suffira de nous reporter au graphique de Schiötz pour connaître le chiffre de la tension intra-oculaire aux deux instants qui nous intéressaient.

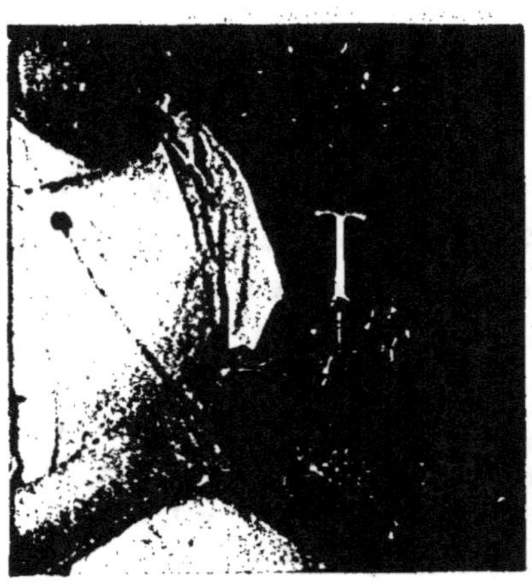

Fig. 12.

Mesure de la pression artérielle rétinienne.

Lecture tonométrique des modifications de la tension intra-oculaire sous l'influence des pesées dynamométriques.

Cette double manœuvre du dynamomètre et du tonomètre peut être quelquefois difficile chez des sujets qui ne sont pas parfaitement dociles ; l'application du dynamomètre peut en outre entraîner une déformation de la paroi sclérale qui peut se transmettre à la cornée et par conséquent fausser la lecture tonométrique.

MAGITOT et moi avons essayé de nous rendre plus

exactement compte des modifications de la tension oculaire sous l'influence des pressions dynamométriques. A cet effet, sur des chats (anesthésiés par le chloralose) une aiguille reliée à un manomètre ayant été introduite dans la chambre antérieure, nous faisions sur le globe les pesées dynamométriques. Ces expériences ont été faites pour un grand nombre de tensions initiales et ont porté sur un assez grand nombre de cas pour que leurs moyennes puissent être tenues pour exactes. Le tableau ci-joint donne les résultats obtenus ; en caractères pleins sont figurés les courbes *réellement* obtenues par l'expérimentation, en caractères pointillés sont figurés les courbes obtenues par simple déduction.

Une simple lecture permet ainsi, connaissant la tension oculaire initiale (mesurée au préalable au Schiotz) et d'autre part les chiffres de la pesée dynamométrique qui ont été nécessaires pour amener l'apparition et la disparition du pouls rétinien, de déterminer en mm. Hg la pression artérielle rétinienne.

Si l'on compare les résultats obtenus de cette façon à ceux obtenus par la manœuvre combinée du tonomètre et du dynamomètre, on trouve que les derniers sont nettement plus faibles ; cela ne nous surprend pas puisque nous savons que les résultats du Schiotz sont de quelques millimètres en-dessous de la réalité. Il est probable d'ailleurs que la compression sur l'œil du chat entraîne (étant donnée la différence de volume qui intervient dans un milieu dont les parois sont élastiques) des résultats un peu plus élevés que la compression sur l'œil de l'homme. Mais l'erreur doit être faible (elle aboutirait à donner des chiffres un peu trop forts), et il est en revanche agréable d'avoir un barème permettant dans tous les cas de déterminer la pression artérielle sans avoir recours à une deuxième lecture tonométrique.

Valeur des chiffres ainsi obtenus. — Résumons ce que

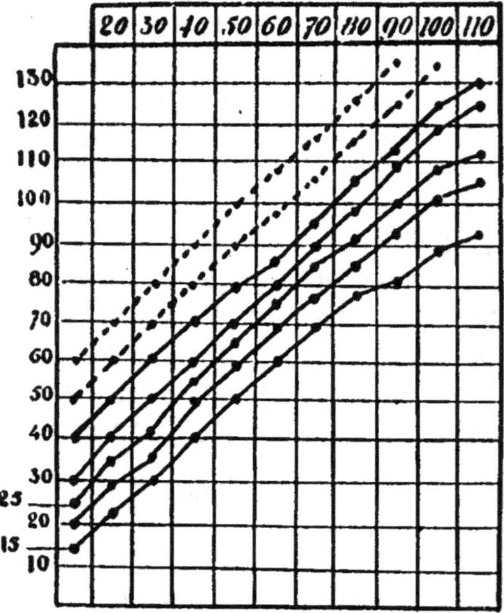

Fig. 13. — *Modification de la tension intra-oculaire sous l'influence des pesées dynamométriques* (Expériences sur le chat, MAGITOT et BAILLIART).

Dans la colonne horizontale en haut pesées en grammes faites par le dynamomètre.
Dans la colonne verticale à gauche valeurs en millimètres de mercure.
Étant connues d'une part la tension oculaire initiale (colonne verticale à gauche) et d'autre part le chiffre marqué par le dynamomètre (colonne horizontale en haut) il suffit de chercher le point de section des deux lignes pour connaître la pression artérielle.
Ex. : sujet dont la tension oculaire initiale était de 20. Il a fallu faire une pression de 40 grammes pour amener la pulsation artérielle : la pression artérielle locale est de 50 mm. Hg. (Les traits pleins donnent des courbes réellement obtenues sur l'animal ; les traits pointillés correspondant à de fortes tensions initiales donnent des courbes obtenues par déduction).

nous venons d'exposer. Pour déterminer la pression artérielle rétinienne, il faut :

1° connaître la tension oculaire initiale.

2° connaître la pression qu'il est nécessaire de faire

(avec le doigt, avec mon dynamomètre ou avec tout autre appareil à créer) pour amener l'apparition, puis la disparition du pouls rétinien.

3° connaître quelles modifications de la tension intra-oculaire ont suivi ces pesées exercées sur la surface externe du globe.

Il est certain que les chiffres sont lus sur la tige du dynamomètre avec précision, et chez un même sujet, dans les mêmes conditions d'expérience et avec une application régulière (1), ils restent toujours identiques.

La transformation en millimètres de mercure est certainement moins exacte. J'ai dit les difficultés et les causes d'erreur, résultant de l'application combinée du tonomètre de Schiotz et du dynamomètre, qui m'ont déterminé à renoncer en pratique à cette manœuvre pour mesurer la tension intra-oculaire modifiée par les pressions exercées sur l'œil. J'ai dit aussi les avantages qu'offrait la lecture directe sur le barème établi d'après l'expérimentation sur l'œil du chat. On m'a cependant objecté que l'œil du chat étant volumétriquement différent de celui de l'homme, les chiffres obtenus pour l'un ne doivent pas être exacts pour l'autre. Si l'on parle d'une exactitude absolue, on a raison, mais puisqu'il est impossible de faire une semblable expérience manométrique sur un œil humain sain, il faut donc se contenter de l'animal. Nous déduisons du chat à l'homme, convaincu que l'exactitude n'est pas parfaite, mais persuadé qu'il est tout de même

(1) Toute technique demande une certaine habitude de la part de ceux qui l'emploient ; ce n'est seulement qu'avec de la pratique et après des résultats d'abord inexacts qu'on arrive, avec celle-ci comme avec toute autre, à la certitude. Les chiffres obtenus par les débutants, nous en avons assez vu les raisons, sont toujours trop élevés.

mieux d'avoir une approximation de la vérité que de n'en rien connaître du tout.

Mais pour éviter toutes ces difficultés, il suffit *en pratique* de se contenter de la lecture du chiffre marqué par le dynamomètre. Retenons seulement que chez un sujet normal il faut une pression de 25 gr. pour amener l'apparition du pouls rétinien, et une pression de 60 à 70 pour amener sa disparition. *Encore faut-il connaître d'abord la tension intra-oculaire initiale, celle qui existait dans l'œil avant toute pression, car ce que nous mesurons, c'est en somme la relation entre la tension oculaire et la pression artérielle intra-oculaire ; en fait la traduction en* mm. Hg n'est pas *indispensable*, pas plus qu'elle ne l'est pour les résultats fournis par le tonomètre de Schiotz (1).

Les chiffres de la pression artérielle rétinienne. — Si l'on veut cependant traduire les résultats obtenus en millimètres Hg, on peut dire que chez un sujet normal la pression artérielle rétinienne est de 30 à 35 mm. pour la minima et de 65 à 70 mm. pour la maxima (2).

On a vu dans l'historique de la question, que Priestley-Smith se basant sur les travaux de Schulten estimait de 90 à 100 mm. la pression systolique dans les artères rétiniennes, et que Henderson (qui le premier fit un

(1) De plus en plus, fidèle à la pensée même de Schiotz, on exprime les résultats de la tonométrie oculaire par le chiffre lu sur le cadran du tonomètre en fonction du poids employé sans donner le résultat millimétrique. De même pour la pression artérielle intra-oculaire, nous pouvons nous contenter d'exprimer le chiffre lu sur la tige du dynamomètre, et de donner en même temps le chiffre de la tension oculaire initiale.

(2) Si au lieu d'employer pour la transformation en millimètres Hg le barème que j'ai reproduit plus haut, on a recours aux épreuves tonométrique et dynamométrique combinées, v. page 46, on obtient surtout pour la systolique des chiffres nettement moins élevés (50 mm. Hg). Ces chiffres sont probablement un peu trop faibles (de 5 mm. Hg environ, le Schiötz, donnent toujours des chiffres un peu bas.

essai de détermination directe) donnait la pression minima comme supérieure de 15 à 25 mm. à la tension oculaire.

Depuis la publication de mes travaux, quelques auteurs ont publié les résultats que ma technique leur avait donnés. VELTER (1) arrive à 35 pour la minima et 65 pour la maxima, c'est-à-dire aux mêmes résultats que moi-même.

MM. DUVERGER et BARRÉ (2) donnent au contraire des chiffres assez différents : 50 à 60 pour la minima et 80 à 100 pour la maxima. Il est vrai que ces auteurs n'avaient étudié au moment de la publication de leur travail que 54 cas et qu'ils ont employé l'image renversée. Des considérations physiologiques intéressantes sur la chute de la pression artérielle au fur et à mesure que l'on considère des vaisseaux plus éloignés du cœur, nous amèneront à revenir sur leur important travail quand nous étudierons les rapports de la pression artérielle rétinienne avec la pression sanguine générale.

Nous avons vu que les artères rétiniennes ne battent que sur le disque papillaire; cela tient sans doute à ce qu'au delà du nerf optique, elles sont incluses dans le tissu rétinien. Quoi qu'il en soit, il résulte de ce fait que la pression ne peut pas être mesurée dans les artères au delà du disque papillaire; et cela est regrettable; il serait intéressant de voir cette pression artérielle baisser au fur et à mesure que les artères deviennent plus étroites.

Les différentes branches (papillaires) de l'artère centrale commencent et finissent leurs pulsations en même temps, ce qui indique (et le contraire eût surpris) que la

(1) *Arch. d'ophtalmologie,* février 1920.
(2) DUVERGER et BARRÉ. Tension artérielle rétinienne. *Arch. d'ophtalm.,* p. 71 et suiv.

pression artérielle y est la même. Il n'en va pas toujours ainsi dans les cas pathologiques.

Lorsqu'il existe des artères cilio-rétiniennes, elles ont dans la grande majorité des cas, une pression égale à celle des artères rétiniennes, même lorsque leur calibre est en apparence plus petit. Il n'en est d'ailleurs pas toujours ainsi, et j'ai vu plus d'une fois la pression des artères cilio-rétiniennes être inférieure à la pression des artères rétiniennes sur le même plan. Dans un cas que j'ai observé récemment, la branche inférieure de l'artère centrale étant un peu plus étroite qu'une artère cilio-rétinienne, j'ai vu la pulsation apparaître, d'abord dans la branche inférieure rétrécie de l'artère centrale, puis en même temps dans la branche supérieure et dans l'artère cilio-rétinienne. Sur le plan même de la papille, il y avait donc une différence (que j'ai pu évaluer à 5 mm. Hg) entre deux artères.

D'une rétine à l'autre, il n'existe généralement pas de différence appréciable, au moins à l'état normal. Il en va tout autrement dans les cas pathologiques, et nous y reviendrons.

Les modifications de la pression artérielle rétinienne dans divers états physiologiques. L'influence de l'âge est assez nette ; en cela la pression artérielle rétinienne suit fidèlement la pression générale ; les chiffres sont un peu plus faibles chez l'enfant, et un peu plus forts chez le vieillard.

On sait que chez un sujet normal la pression artérielle peut se modifier à différents moments de la journée ; plus faible avant les repas, elle augmente après un repas copieux. Il est très net que chez les sujets normaux la pression artérielle rétinienne est un peu plus basse avant qu'après le repas.

L'influence de la respiration, qui se fait si bien sentir comme nous le verrons dans la circulation veineuse rétinienne, m'a toujours paru inappréciable.

Les résultats que j'ai donnés jusqu'ici ont été obtenus dans la position assise ; on sait que la pression, dans un segment artériel considéré, varie, en plus ou en moins, suivant que ce segment se trouve au-dessous ou au-dessus du plan du cœur. Il en résulte que, dans la position couchée, la pression artérielle rétinienne devrait être plus élevée que dans la position assise. J'ai cependant toujours trouvé des chiffres sensiblement analogues dans ces deux positions ; G. SALVATI (1), plus récemment est arrivé à la même conclusion ; il est vrai que nous mesurons la pression artérielle rétinienne au travers de la tension oculaire, qu'il nous est actuellement impossible de connaître dans la position assise, puisqu'il faut qu'*au moins la tête* soit horizontale pour l'application du SCHIOTZ. Il se pourrait donc que si la pression artérielle rétinienne ne nous *paraît* pas plus élevée dans la position couchée, c'est que la tension oculaire est elle-même plus élevée dans la position couchée que dans la position assise. Il ne serait dès lors pas nécessaire de faire, la tension oculaire étant accrue, une pression dynamométrique plus forte pour amener l'apparition du pouls rétinien, même si la pression artérielle locale était plus forte.

Cependant FRANÇOIS-FRANCK (2) après avoir étudié les modifications de la pression dans le réseau carotidien et en particulier dans la circulation cérébrale, arriva à cette conclusion que par suite de l'intervention de différents

(1) G. SALVATI. La pression artérielle rétinienne en position assise et couchée. *Ann. ocul.*, janvier 1922.

(2) FRANÇOIS-FRANCK. Cours du Collège de France et travaux de laboratoire. Doin, 1904, p. 67.

mécanismes (aspiration veineuse, aspiration céphalo-rachidienne) l'influence de la pesanteur dans les modifications circulatoires dans les positions verticale ou renversée « subit une atténuation très notable ». L'éminent physiologiste nous met ainsi en garde contre une conception trop simplement hydraulique de la pression artérielle. « L'influence (1) des changements d'attitude que nous avions étudiée autrefois avec des procédés insuffisants a été reprise au moyen d'une technique plus complète. Nous avons pu analyser ainsi les effets comparatifs des variations de la pesanteur sur le cercle aortique supérieur et inférieur et confirmer nos conclusions antérieures : les modifications imprimées à la pression artérielle dans les deux cercles sous l'influence de renversements complets du sujet, n'ont pas la valeur qui correspondrait physiquement aux changements de niveau ».

Ne soyons donc pas trop surpris que *chez les sujets normaux*, la pression artérielle rétinienne subisse peu de modifications (si réellement elle en subit) lorsque le sujet passe de la position assise à la position couchée.

L'étude de l'influence de l'*accommodation* sur la pression rétinienne est très difficile ; elle ne peut être faite que sur des sujets intelligents et se prêtant volontiers à l'expérience ; elle m'a paru être assez nette et se traduire par une élévation de plusieurs millimètres de mercure ; malheureusement là encore nous devrions tenir compte des modifications de la tension intra-oculaire qui se produisent dans le même moment, et nous ne pouvons pas encore le faire.

Relation entre la pression artérielle générale et la pression

(1) FRANÇOIS-FRANCK. Cours du Collège de France et travaux de laboratoire. Doin, 1904, p. 165.

artérielle rétinienne. — Il est incontestable que la pression artérielle rétinienne est conditionnée par la pression artérielle générale ; à l'état normal, qui nous intéresse actuellement, la pression artérielle rétinienne est sous la dépendance directe et absolue de la pression générale ; elle en suit toutes les variations.

De même que la pression générale présente des différences d'un sujet normal à un autre sujet normal, variant pour la minima de 7 à 9, et pour la maxima de 11 à 14, de même la pression artérielle rétinienne présente autour de 3, 5 pour le minima et de 6, 5 pour le maxima quelques écarts sur les sujets normaux. Il est d'ailleurs facile, et c'est une expérience que j'ai bien des fois répétée, *surtout pour la minima,* connaissant la pression artérielle rétinienne de connaître la pression artérielle générale, et réciproquement. Il suffit chez un *sujet normal* de diviser la pression rétinienne minima par 0,45 pour avoir la pression générale minima (telle qu'elle est donnée par M. VAQUEZ-LAUBRY), et réciproquement en multipliant la pression générale minima par 0,45 on a la pression artérielle rétinienne. Lorsque cette proportion n'est pas exacte (une marge d'erreur de 5 à 10 millimètres étant toujours accordée), il faut considérer qu'il y a un désaccord entre l'équilibre normal des deux pressions et en rechercher la caus ; c'est ce qui sera fait dans un autre chapitre.

Pour la systolique, le rapport est un peu moins constant ; on arrive cependant dans la moyenne des cas à une approximation suffisante, en appliquant à la pression systolique le coefficient de 0,54 pour passer de la pression générale à la pression locale, ou inversement.

Pour MM. Barré et Duverger (1), il est encore plus
facile de connaître la pression artérielle rétinienne en
partant de la pression artérielle générale. Il suffit de
mesurer la différence des niveaux de l'artère centrale de
la rétine et de l'artère humérale au point choisi pour la
mesure de pression. Ces auteurs ayant calculé que cette
différence était de 28 centimètres en moyenne, « le sang
» ayant à peu près la même densité que l'eau, on peut dire,
» en se basant sur un principe de physique bien connu, qu'à
» 5, 10, 14, 28 centimètres au-dessus du cœur, la pression
» est de 5, 10, 14, 28 centimètres d'eau correspondant
» sensiblement à 2 cm. de mercure ». Conclusion : il suffit
de prendre la pression à l'humérale, et d'en déduire
20 mm. Hg pour avoir la pression dans les artères rétiniennes. De fait, employant ma technique, MM. Barré
et Duverger trouvent pour les pressions rétiniennes des
chiffres sensiblement égaux à ceux auxquels le calcul
ci-dessus rapporté devait les mener. Ils admettent en
effet que la pression artérielle rétinienne est de 8 à 10 cmc
Hg pour la maxima et de 5 à 6 cmc Hg pour la minima.

Ces chiffres diffèrent sensiblement de ceux que je considère comme acquis. Le procédé qui consisterait à déterminer la pression artérielle locale en considérant purement et simplement les différences de pression dans
différents segments considérés est basé sur un principe
de pesanteur qui s'applique au sang et aux artères, comme
à tout autre liquide enfermé dans tout autre récipient.
Mais à ce principe il faut apporter un tempérament, il
faut notamment faire intervenir la division des vaisseaux
et leurs rétrécissements. Sans doute dans la colonne

____

(1) Barré et Duverger. La tension artérielle rétinienne. *Arch. d'ophtalm.*
fév. 1920, p. 74.

d'eau d'une maison à 6 étages, seule la différence de niveau intervient pour faire la pression plus basse aux étages supérieurs et plus haute au rez-de-chaussée ; mais assimilerons-nous jusqu'au bout la circulation artérielle et la circulation dans la colonne d'eau ? Si oui, chez un homme de 1,70, la hauteur qui sépare le plan de la crosse de l'aorte du plan des orteils étant de 1,30 environ, une colonne de sang de 1,30 pesant sur les artérioles de la plante du pied, il en résulterait que la pression dans ces artérioles serait de 10 centimètres environ supérieure à celle de l'aorte, ce qui paraît vraiment étonnant.

Est-il donc vrai que la pression artérielle sur un sujet *couché* est une ou *sensiblement* une de l'aorte aux plus fines artérioles ? BARNÉ le pense. Les mesures de pression qu'il a pu faire cliniquement sur l'artère humérale et les plus fines divisions sur lesquelles pouvait porter l'expérience lui ont montré que la pression ne varie pas d'un bout à l'autre du membre supérieur placé horizontalement. Ses résultats concordent avec ceux de JACOBSON (cité par MUNCH) et ceux de FLEISCHER (de Berlin).

On lira cependant avec intérêt ce qu'ont écrit à ce sujet les physiologistes VIAULT et JOLYET (1), DOYON (2), GLEY (3) et d'autre part MAREY (4), POTAIN (5), GALLAVARDIS (6), ainsi que les expériences manométriques de VOLKMANN, de HURTHLE, de PICK, (7), etc... Pour tous

(1) VIAULT et JOLYET. Traité de physiologie, 1894, p. 308.

(2) DOYON (dans Physiologie de MORAT et DOYON), t. III, p. 141 et 201.

(3) GLEY. Traité de physiologie, 1918, p. 419.

(4) MAREY. La circulation du sang, 1881, p. 171.

(5) POTAIN. La pression artérielle chez l'homme à l'état normal et pathologique, p. 36.

(6) GALLAVARDIS. La tension artérielle en clinique, 1920, p. 556.

(7) « Chez deux veaux, VOLKMANN a trouvé entre la pression de la carotide et celle de la métatarsienne une différence de 19 mm. Hg ; HÜRTHLE sur un

ces auteurs la pression décroît lentement du centre à la périphérie.

Notons du reste que la pression de l'artère centrale ne varie pas ainsi que nous l'avons dit (en admettant même que la tension oculaire soit un peu accrue dans la position horizontale) dans la position assise et dans la position couchée. Donc si la pesanteur intervient pour modifier la pression artérielle rétinienne, elle n'agit que dans une faible mesure. Nous en trouverons une preuve dans l'étude de la circulation rétiniennes chez les glaucomateux.

Bien autrement importants sont le rétrécissement progressif de l'artère et surtout la proximité des capillaires. « Au voisinage des capillaires, la pression baisse rapidement par suite des résistances opposées à l'écoulement du sang, nous dit Doyon (1). » Or où pouvons-nous mesurer une pression artérielle plus près des capillaires qu'au niveau des branches de l'artère centrale ?

Physiologiquement parlant d'ailleurs, les branches de l'artère centrale, au moins à leur deuxième division, sont déjà des capillaires; «pour les physiologistes (2), tous les vaisseaux à calibre étroit capables d'opposer une grande résistance au cours du sang dans leur intérieur (artérioles, veinules, capillaires proprement dits) » sont des capillaires.

Et c'est là surtout que se marque l'intérêt au point de vue purement physiologique des mesures de la pression artérielle rétinienne. Observant des vaisseaux qui sont

chien une différence de 28 mm. entre la carotide et la linguale, de 32 mm. entre la carotide et la crurale ; Pick une différence de 58 mm. entre l'aorte et le tibiale», cités par Potain, loc. cit.

(1) Doyon (dans Morat et Doyon, traité de physiologie), t. III, p. 141.

(2) Morat et Doyon. Traité de physiologie, t. III, p. 215.

intermédiaires entre les artérioles les plus fines dans lesquelles puissent être encore introduites des canules, et le système capillaire, dans les conditions que seule la circulation rétinienne permet de réaliser, nous pouvons fournir au physiologiste et au clinicien d'utiles renseignements sur l'état de la pression artérielle périphérique.

Un peu avant l'entrée du lac capillaire, nous voyons que la pression artérielle minima a déjà, à peu de chose près, atteint le niveau qu'elle doit garder dans les capillaires (nous l'étudierons à propos de la circulation capillaire) ; sa chute a déjà été par rapport à l'humérale de plus de 50 %. La pression systolique au contraire a un peu moins varié ; sa chute relative n'est pas de 50 %. C'est que le rôle de la pression systolique n'est pas épuisé ; c'est à elle qu'il appartient de vaincre les résistances périphériques

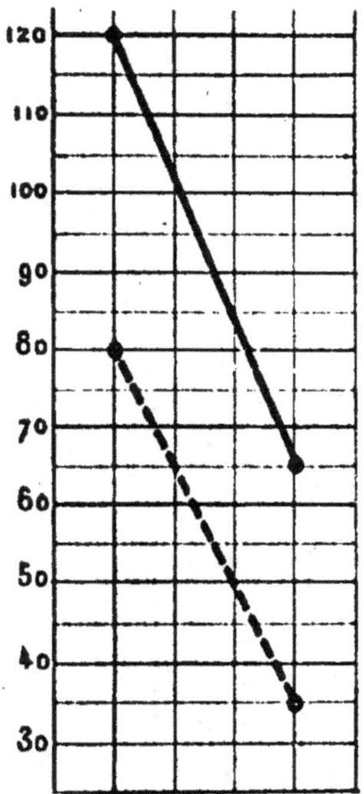

Fig. 14. — La chute de la pression artérielle de l'humérale à l'artère centrale de la rétine.
(En trait plein pression systolique, en pointillé pression diastolique).

accrues au fur et à mesure que nous approchons de la périphérie, d'ouvrir les capillaires ; elle épuisera rapidement dans cet effort l'écart qui la séparait encore sur le tronc de la papille de la pression minima, et dans le lac capillaire, la pression systolique sera devenue égale à la pression minima.

CHAPITRE III

La Circulation veineuse.

Les veines rétiniennes sont dépourvues de valvules ; leur rôle n'est nullement indispensable dans une circulation où jamais la pesanteur, quelle que soit la position du corps, ne peut sérieusement intervenir pour gêner le retour du sang. Cette circulation veineuse est d'ailleurs grandement facilitée par la tension intra-oculaire qui s'exerce constamment sur la paroi des veines et contribue à diriger le sang vers le crâne. C'est un point sur lequel nous reviendrons.

Le pouls veineux. — Si dans la presque totalité des cas, les artères du fond de l'œil nous paraissent absolument immobiles, il en est tout autrement pour les veines qui fréquemment sont animées de mouvements spontanés. C'est là un fait bien connu. La pulsation artérielle spontanée est la preuve d'un état pathologique ; il en est tout autrement de la pulsation veineuse. En étudiant le mécanisme du pouls veineux, nous allons voir quelles conditions physiologiques le réalisent.

C'est encore sur la papille qu'il faut étudier les pulsations veineuses, soit sur le tronc même de la veine centrale, soit sur l'une ou l'autre de ses branches ; un point d'élection est le coude que font les veines pour descendre dans l'excavation physiologique. Souvent aussi, c'est dans l'épaisseur même du nerf optique qu'il faut fixer le tronc de la veine, en un point où elle nous apparaît comme une tache rouge, à bords assez indistincts.

Si le pouls veineux spontané est fréquent, il n'est pas constant ; il est de plus chez le même sujet, mobile, existant, puis disparaissant. L'examen du système veineux est certainement plus compliqué que l'examen du système artériel.

Trois cas peuvent se présenter : ou bien les veines sont vraiment immobiles, ou bien elles sont animées de mouvements légers ou intermittents, ou bien on voit un vrai pouls veineux, c'est-à-dire qu'à chaque révolution cardiaque, apparaît un mouvement net de la veine.

Dans un travail paru en 1918 (1) j'ai donné les résultats d'une statistique que j'avais établie sur 66 sujets normaux. Sur 28 d'entre eux (soit 42 % des cas), j'avais trouvé que même à l'examen le plus minutieux, les veines ne présentaient aucun mouvement visible. On peut arriver cependant chez nombre de ces sujets à faire apparaître le pouls veineux *spontané* ; l'effort, la compression du paquet vasculaire du cou, les mouvements respiratoires forcés peuvent provoquer l'apparition des battements veineux.

D'autres fois (21 % d'après ma statistique) on note l'existence de mouvements intermittents ; c'est ainsi que certains sujets ne présentent ces mouvements que pendant l'inspiration ou l'expiration. Comme dans le cas

(1) BAILLIART. La circulation veineuse rétinienne. *Ann. d'oculistique,* oct.-nov., 1918.

précédent, il est possible souvent de rendre réguliers et nets ces mouvements intermittents spontanés.

Enfin dans un grand nombre de cas (37 % d'après ma statistique, 33 % seulement d'après celle de WIART (1), 46 % pour ELLIOT (2) il existe une pulsation spontanée nette. Soit sur la partie rectiligne du parcours d'une veine sur le champ papillaire, soit plus souvent au niveau d'un coude du vaisseau et de préférence à celui que fait la veine émergeant du fond de l'excavation physiologique pour s'étaler sur la papille, on constate l'existence d'un mouvement lent, solennel, beaucoup moins saccadé et bref que celui du pouls artériel, qui, partant d'un point semble s'étaler sur la veine. Le vaisseau paraît s'affaisser un moment, chassant son contenu d'un côté vers le centre, et de l'autre vers la périphérie; puis reprendre son calibre normal. Ce double mouvement, très lent, rend assez difficile la localisation, dans le temps de la révolution cardiaque, de cette pulsation. ROLLET signale que cette « pulsation n'est pas synchrone avec le pouls artériel, mais se produit aussitôt après ». En réalité, la veine qui s'est remplie lentement pendant la diastole ventriculaire s'affaisse brusquement avec la systole. Il faut faire attention, pour localiser dans le temps ce pouls veineux, de ne pas prendre comme terme de comparaison le pouls radial, nettement en retard sur le pouls rétinien, mais le pouls carotidien ou mieux encore le pouls temporal. N'oublions pas non plus l'influence considérable de la respiration sur l'état des veines rétiniennes ; l'aspiration thoracique (inspiration) se fait encore nettement sentir

(1) WIART. Contribution à l'étude du pouls veineux rétinien. *Thèse, Paris* 1920.

(2) R. H. ELLIOT. The retinal pulse. *British Journal of Ophthalmology,* novembre 1921.

du côté des veines rétiniennes qui s'affaissent davantage pendant l'inspiration forcée.

Ce pouls veineux par affaissement est de beaucoup le plus fréquemment observé ; mais quelquefois (2 %) des cas) le pouls veineux spontané se présente avec un tout autre caractère. Il s'agit d'un mouvement, non plus des parois de la veine, mais bien de la colonne sanguine à l'intérieur de ce vaisseau ; c'est un vrai *mouvement de piston* suivant l'axe de la veine. Ce mouvement tout à fait caractéristique commence peu avant la systole et se prolonge après elle.

Quelle que soit la façon dont se manifeste le pouls veineux spontané, il peut être modifié soit en plus, soit en moins, par les mêmes manœuvres que nous avons signalées tout à l'heure : effort, mouvements respiratoires forcés, et surtout comme nous allons le voir par les pressions exercées sur le globe ; il est à peu près constant de le voir disparaître avec la compression des vaisseaux du cou puis reparaître avec plus d'intensité. Les modifications qu'entraîne la compression du globe sont d'ailleurs de beaucoup les plus importantes, et ce sont les effets de cette compression sur la circulation veineuse que nous allons maintenant étudier.

Modifications de la circulation veineuse produites par la compression du globe. — C'est uniquement sur le champ de la papille que la compression du globe peut amener des modifications apparentes du calibre des veines ; au delà de ce disque, quelle que soit la pression exercée, les veines comme les artères ne présentent aucun signe d'affaissement. Et même les modifications de calibre sous l'influence d'une élévation artificielle de la tension intra-oculaire ne se constatent souvent que près du centre, dans le champ

de l'excavation physiologique ; il s'agit là d'une disposition anatomique qui varie avec les sujets. C'est seulement
à partir du point où les veines sont libres sur le champ
papillaire ou recouvertes par une mince couche de fibres
optiques, jusqu'à la disparition du tronc central à l'intérieur du nerf optique, que la pression peut produire tout
son effet.

Indépendamment des modifications de la pulsation
veineuse sur lesquelles nous allons revenir, on voit gé é-
ralement les veines réagir de la façon suivante à la pression exercée sur le globe : le vaisseau paraît se rétrécir et
surtout blanchir, comme si ses parois prenaient brusquement plus d'épaisseur aux dépens de leur contenu. Un
mince filet de sang semble seulement assurer la circulation. Continue-t-on la pression, avant que l'effacement
complet soit obtenu, on voit le courant se dissocier,
prendre un « aspect granuleux » comme si l'on y distinguait la masse des globules se précipitant vers le centre
au travers d'une filière rétrécie. Ce courant granuleux ne
s'établit que peu avant l'arrêt de toute circulation. Il est
rare sur un sujet normal de voir la veine, résistant à une
pression même forte, ne pas s'écraser sous l'influence
de cette pression ; le cas se rencontre cependant quelquefois.

La pulsation veineuse provoquée. — Nous avons déjà
mis en garde contre l'erreur qui pourrait faire confondre
les pulsations veineuses avec les pulsations artérielles.
Il suffit d'avoir reconnu, ce qui est toujours facile, l'artère
de la veine, pour ne pas confondre leurs pulsations ;
d'ailleurs, nous l'avons déjà vu, leurs caractères sont
différents : pulsation lente et prolongée de la veine,
pulsation brève et saccadée de l'artère.

Deux causes de confusion peuvent cependant se présenter qu'il suffit de connaître pour éliminer.

La première est qu'il arrive souvent qu'une artère placée près d'une veine l'entraîne dans son mouvement et lui communique son battement ; c'est un fait fréquemment rencontré et qui n'est pas spécial aux veines oculaires. « Les battements des artères, écrit GLEY (1), exercent une influence sur les veines voisines. La plupart des grosses veines étant unies aux artères correspondantes par un tissu conjonctif serré ou même étant renfermées dans une gaine commune, la paroi veineuse ressent le contre-coup des mouvements artériels. On a constaté en effet que toute dilatation artérielle donne lieu à une ondulation veineuse ». Si, au niveau de la rétine, la gaine commune et le tissu de soutien commun manquent, le contact souvent intime de l'artère et de la veine peut permettre dans certains cas la transmission de la pulsation artérielle à la veine. Il est facile à l'examen ophtalmoscopique de reconnaître ce mouvement transmis : la pulsation veineuse est dans ce cas exactement parallèle à la pulsation artérielle et n'a aucun des caractères spéciaux de la pulsation veineuse vraie.

La deuxième cause d'erreur est la conséquence d'un fait physiologique. Si la pression intra-oculaire modifiée vient à arrêter la circulation de retour, le sang continuant d'autre part à arriver par l'artère, la pression s'élève progressivement et rapidement jusqu'au niveau de la pression artérielle, et à chaque systole, la veine participe aux mouvements artériels.

Cette deuxième cause d'erreur est un peu plus difficile à éviter, d'autant que le pouls veineux n'est pas dans ce

____
(1) GLEY, Physiologie 1918, p. 447.

cas synchrone au pouls artériel, mais nettement en retard sur lui, du fait que la traversée des capillaires a retardé l'arrivée de l'onde systolique.

Les caractères spéciaux du pouls veineux, et ces réserves nécessaires étant connus, comment apparaît la pulsation veineuse ?

Disons tout de suite que *si la pression du globe provoque toujours la pulsation artérielle, il n'en est pas de même de la pulsation veineuse.* Chez près d'un 1/3 des sujets (1/4 seulement pour ELLIOT), la seule compression du globe n'est pas capable de provoquer la pulsation veineuse ; nous en verrons plus loin les raisons.

Le plus souvent, voici ce qui se passe : au premier contact du doigt ou du dynamomètre (même à travers la paupière qui atténue la force de la compression), la veine paraît se rétracter sur elle-même, puis une pression un peu plus forte amène l'apparition de la pulsation ; continuons la compression, la pulsation s'arrête ; continuons encore, la pulsation artérielle apparaît. L'effort qu'il a fallu faire pour amener après la disparition du pouls veineux, l'apparition du pouls artériel est minime, à peine mesurable, quelques millimètres Hg.

Il n'en va pas toujours ainsi, même chez les sujets normaux, les seuls dont nous nous occupions ici. Le pouls veineux ayant été provoqué par la compression, si l'on continue cette compression, le pouls artériel apparaît, mais le pouls veineux ne s'éteint pas ; on voit alors alterner pouls artériel et pouls veineux, le premier marquant le temps de la systole et le deuxième le temps de la diastole.

Le pouls veineux ne disparaît souvent dans ces conditions qu'avec une pression à peu près égale à celle qui fait disparaître le pouls artériel. J'ai décrit cette double pulsation que je crois avoir été le premier à observer sous le nom de *pouls alternant* (1); pour éviter toute confusion avec ce que les médecins décrivent sous le même nom et qui est un phénomène fort différent (alternance d'une pulsation artérielle forte et d'une pulsation artérielle faible) je crois qu'il est mieux de donner à la coexistence de ces pouls veineux et artériel le nom de *«double pouls rétinien»*. Nous aurons à reparler de ce phénomène, de sa signification et de sa valeur semeiologique.

Influence de la compression oculaire sur le pouls veineux spontané. — Nous avons vu que le pouls veineux *spontané* était fréquent. Comment la compression du globe va-t-elle modifier ce pouls spontané ? Tantôt et c'est la règle chez les sujets normaux, ce pouls veineux s'éteint presqu'au début de la compression, tantôt il persiste et même s'amplifie. C'est ce qui se passe surtout dans les cas où le pouls spontané se faisait *en piston* : on peut voir alors la compression bien loin d'éteindre cette pulsation, l'amplifier, non seulement en force, mais en étendue. Si la pulsation veineuse s'arrête le plus souvent avant l'apparition du pouls artériel, il arrive comme dans les cas où le pouls spontané n'existe pas, qu'elle subsiste après l'apparition du pouls artériel ; le *double pouls* rétinien est même plus souvent constaté dans les cas où le pouls veineux spontané existait.

Mécanisme de l'apparition du pouls veineux spontané et provoqué. La pression veineuse. — C'est par un affaissement momentané des parois de la veine, sous l'influence de la tension oculaire accrue au moment de la systole, que l'on

____

(1) BAILLIART. La circulation veineuse rétinienne. *Ann. d'oculistique*, oct.-nov. 1918.

explique généralement le pouls veineux rétinien. Voici l'explication qu'en donnent MORAT et DOYON (1) : « L'expansion des artères favorise l'issue du sang veineux toutes les fois que l'organe est enfermé dans une enveloppe peu extensible ; les veines sont vidées de leur contenu par suite de la pression qu'elles subissent à chaque systole nouvelle du cœur. Il en est ainsi dans le cerveau, dans l'œil et aussi dans le sinus caverneux, par suite de ses rapports avec la carotide ».

PRIESTLEY-SMITH (2) décrit à peu près de la même façon le mécanisme de production du pouls veineux rétinien : « L'onde artérielle, en dilatant les artères intra-oculaires, augmente le contenu intra-oculaire et élève ainsi momentanément la pression oculaire au dessus de la pression veineuse au point où elle est la plus basse et à ce point la veine s'affaisse. Entre les ondes artérielles, la pression intra-oculaire tombe à son niveau primitif et la veine se remplit. »

Cependant HAAB (3) en donne une explication quelque peu différente. A la théorie plus haut exposée, il oppose l'explication d'HELFREICH (4) qui, d'après les recherches de CRAMER et BERGMANN admet que le sang chassé des veines du cerveau par le reflux rythmique artériel y circule sous un régime de pression soumis à des écarts considérables. Du sinus caverneux, ces oscillations sont transmises aux veines de l'orbite et du fond de l'œil. « Celles-ci acquièrent à cause de la diminution de pression survenue dans le sinus caverneux et aussi par une aspiration du sang par ce vaisseau, une diminution de leur

(1) MORAT et DOYON. Traité de physiologie, t. III, p. 233.
(2) PRIESTLEY-SMITH. *British Journal of Ophtalmology*, mai 1918.
(3) HAAB. Édition française par TERSON et CUÉNOD, p. 95.
(4) HELFREICH. *Arch. für Opht.* Bd XXVIII.

calibre et un collapsus plus ou moins accentué, leurs parois étant si peu adhérentes au tissu voisin que cet affaissement peut se produire. »

Essayant de combiner les deux théories, HAAB continue : « On peut admettre plutôt qu'assurément la pression sanguine dans les veines est très faible à la fin de la diastole cardiaque, qu'alors seulement a lieu l'augmentation de la pression intra-oculaire (DONDERS). Les veines sont notablement réduites pour un moment, et même tout à fait aplaties ; mais ensuite le sang du reflux veineux (HELFREICH) s'oppose à ce rétrécissement et amène la réplétion des extrémités veineuses qui se produit incontestablement peu après la systole cardiaque. »

Ces explications du mécanisme du pouls veineux spontané ne visent pas « le pouls en piston » dont la théorie d'HELFREICH explique la production. L'une et l'autre peuvent être vraies ; mais elles ne s'appliquent pas au pouls provoqué, et par là ne peuvent nous satisfaire qu'incomplètement. Pour comprendre non seulement le pouls spontané, mais encore le pouls provoqué, essayons d'après les connaissances physiologiques de nous représenter l'état de la pression sanguine à l'intérieur de la veine centrale à chaque moment de la révolution cardiaque.

La pression à l'intérieur des veines rétiniennes à la sortie des capillaires est à peu près constante, influencée seulement, et dans une mesure très faible (car nous avons vu que la paroi des veines hors de la papille ne s'aplatit pas), par la pression intra-oculaire. La « vis à tergo » née de la pression capillaire est la seule force qui pousse le sang veineux, et plus on s'éloigne de cette origine pour se rapprocher du centre de la papille, plus cette pression va en diminuant.

Mais aussi, plus l'on se rapproche du centre et plus la pression veineuse tend à passer par un minimum et un maximum. Bien que le sinus caverneux dans lequel aboutit la veine ophtalmique soit, à n'en pas douter, un régulateur de la circulation crânienne et oculaire, dans ce sinus et dans les veines qui y débouchent, les mêmes variations de pression qui s'exercent dans la jugulaire se font encore sentir, bien qu'atténuées. On sait que le pouls veineux normal de la jugulaire est produit par une ondulation due à la systole auriculaire qui amène, plutôt qu'un reflux, un temps d'arrêt dans l'écoulement du sang, et comme conséquence, une élévation de la pression veineuse. C'est bien ce qui semble se produire pour l'ophtalmique et le tronc de la veine centrale. Il y existe un minimum de pression au moment où la colonne veineuse est en quelque sorte aspirée vers le cœur pendant la diastole auriculaire (c'est-à-dire pendant la systole ventriculaire ou systole cardiaque), et un maximum au moment de la présystole, dans ce temps de la révolution cardiaque où les oreillettes se contractant, élèvent si nettement la pression dans la jugulaire, et par conséquent dans les veines qui y aboutissent.

Nous voyons ainsi que la pression veineuse dans les veines rétiniennes sur le tronc de la papille va passer par un minimum pendant la systole cardiaque et par un maximum à la fin de la diastole.

Voilà pour les pressions à l'*intérieur* de la paroi veineuse ; mais de l'autre côté, à l'*extérieur* de cette paroi, que se passe-t-il ? La tension oculaire elle aussi, nous le savons, passe par un minimum et par un maximum ; elle a son maximum au moment de la systole cardiaque par suite de la brusque réplétion de toutes les artérioles intra-oculaires, et elle a son minimum au moment de la diastole. Voyons donc quelles modifications ces deux sortes de pressions l'une externe (la tension oculaire),

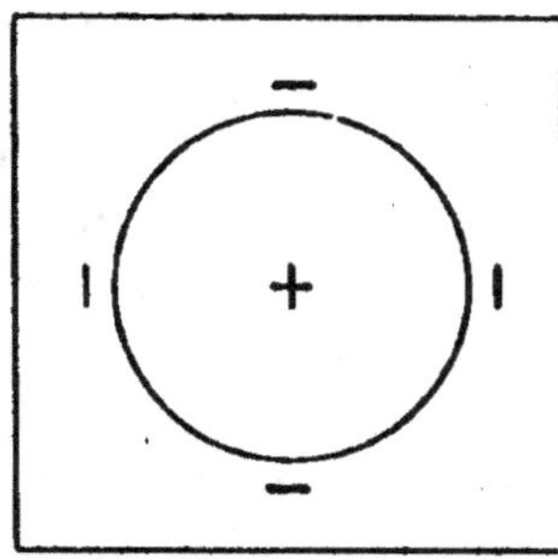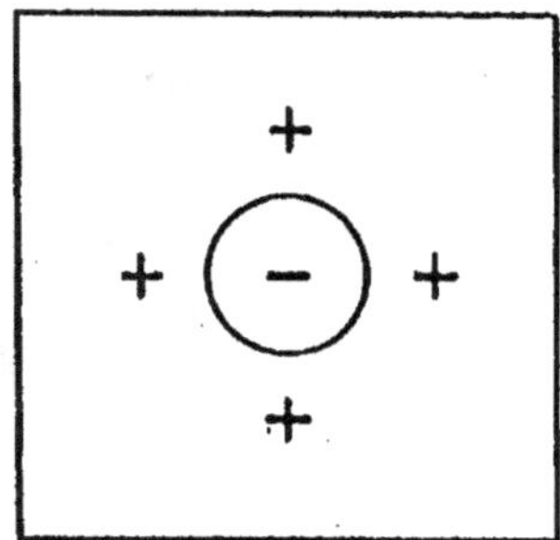

Fig. 15. — Représentation schématique du pouls veineux. La veine (circulaire) est représentée baignant dans la cavité oculaire (le carré).
A gauche, pendant le diastole, la pression est plus basse dans les milieux oculaires et plus élevée à l'intérieur de la veine ; celle-ci s'élargit.
A droite, pendant le systole, la pression s'élève dans les milieux oculaires et s'abaisse à l'intérieur de la veine ; celle-ci s'affaisse.

l'autre interne (la pression veineuse) vont exercer sur les parois de la veine.

Pendant la systole, la tension oculaire est accrue et dans le même moment la pression veineuse est diminuée, la paroi veineuse va donc s'affaisser. Mais quand vient la diastole, c'est au tour de la pression veineuse de s'élever lentement, puis de passer brusquement par son maximum à la fin de la diastole : or à ce moment la tension oculaire est au plus bas. La veine ayant une pression interne accrue, et supportant sur sa face externe une pression diminuée se dilate au maximum.

Ce sont ces alternatives de resserrement et de dilatation de la veine qui produisent le pouls spontané.

Pourquoi ce pouls spontané n'existe-t-il pas chez tous

les sujets ? La figure schématique reproduite plus bas
va nous en donner l'explication ; c'est parceque la ligne
de la tension oculaire coupe la ligne de pression veineuse
que le pouls veineux spontané existe. Si cette rencontre
des deux courbes ne se produit pas, il n'y aura pas de
pouls veineux spontané, et la rencontre pourra ne pas
se faire ou parce que la tension oculaire est constamment supérieure à la pression veineuse, ou au
contraire parce qu'elle lui est constamment inférieure.

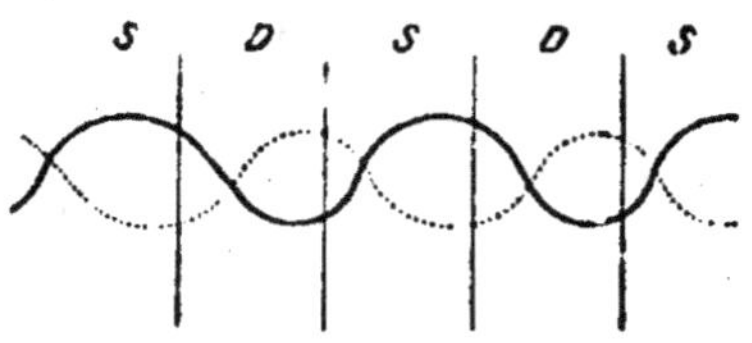

Fig. 16. — Le pouls veineux rétinien
(représentation schématique).
En plein courbe de la tension oculaire; en pointillé
courbe de la pression veineuse.

Comment dans ces con-
ditions allons-nous faire
apparaître le pouls provoqué ?

1er cas. — *Il n'y a pas de pouls veineux parce que la
tension oculaire est constamment inférieure à la pression
veineuse.* Il nous suffira dans ce cas d'élever la tension
oculaire en appuyant sur le globe ; lorsque la tension
ainsi modifiée deviendra égale à la pression veineuse,
nous verrons la veine s'affaisser pendant la systole et
se dilater pendant la diastole. Ainsi s'explique le pouls
veineux apparaissant après la compression du globe
oculaire ; il nous indique que sur le sujet observé (pas de
pouls veineux spontané, apparition d'un pouls provoqué
par la compression de l'œil) la tension oculaire était
inférieure à la pression veineuse.

2e cas. *Il n'y a pas de pouls veineux parce que la tension
oculaire est constamment supérieure à la pression veineuse.*
—Comment allons-nous pouvoir dans ce deuxième cas faire
apparaître le pouls veineux provoqué ? Soit en élevant la

pression veineuse par une légère compression des jugulaires, ou mieux encore par un massage léger mais soutenu, pendant une minute environ, du globe, qui en diminuant la tension oculaire pour quelques instants et de quelques millimètres (1) la rendra momentanément égale ou inférieure à la pression veineuse.

Nous pouvons résumer tout ce que nous venons d'exposer en disant que *le pouls veineux spontané ou provoqué témoigne au moment où il existe que pression veineuse et tension oculaire sont en équilibre*, l'une dépassant l'autre au moment de la diastole et étant dépassée par elle au moment de la systole (2).

Nous avons vu que le pouls veineux spontané existe dans 37 % des cas environ ; cela veut dire que chez plus d'un tiers des sujets normaux, la pression veineuse à la sortie du globe est à son minimum inférieure à la tension oculaire qu'elle dépasse à peine (de quelques millimètres au plus) à son maximum.

Sur 30% des sujets que nous avons observés, la pression veineuse était constamment inférieure à la tension oculaire ; de fort peu d'ailleurs, nous en avons la preuve du fait que la légère chute de la tension oculaire produite par le massage suffit à ramener l'apparition du pouls veineux dans la plupart des cas. D'ailleurs une trop forte

(1) BAILLIART et MAGITOT. *Annales d'oculistique*, novembre 1919.

(2) Le pouls spontané en piston sera lui aussi modifié par la compression du globe. Tant que la tension oculaire ne sera pas supérieure à la pression veineuse maxima, le reflux se produira et se produira d'autant plus avant du centre à la périphérie que la compression du globe en réduisant l'arrivée du sang dans les vaisseaux oculaires, a diminué la pression périphérique. C'est surtout au moment de la présystole que ce reflux, ce mouvement en piston prend toute son ampleur. Au moment où la tension oculaire dépasse la pression maxima dans le bout central de la veine, tout reflux est naturellement arrêté, et, comme tout à l'heure, le pouls veineux disparaît.

différence entre la pression veineuse et la tension oculaire amènerait un trouble de la circulation locale par affaissement, au moins partiel, de la veine. La résistance de la paroi peut équilibrer cette différence de pression à condition qu'elle ne soit pas trop élevée.

Enfin dans 12 % des cas, nous avons trouvé la pression veineuse constamment supérieure à la tension oculaire, mais de fort peu. La moindre pression sur le globe amène l'apparition du pouls veineux.

Il se trouve aussi des cas où la pulsation spontanée existe mais inconstante, apparaissant et disparaissant sous l'influence de facteurs divers, mais surtout des mouvements respiratoires, et particulièrement des mouvements forcés ; dans ces cas la tension oculaire maxima et la pression veineuse minima sont si près l'une de l'autre qu'elles sont en quelque sorte en équilibre et que la moindre modification de la pression veineuse fait apparaître ou disparaître la pulsation spontanée.

Nous voyons donc que la pression veineuse à la sortie du globe est, chez un sujet normal, toujours proche de la tension oculaire autour de laquelle elle oscille suivant les périodes de la révolution cardiaque et suivant les oscillations systolique et diastolique de la tension intra-oculaire (1).

Les chiffres de la pression veineuse physiologique réti-

(1) On ne saurait trop s'élever contre une erreur assez répandue qui consiste à conclure de la constatation du pouls veineux spontané à l'existence d'une hypertension artérielle ou veineuse. Rien n'est plus faux. Des pressions artérielles considérables vont sans pouls veineux spontané, et on le rencontre au contraire chez des sujets hypotendus ; on le trouve aussi dans des cas d'embolie de l'artère centrale où la pression artérielle est nulle. Cela s'explique facilement d'ailleurs, puisque dans ce cas comme dans les degrés moindres d'hypotension artérielle, le sang veineux dans son mouvement de reflux trouve devant lui une pression plus basse.

nienne. — La pression veineuse dans les branches papillaires de la veine centrale oscille donc sur un sujet normal légèrement et avec des écarts très faibles au-dessus et au-dessous de la tension oculaire. C'est à des conclusions à peu près analogues qu'arrive PRIESTLEY-SMITH (1) en s'appuyant sur des données physiologiques. « Tout ce que nous pouvons sûrement dire, écrit-il (1) est donc que la pression à la sortie dans la veine centrale est un peu plus élevée que celle des chambres de l'œil, et que la différence est probablement petite. Il est intéressant d'ajouter que LÉONARD HILL expérimentant sur les chiens a trouvé que la pression dans le pressoir d'Hérophile, le principal débouché de la circulation veineuse du crâne, est égale à celle du liquide céphalo-rachidien. » On sait que cette pression du liquide céphalo-rachidien mesurée au manomètre de Claude oscille chez les sujets normaux autour de 10 mm Hg.

PRIESTLEY-SMITH admettant que les chiffres du tonomètre de Schiotz sont un peu trop faibles et que la pression intra-oculaire doit être de 24 mm Hg, estime que la pression veineuse ne doit pas être à la sortie dans la moyenne des cas inférieure à 25 mm Hg.

Si nous admettons ce chiffre de tension oculaire rectifiée, comme normal, si nous nous rappelons que nos constatations nous ont montré que, dans la majorité des cas, la pression veineuse à la sortie du globe oscille au-dessus et au-dessous du chiffre maximum de la tension oculaire, celui qui correspond à l'élévation systolique, et que l'amplitude de ces oscillations est très faible, nous devons admettre que *la pression veineuse à la sortie du globe varie dans la majorité des cas entre 22 et 25 mm. Hg,*

(1) PRIESTLEY-SMITH. *British Journal of Ophthanology,* mai 1918, p. 226.

c'est à bien peu de chose près la conclusion de Priestley-Smith (1).

De même que la pression artérielle normale subit des modifications pathologiques en plus ou en moins, de même la pression veineuse peut-être ou diminuée ou exagérée. L'hypotension veineuse échappe à nos mensurations ; nous savons que la pression dans la veine est inférieure à la tension oculaire quand il n'y a ni pouls veineux spontané, ni pouls veineux provoqué par la compression, nous savons que cette différence est très faible, et nous verrons qu'on ne peut guère se représenter une hypotension veineuse marquée.

Mais comment mesurerons-nous la pression veineuse quand elle est supérieure à la tension oculaire ? Je pense que ce qui a été dit plus haut répond suffisamment à la question. Le degré de compression que nous aurons à faire pour amener l'apparition du pouls veineux nous donnera par rapport à la tension oculaire, et par les procédés que nous avons employés pour la pression artérielle, le minimum de pression dans la veine considérée ; nous ferons de même pour le maximum de la pression

---

(1) Th. Henderson (*Ophthalmological Soc. Transactioas.* Vol. XXXIV, 1914, p. 310), estime que pression veineuse rétinienne, tension intra-oculaire et pression intra-cranienne sont en équilibre, mais il évalue la tension oculaire à 10 mm. Hg « Comme les veines sont des tubes élastiques et non rigides, si la tension oculaire était supérieure à la pression veineuse, les veines seraient comprimées à leur point de sortie. La vérité de cette assertion peut être établie cliniquement par quiconque sait manier un ophtalmoscope : le procédé est très simple. Il suffit d'examiner à l'image droite la portion la plus proximale de la veine sur la papille et de noter les changements qui surviennent dans son calibre lorsqu'on touche les paupières au niveau du canthus externe, avec l'extrémité de l'index. On note que sitôt que le doigt touche la paupière, la lumière de la portion proximale de la veine se contracte et reste contractée jusqu'au moment où on enlève le doigt ; dès lors, le vaisseau reprend son calibre normal. » Je ne crois pas que l'on puisse prendre cet affaissement si bien décrit par Th. Henderson pour la preuve d'une occlusion même momentanée de la veine.

veineuse qui, dans la grande majorité des cas se confond presque avec le minimum, tant est faible la pression supplémentaire qu'il faut exercer pour faire disparaître le pouls provoqué.

Une exception cependant demande explication. Nous avons signalé l'existence du double pouls veineux et artériel. La compression amène l'apparition du pouls veineux, puis du pouls artériel, et cependant le pouls veineux continue, pour ne cesser souvent que bien peu avant le pouls artériel. Prenons des chiffres et des exemples : soit un œil de tension oculaire de 20 mm. Hg, le pouls veineux apparaît avec une pression de 25 du dynamomètre, le pouls artériel avec une pression de 28, le pouls veineux persiste jusqu'à 65 et le pouls artériel jusqu'à 70. Reportons-nous au barème (voir p. 48). Nous allons donc admettre que la pression artérielle rétinienne est de 32-75 ; quant à la pression veineuses elle serait de 30-72. Ces chiffres de pression veineuse ne paraissent pas admissibles ; d'une part parce qu'un tel écart entre les pressions veineuses minima et maxima est contraire à ce que nous observons généralement, contraire aussi à ce que nous enseigne la physiologie, et que ces résultats se rencontrent chez des sujets normaux. Voici sans doute comment se passent les choses : nous nous heurtons à la difficulté que GLEY (1) signale dans la détermination des pressions veineuses ; pour mesurer la pression dans une veine au moyen d'un manomètre, il faut se garder de lier la veine sur une canule droite reliée au manomètre, on interromprait ainsi la circulation et « la pression s'élèverait progressivement et rapidement jusqu'au niveau de la pression artérielle, le sang continuant

(1) GLEY. Physiologie, 1918, p. 117.

à affluer dans le segment ainsi isolé sans pouvoir s'écouler latéralement ». C'est ce qui se produit du côté de la veine centrale. Lorsque sa pression a été vaincue par la compression oculaire accrue, la circulation est arrêtée, il se forme un véritable cul de sac et les écarts considérables de pression que nous mesurons dans la veine sont en réalité les écarts de la pression artérielle qui se font sentir jusqu'au bout de ce cul de sac. Mais pourquoi le fait ne se produit-il que dans une si petite quantité de cas ? Si la simple obstruction veineuse pouvait d'un bout à l'autre du réseau rétinien établir une pression sanguine, uniforme, égale à la pression artérielle, le fait devrait se produire dans tous les cas et non pas si rarement. Un autre facteur doit intervenir, sur lequel nous reviendrons ; disons cependant dès maintenant que l'apparition du double pouls veineux rétinien nous apparaît comme un symptôme de *vaso-dilatation locale*. G. Leplat a donné récemment une autre explication du double pouls veineux rétinien ; il s'agirait pour lui d'un pouls veineux transmis de l'artère à la veine par la masse oculaire. C'est une explication plausible du phénomène.

Le courant granuleux. — Après que l'on a éteint la pulsation artérielle, et qu'il s'est établi dans le globe oculaire une pression supérieure à la pression systolique, on voit dans certains cas (il s'en faut de beaucoup que cela soit la règle) apparaître dans les veines le *courant granuleux*. Examinons les plus gros troncs veineux sur la papille ou près d'elle. Avant que l'effacement complet des vaisseaux papillaires ne vienne à se produire, on voit le courant se dissocier, perdre l'aspect uniforme sous lequel nous sommes habitués à le voir, pour prendre un aspect granuleux, comme si l'on y distinguait la masse des globules se précipitant vers le centre au travers d'une filière rétrécie.

Ce courant granuleux que nous retrouverons à propos de la pathologie de la circulation rétinienne, témoigne d'un trouble profond, facile à prévoir d'après les conditions qui président à sa production, de la circulation rétinienne. Cette circulation n'est plus active, mais passive ; la pression systolique étant vaincue, la « vis à tergo » n'existe plus. Le courant sanguin n'obéit plus qu'à l'expression du globe, comme les liquides dans un fruit que l'on comprime ; le sang ainsi exprimé trouve devant lui une voie d'issue à peu près obstruée, la veine centrale étant elle-même écrasée ; le passage du sang ne peut se faire qu'après une véritable dissociation ; le sérum passe d'abord, la masse globulaire ensuite. La circulation se fait quelquefois d'une façon plus anormale encore, et le sang chassé par expression ne trouvant plus la voie veineuse sort par l'artère où s'établit un courant rétrograde. Lorsque de tels troubles circulatoires se produisent spontanément, ils ont une valeur considérable, et nous les étudierons. En revanche, provoqués, ils ne peuvent en avoir aucune ; ce sont en quelque sorte des altérations « cadavériques » sur lesquelles il n'y a pas à insister.

CHAPITRE IV

La Circulation dans les capillaires rétiniens.

« Le mot capillaire a plusieurs significations. Il désigne pour les anatomistes un ordre de vaisseaux réduits à une paroi très mince revêtue d'un endothélium ; pour les physiologistes, tous les vaisseaux à calibre étroit capables d'opposer une grande résistance au cours du sang dans leur intérieur (artérioles, veinules, capillaires proprement dits) » (1).

Au point de vue physiologique les branches de l'artère centrale sont donc déjà des capillaires ; mais dépassant celle de ces artérioles où nous pouvons encore mesurer la pression, *en des points où déjà naissent des capillaires anatomiques* (en aucun point de l'organisme si ce n'est dans la rétine la pression artérielle ne peut être mesurée si près du réseau capillaire) nous allons étudier la circulation dans les capillaires rétiniens próprement dits.

La circulation capillaire a un rôle considérable. C'est elle qui assure les échanges nutritifs entre le sang et les tissus ; elle est le but vers lequel tendent les artères et d'où reviennent les veines.

Il a été longtemps classique de dire que les capillaires

(1) Morat et Doyon. Traité de physiologie, t. III, p. 215.

anatomiques sont passifs. Réduits à l'état de tubes, ils se laisseraient plus ou moins dilater suivant l'arrivée plus ou moins grande de l'ondée sanguine ; ils ne possèderaient pas de mouvements propres. On tend cependant aujourd'hui à réagir contre cette conception et à accorder aux capillaires un rôle plus actif dans la circulation ; ils jouiraient de mouvements de contraction et de dilatation propres qui n'obéiraient pas aux excitants habituels, mais à des excitants·chimiques, produits du métabolisme des tissus. La capillaroscopie, qui ne peut encore être pratiquée qu'en quelques points des téguments, a éclairé la physiologie et la pathologie des capillaires. Ceux de la rétine, au moins les capillaires anatomiques, échappent malheureusement à tout examen direct.

La pression dans les capillaires rétiniens. — La pression du sang est à peu près uniforme dans ce qu'on a justement appelé le « lac capillaire ». Nous avons vu que dans les dernières branches artérielles où nous pouvons mesurer ces pressions, un écart encore net existe entre les pressions diastolique et systolique ; celle-ci va vaincre les dernières résistances et s'épuiser dans cet effort, et c'est dans le réseau capillaire une pression diastolique à peine atténuée qui s'exercera.

Nous ne pouvons naturellement pas mesurer la pression dans les capillaires rétiniens, mais nous pouvons du moins nous la représenter schématiquement. Nous savons qu'elle est intermédiaire entre la pression artérielle diastolique dans le tronc de l'artère centrale et la pression dans le tronc de la veine centrale, par conséquent entre 35 mm. et 25 mm. Hg ; c'est-à-dire que la pression capillaire est autour de 30 mm. Hg. Nous savons aussi, la pression baissant dans les artères au fur et à mesure que nous

nous éloignons du tronc principal, que la pression est plus élevée (de fort peu) dans les capillaires au centre de la rétine, près de la papille, que dans ceux de la périphérie. Le graphique ci-dessous nous permettra de nous en rendre compte. La ligne pointillée nous donne schématiquement la pression dans le réseau capillaire, d'autant

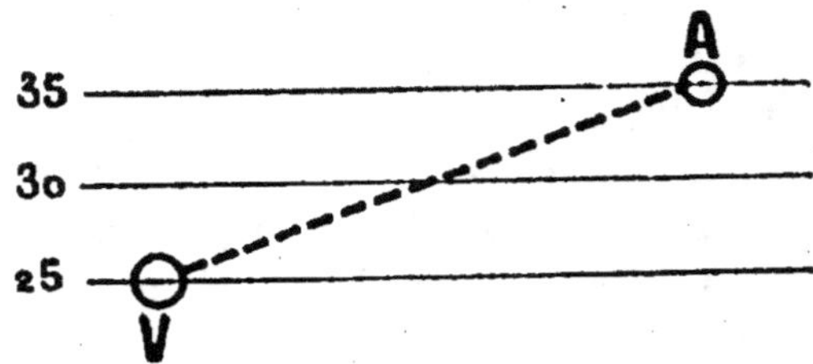

Fig. 17. — Figure schématique destinée à représenter la pression capillaire qui est forcément intermédiaire entre la pression artérielle A et la pression veineuse V.

plus élevée que nous considérons des capillaires plus près du centre de la papille.

Les chiffres que nous trouvons ainsi sont bien en accord avec ceux que fournissent les physiologistes : pour les capillaires de la peau, on aurait trouvé que la pression serait de 37 mm. Hg (GLEY) ou de 28 mm. Hg (HEDON). PRIESTLEY-SMITH de son côté donne le chiffre de 39 mm. pour les capillaires de la rétine, mais ses déductions étant basées sur un chiffre de pression artérielle rétinienne beaucoup trop élevé (90 mm. Hg), il est évident que ses évaluations sont aussi exagérées. Et nous arrivons à cette conclusion que pour un œil donnant au tonomètre de Schiotz une tension de 20 mm. Hg (ce qui fait en réalité comme nous l'avons vu plus haut 24 à 25 mm. Hg), la pression dans les capillaires rétiniens oscille autour de 30 mm. Hg.

L'équilibre de la tension oculaire et des pressions vasculaires rétiniennes.

Considérons cet œil normal dont la tension oculaire doit être, ainsi que nous venons de le dire de 24 mm. Hg environ. La pression artérielle sur le disque papillaire est de 30 à 35 pour la minima et de 65 à 70 pour la maxima ; la pression dans le réseau capillaire ouvert par la pression systolique est de 30 mm. Hg et la pression veineuse, en équilibre avec la tension oculaire oscille autour de 24 mm., un peu au dessus ou un peu au dessous de ce chiffre. Ainsi la circulation rétinienne se fait dans des conditions particulièrement favorables ; la tension des milieux oculaires, soustraite aux variations de pression qui se fait si fortement sentir en d'autres régions du corps, soutient les vaisseaux rétiniens.

Il ne faut pas croire d'ailleurs que lorsque la pression veineuse dans le tronc de la veine est de quelques milli-mètres inférieure à la tension oculaire, la circulation réti-nienne ne puisse être assurée. Le sang chassé par la « vis à tergo », exprimé, pour ainsi dire, d'autre part par la tension oculaire vers la seule voie qui lui soit ouverte (la pression plus élevée dans les capillaires ne lui permet pas un retour en arrière) s'écoulera forcément vers le tronc de la veine centrale. D'ailleurs la paroi veineuse elle-même vient, indépendamment de la pression de la colonne san-guine, ajouter encore sa résistance à l'écrasement. Il est sans importance dans ces conditions que la tension oculaire dépasse un peu la pression dans le tronc de la veine centrale.

Mais si l'état d'équilibre que nous venons de décrire est fort heureusement rencontré dans la majorité des cas,

il n'en est pas toujours ainsi, et nous aurons à
étudier les troubles de cet équilibre et ses conséquences
pour la circulation rétinienne, soit par exagération de la
tension oculaire, soit par exagération de la pression artérielle intra-oculaire.

Les vaso-moteurs rétiniens.

Les phénomènes placés sous la dépendance des nerfs
vaso-moteurs, constricteurs ou dilatateurs, se font déjà
sentir dans les grosses artères, mais leur action est maxima
au niveau des artérioles. Les vaisseaux qui ne contiennent
pas de muscles dans leurs parois ne sont naturellement
pas directement influencés par l'action vaso-motrice ; les
capillaires physiologiques (suivant la description que nous
avons plus haut donnée) et non les capillaires anatomiques,
peuvent donc voir leur calibre resserré ou élargi sous
l'action des vaso-constricteurs ou des vaso-dilatateurs.

Il n'est peut-être pas inutile de rappeler les phénomènes
qui suivent la mise en jeu des vaso-moteurs. « Les nerfs
vaso-moteurs, par l'intermédiaire de la contractilité des
artères, règlent directement la répartition de la pression
dans le système circulatoire, et par cela même l'afflux de
sang qui parvient aux organes. » (MORAT et DOYON,
t. III, p. 199). Nous avons vu déjà la pression baisser
graduellement dans le système artériel, puis plus brusquement au niveau des capilleires « Le ralentissement repré-
senté par les capillaires peut être augmenté ou diminué
suivant que les vaso-moteurs interviennent. La répartition de la pression est modifiée. Si les artérioles se ferment,
 a pression monte dans le système artériel et baisse dans
le système veineux. Inversement si les capillaires se dilatent
 la pression monte dans les veines et baisse dans les

artères. » (id., p. 201). Si la vaso-constriction se fait en amont du plan rétinien, au niveau du tronc de l'artère centrale, ou sur les grosses branches, elle entraîne dans le plan rétinien une diminution de la pression, et inversement la vaso-dilatation de l'artère centrale ou de ses branches amènera dans le plan rétinien une exagération de la pression vasculaire, artérielle et veineuse. En même temps que la pression locale baissera, le débit diminuera, et inversement en même temps que la pression locale s'élèvera, le débit de la circulation locale augmentera (1).

Ainsi s'établit un véritable antagonisme entre les circulations générale et locale.

L'action des vaso-moteurs rétiniens a fait l'objet d'un certain nombre de travaux importants. Pour l'étudier, on a dû naturellement s'adresser au sympathique qui règle la vaso-motricité rétinienne comme toutes les autres. La découverte de Claude Bernard montrant que la section du sympathique entraînait en même temps que

(1) « Les artères périphériques sont enserrées dans une tunique musculaire, et selon que celle-ci est contractée ou ne l'est pas, leur calibre est petit ou il est grand, et l'écoulement du sang, à travers le segment considéré, est difficile ou facile. Il en est de même dans nos canalisations, quand un robinet est ouvert ou partiellement fermé. Quand on examine les conditions de l'écoulement d'un liquide dans une canalisation munie d'un robinet, on reconnaît que, si le robinet est plus largement ouvert qu'il ne l'était, la pression du liquide et sa vitesse d'écoulement augmentent au-dessous du robinet, sa pression diminuant et sa vitesse augmentant au-dessus ; et que si le robinet est moins largement ouvert qu'il ne l'était, la pression du liquide et sa vitesse d'écoulement diminuent au-dessous du robinet, sa pression augmentant et sa vitesse diminuant au-dessus. Dans les artères, ce sont les mêmes phénomènes qui se produisent ; les vérifications expérimentales sont d'une netteté parfaite. Aussi les physiologistes ont pu manifester ainsi avec une facilité merveilleuse, des changements de diamètre artériel si petits que la mensuration directe n'eût pas permis de les reconnaître. » — ARTHUS, La Physiologie, Masson, 1920. La capillaroscopie a confirmé ces règles de l'hydraulique circulatoire. On lira avec intérêt l'article de M. WEISS (*Presse médicale*, 5 février 1921) où sont analysés les travaux de E. WEISS, dont nous aurons l'occasion de reparler plus loin.

les phénomènes oculaires bien connus, une dilatation considérable des vaisseaux de l'oreille du lapin, et son excitation des phénomènes exactement contraires, paraissent s'appliquer à tous les vaisseaux céphaliques. C'est ce que l'observation confirmait. Résumant les travaux déjà publiés à cette époque, DE WECKER (1) écrivait en 1889 : « On augmente le tonus vasculaire par une irritation électrique du sympathique du cou qui s'annonce, comme action sur le globe oculaire, par la dilatation de la pupille. L'ophtalmoscope montre alors suivant l'intensité du l'irritation une diminution telle du volume des artères rétiniennes, qu'elles peuvent se vider ; sensiblement aussi le calibre des veines se réduit. La durée de ce phénomène est fort courte à cause du rapide épuisement de l'irritabilité du sympathique. »

En 1892 cependant, MORAT et DOYON (2) arrivaient à des résultats différents ; l'excitation du sympathique cervical amène, chez le chat et le chien, une augmentation de la circulation rétinienne. Sur le lapin l'excitation du sympathique cervical entraîne une constriction des vaisseaux papillaires, la section une dilatation. Sur le même animal, l'excitation de la chaîne thoracique produit un effet inverse ; il y a congestion des vaisseaux rétiniens, constriction des vaisseaux de l'iris et de la conjonctive. Il ressortirait de ces expériences de MORAT et DOYON d'une part que la réaction vaso-motrice due à l'excitation du sympathique varie selon l'espèce animale, et que, chez le même animal, cette réaction peut varier selon le segment de la chaîne thoracique sur lequel porte l'expérience.

(1) DE WECKER. Traité d'ophtalmologie DE WECKER et LANDOLT, 1889, t. 4, p. 270.

(2) MORAT et DOYON. *Archives de physiologie*, 1892, p. 60.

Nous avons repris, MAGITOT et moi (1), cette étude sur le chat et nous avons montré que l'excitation du sympathique cervical entraîne un rétrécissement des vaisseaux rétiniens, et que sa section entraîne, en même temps qu'une élévation du tonus oculaire, une dilatation de ces vaisseaux. Mesurant la pression artérielle rétinienne, nous l'avons vu légèrement diminuer pendant l'excitation du sympathique en même temps que se resserraient les vaisseaux.

L'expérimentation sur l'homme n'a été que rarement faite (2) ; certains résultats fournis par LERICHE (3) en ont d'ailleurs toute la valeur. Après résection de la gaine sympathique qui entoure la carotide interne, LERICHE a noté du côté opéré en même temps que de l'exophtalmie et du myosis, une dilatation des vaisseaux rétiniens, et une exagération de la tension oculaire. Les vaso-moteurs rétiniens existent donc chez l'homme comme chez l'animal. AUBARET (4) en a observé autour du tronc de l'artère centrale et autour des vaisseaux qui pénètrent dans le nerf optique sur tout le pourtour de la lame criblée. On peut admettre que l'action du sympathique sur les vaisseaux rétiniens est la même que sur les vaisseaux auriculaires : excitation = vaso-constriction, section = vaso-dilatation.

Les nerfs vaso-constricteurs de la rétine semblent avoir leur origine dans la moelle dorsale moyenne, et parvenir au globe par le sympathique cervical et l'ophtal-

(1) MAGITOT et BAILLIART. La pression comparée dans les vaisseaux de l'iris et de la rétine. Recherches sur l'action des vaso-moteurs oculaires. *Ann. d'oculistique*, janvier, 1921.

(2) WOLFIN (de Bâle) rapporte dans *Klinish-Monatsbl. für Augenheilk* (avril-mai 1922) deux expérimentations d'excitation du sympathique sur l'homme ; dans un premier cas il ne vit pas de modification des vaisseaux rétiniens ; dans le deuxième il y eut une contraction minime des artères.

(3) LERICHE. *Presse médicale*, 15 mai 1920.

(4) AUBARET, *Thèse Bordeaux*, 1902.

mique en même temps que les filets dilatateurs de l'iris. Le trijumeau avant le ganglion de GASSER n'en contiendrait pas.

Lorsque l'on compare les vaso-moteurs iriens (1) et les vaso-moteurs rétiniens, on reconnaît facilement que l'action de ceux-ci est beaucoup moins intense que l'action de ceux-là. Nous avons vu sous l'influence de l'excitation du sympathique les vaisseaux de l'iris, même de grosses artérioles, disparaître pour un moment ; rien de tel avec les vaisseaux rétiniens ; un léger effacement, difficile à reconnaître sans une grande habitude de l'ophtalmoscope et un grossissement suffisant, marque seule pour les artères rétiniennes l'excitation du sympathique.

Est-il besoin d'ajouter qu'en clinique, sauf dans certains cas pathologiques qui seront plus loin étudiés, l'action des vaso-moteurs rétiniens n'est pas décelable. Ni le froid qui rétrécit les vaisseaux périphériques, ni le chaud qui les dilate, ni les émotions qui agissent sur les vaisseaux cutanés et même ciliaires (crises de glaucome aigu), n'ont d'action apparente sur les vaisseaux rétiniens. Les artérioles rétiniennes comme les cérébrales ont des réactions vaso-motrices faibles ; chargées les unes comme les autres d'assurer une circulation dans laquelle les à-coups ne doivent pas exister, elles sont fort heureusement moins influençables que les artères cutanées dans leurs réactions vaso-motrices.

<h3 style="text-align:center">Action de quelques médicaments sur la circulation rétinienne.</h3>

L'action des médicaments sur la circulation rétinienne peut être *objectivement* mesurée par l'aspect des vaisseaux

(1) Voir les très importants travaux de G. LEPLAT sur la pression artérielle irienne. *Annales d'oculistique*, novembre 1920.

rétiniens et la mesure de la pression vasculaire locale ; *subjectivement*, par les modifications parallèles qui peuvent se produire tant du côté de l'acuité visuelle que du champ visuel.

De telles recherches sont difficiles ; elles commencent seulement a être systématiquement entreprises ; on peut en attendre des résultats intéressants, ceux obtenus jusqu'ici ne sont pas encore probants.

On dit depuis longtemps (ABADIE) que les myotiques sont des vaso-constricteurs et les mydriatiques des vaso-dilatateurs. Quand on recherche l'action de ces médicaments sur la rétine humaine, on se heurte à de grandes difficultés : d'une part l'instillation des myotiques (au moins dans le plus grand nombre des cas) gêne l'examen minutieux du fond de l'œil et d'autre part nous avons vu combien faibles sont les réactions vasomotrices rétiniennes. Je n'ai quant à moi pu constater aucune modification du calibre des vaisseaux rétiniens sous l'influence de la pilocarpine ou de l'atropine.

L'inhalation de nitrite d'amyle amène (nous parlons ici des sujets normaux) des résultats un peu plus nets ; au bout de quelques secondes, artérioles et veinules rétiniennes paraissent légèrement dilatées. Dilatation d'ailleurs de courte durée, et qu'il est difficile d'apprécier exactement faute de terme de comparaison, l'action étant naturellement identique sur les deux rétines.

L'adrénaline quel que soit le procédé d'administration (collyre, injection sous-conjonctivale, injection sous-cutanée) ne m'a donné que des effets vaso-moteurs nuls ou insignifiants.

Si nous étudions maintenant la *pression* dans les vaisseaux rétiniens dans les modifications qu'elle peut subir so.s l'action des mêmes substances, nous nous heurtons là encore à de grandes difficultés. D'une part le rétrécissement de la pupille sous l'action des myotiques, et d'autre part les modifications de la tension oculaire ; or, nous ne saurions trop le redire, nous mesurons la pression artérielle rétinienne au travers de la tension oculaire, et des modifications même légères de celle-ci, à peine appréciables au tonomètre, pourront masquer ou exagérer des variations de sens contraire ou de même sens de la pression artérielle rétinienne. Quelques résultats sont cependant dignes d'être notés.

L'*atropine* sur un sujet normal, amène une très légère élévation de la pression veineuse. On peut la reconnaître à ce que la compression du globe amène, dans un grand nombre de cas (non dans la totalité) l'apparition du pouls veineux 1/4 d'heure après l'instillation d'un collyre à l'atropine chez des sujets qui jusque-là ne le présentaient pas. Il ne semble pas qu'il y ait de modifications de la pression artérielle (1). Elles doivent cependant exister, sans quoi la pression veineuse devrait rester la même. Les modifications du pouls veineux ne peuvent s'expliquer dans le cas présent que par une chute de la tension oculaire (qui, il est vrai, a été admise par quelques auteurs) ou par une élévation de la pression sanguine.

G. LEPLAT (2) étudiant l'action des collyres sur la pression artérielle irienne arrive à cette conclusion que « l'atropine augmente nettement la pression dans les artères de l'iris sans que la tension oculaire en paraisse modifiée. » Ce fait confirme ce que nous venons d'exposer de

(1) J'ai cependant noté dans plusieurs cas une élévation de cette pression.

(2) G. LEPLAT. La pression artérielle dans les vaisseaux de l'iris. *Ann. oculistique*, novembre 1920.

la même action sur la rétine ; les constatations faites sur l'iris gardent une grande valeur au point de vue rétinien puisque nous avons eu l'occasion de montrer à plusieurs reprises le parallélisme étroit existant entre les circulations uvéale et rétinienne (1).

L'action de la *pilocarpine* sur la pression artérielle rétinienne a pu être étudiée dans certains cas d'aniridie ou d'immobilité pupillaire. Elle m'a paru négligeable. G. LEPLAT a trouvé son action plus nette sur les vaisseaux de l'iris. En même temps que la chute de la tension oculaire apparaissent une vaso-constriction des vaisseaux iriens et une légère élévation de la pression artérielle. L'action de l'ésérine serait identique. Il est donc vraisemblable que les myotiques ont une faible action sur la pression artérielle locale, entraînant une légère diminution de la pression capillaire et veineuse.

La cocaïne qui diminue légèrement et momentanément la tension oculaire donne des chiffres de pression artérielle *en apparence* plus élevés. Il faut pour amener l'apparition du pouls artériel rétinien une pesée légèrement plus forte du dynamomètre (avec une solution concentrée à 5 %) ; mais si l'on fait la correction en tenant compte de la chute de la tension oculaire, on reconnaît que la modification de la pression locale est à peine appréciable. G. LEPLAT a trouvé que la cocaïne élevait un peu la tension artérielle irienne, mais moins que l'atropine.

L'adrénaline en instillations est également sans effet appréciable.

En résumé les collyres ont relativement peu d'action

____

(1) MAGITOT et BAILLIART. La pression comparée dans les vaisseaux de l'iris et de la rétine, janvier 1921.

sur la circulation artérielle ; cependant les myotiques ont une action *légèrement* hypotensive et les mydriatiques une action légèrement hypertensive.

Nous avons d'autres moyens d'influencer d'une façon plus nette la pression vasculaire locale, notamment par les injections d'adrénaline.

1° *Injections sous-conjonctivales d'adrénaline.* — J'ai observé avec MAGITOT après une injection sous-conjonctivale de un tiers de centimètre cube d'une solution d'adrénaline à 1/1000, en même temps qu'une forte et durable diminution de la tension oculaire, une chute à peu près parallèle de la pression artérielle et veineuse, sans effet sur l'aspect extérieur des vaisseaux. La tension générale était dans le même moment à peine modifiée ce qui tient sans doute à la faible quantité d'adrénaline injectée.

2° *Injections sous-cutanées d'adrénaline.* — L'influence des injections sous-cutanées de 1/2 milligramme d'adrénaline sur la tension oculaire, la pression artérielle et la pression artérielle locale a été bien étudiée par G. LEPLAT. En général la tension oculaire varie peu même dans les cas où la pression artérielle humérale passe de 8,2 — 11,5 à 11,5 — 19. La pression artérielle rétinienne suit la courbe de la tension générale. La pression veineuse est généralement restée invariable. *Cette constatation nous porterait à penser que l'action de l'adrénaline par voie générale se fait sentir surtout sur les plus fines artérioles; dans l'injection sous-conjonctivale ou cutanée tout se passe comme si la contraction vasculaire se faisait surtout dans les troncs (ciliaires et rétiniens).* D'ailleurs, ce qui confirmerait cette manière de voir, WESSELY a déjà noté la constriction des capillaires de l'iris après l'injection d'adrénaline.

Pas plus que G. Leplat, je n'ai jamais rencontré, quel que soit le mode d'administration employé, la dilatation de l'artère centrale que Kahn a signalée chez le chat après injection intra-veineuse d'adrénaline.

Le nitrite d'amyle. — On sait que l'effet brutal, immédiat, survenant quelques secondes après l'inhalation de quelques gouttes de ce produit est une chute de la pression artérielle générale minima et maxima, chute de peu de durée rapidement suivie d'une légère élévation de la pression générale au-dessus de son niveau primitif. Cette modification de la pression sanguine générale est due évidemment à des phénomènes vaso-moteurs ; la pression artérielle baisse parce que les capillaires périphériques s'ouvrent, et elle s'élève quand les mêmes capillaires se ferment. Il était intéressant d'étudier si les phénomènes vaso-moteurs ainsi prévus se passent du côté de la rétine ; nous avons vu qu'à l'examen ophtalmoscopique, les vaisseaux rétiniens paraissent à peine modifiés par le nitrite d'amyle, mais que se passe-t-il du côté de leur pression ? Si on mesure la pression artérielle rétinienne au moment où la pression générale est la plus basse, on croit trouver des chiffres à peu près inchangés, à peine augmentés ; mais ce n'est là qu'une apparence, car pendant quelques instants la tension oculaire s'élève très nettement (Bailliart et Bollack) (1); puisque malgré cette hypertension oculaire, il est nécessaire d'exercer pour amener l'apparition, puis la disparition du pouls les mêmes pesées sur le globe qu'avant l'inhalation, on doit en conclure que la pression artérielle rétinienne

(1) Bailliart et Bollack. De l'action comparée de certaines substances sur la tension oculaire et sur la pression artérielle. (*Annales d'oculistique*, août 1921.)

locale s'est immédiatement élevée ; peu à peu elle baisse pour descendre au-dessous de son niveau primitif.

On voit donc que du côté des vaisseaux rétiniens la pression artérielle rétinienne suit une marche exactement inverse à celle de la pression générale. Les vaisseaux rétiniens participent donc aux mouvements des petits vaisseaux qui amènent les changements de pression dans les grands, et ces modifications portent déjà sur le *tronc* et non pas seulement sur les branches de l'artère centrale.

Dans le même moment que se passent du côté des branches rétiniennes ces phénomènes objectifs, le patient éprouve quelques changements dans la sensation visuelle ; il signale souvent, en même temps que le léger battement pulsatile qu'il ressent du côté du cerveau, un élargissement du champ visuel ; l'acuité visuelle n'est pas modifiée dans les cas normaux ; quelquefois, des masses noires apparaissent et disparaissent rapidement.

En somme la vaso-motricité rétinienne est peu influencée par les agents médicamenteux ; nous nous y attendions après avoir vu que la réaction ou l'excitation du sympathique n'amène que des changements relativement légers dans la circulation du fond de l'œil. Le système vaso-moteur de la rétine est beaucoup moins influençable que celui de l'iris aux différentes excitations d'origine extérieure. C'est un avantage pour ce réseau dont le régime circulatoire ne peut pas connaître d'importantes modifications. Se représente-t-on les vaisseaux rétiniens se fermant sous l'influence d'une émotion comme peuvent le faire les vaisseaux de la peau de la face ?

Quelques phénomènes subjectifs
en relation avec la circulation rétinienne.

Il n'est pas nécessaire de rappeler ici l'expérience du « réseau vasculaire de Purkinje ». On sait que c'est par elle qu'on a pu d'abord établir que les couches sensibles de la rétine se trouvaient derrière le réseau vasculaire rétinien. Helmholtz allant plus loin, étudiant le mouvement des ombres par rapport au mouvement de la source lumineuse, sut démontrer par ce nouveau procédé, que la couche sensible de la rétine était bien la couche des cônes et des bâtonnets.

Tous les procédés décrits par Purkinje, Müller, Helmholtz permettent de voir distinctement le réseau rétinien « réseau de vaisseaux sombres, dont les ramifications rappellent celles d'un arbre dépouillé de ses feuilles, et qui répondent aux vaisseaux rétiniens tels que les offrirait une préparation injectée (1) ». On obtient beaucoup plus nettement encore le phénomène de Purkinje en utilisant la petite lampe électrique d'un de nos ophtalmoscopes. Appuyons-là sur les paupières fermées, puis remuons-là de mouvements très lents en la faisant glisser sur la paupière ; bientôt apparaissent, sombres sur le fond rouge, les vaisseaux rétiniens, troncs et branches ; nous pouvons d'une part les suivre jusqu'à leur entrée dans le réseau capillaire et d'autre part presque jusqu'à la papille.

Circulation capillaire. — De nombreux expérimentateurs ont déjà reconnu et décrit le mouvement des globules dans la circulation capillaire rétinienne ; citons surtout Vierordt, Purkinje, G. Müller et Helmholtz.

(1) Giraud-Teulon. La vision et ses anomalies, p. 238.

GIRAUD-TEULON (1) donne une excellente description de ce mouvement visible de la circulation capillaire réti-nienne. « On sait que si à une belle lumière, celle d'un nuage blanc fortement éclairé, on expose quelques ins-tants les yeux fermés, le champ visuel d'un beau rouge qui s'offre à l'attention, présente bientôt une animation singulière, caractérisée par la présence d'un grand nombre de tourbillons contigus à peu près égaux en diamètre, et qui en couvrent la surface. Dans chacun de ces tour-billons, on voit courir d'un mouvement vif des nuées de petits globules animés d'une certaine vitesse de dépla-cement soit circulaire, soit oscillatoire, autour d'un centre commun à chaque tourbillon. Alors et pour peu que l'on ait eu l'occasion d'observer au microscope la membrane interdigitale d'une grenouille vivante, on ne peut se méprendre sur l'origine ou le siège de ces phénomènes ; on a évidemment devant soi le spectacle de la circulation rétinienne. »

On a facilement la même sensation en regardant soit directement, soit au travers d'un verre coloré (en jaune de préférence) un nuage bien éclairé. Mais la sensation de mouvement des globules sanguins est obtenue beaucoup plus facilement et nettement par le procédé suivant : sur une feuille blanche (de 0,50 cm. carré si possible), traçons des lignes à l'encre, espacées d'un 1/2 centimètre environ. Plaçons cette feuille en un endroit assez éclairé, mais pas en pleine lumière ; à 0,50 de distance environ, regardons les lignes sans les fixer nettement, plus exacte-ment sans essayer d'en avoir une vision précise. *Si les lignes sont verticales*, nous voyons bientôt au devant d'elles, entre elles et notre œil, apparaître un mouvement

(1) GIRAUD-TEULON. La vision et ses anomalies, p. 249.

horizontal, de petits points nettement séparés se dirigeant de droite à gauche, ou de gauche à droite, en réalité dans les deux sens, points sombres, parmi lesquels quelques-uns

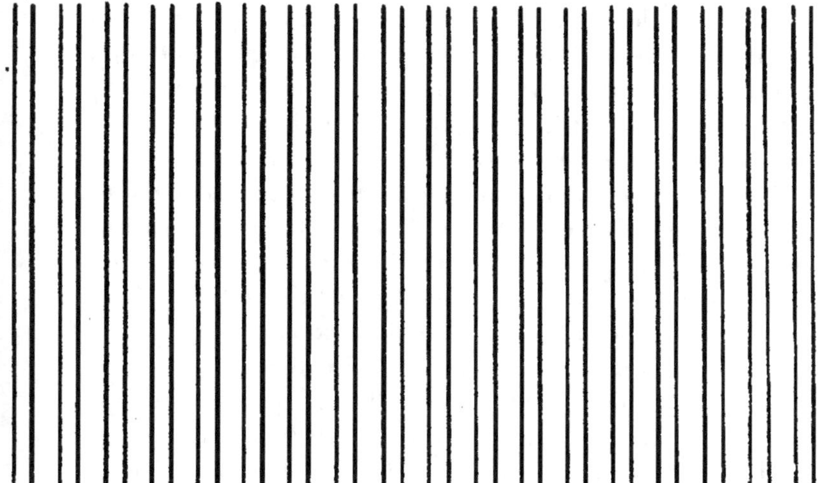

Fig. 18.

plus gros semblent de temps à autre circuler plus rapidement. *Mettons maintenant les lignes horizontales,* le mouvement globulaire prend alors l'aspect d'une véritable pluie de petits points, semblant animés d'un mouvement plus rapide que lorsqu'ils sont vus circulant horizontalement ; inclinons doucement la tête sur la verticale, soit d'un côté, soit de l'autre ; la pluie au lieu de se faire selon la verticale, se fait aussitôt obliquement et nous apparaît encore plus nette. Peu à peu d'ailleurs, à côté de ce sens dominant, on voit bientôt tous les globules se croiser et s'entre-croiser dans toutes les directions.

Cet aspect globulaire sera encore plus exagéré dans la

position couchée ou surtout si la tête est dans une position déclive par rapport au reste du corps.

Si cet artifice des lignes verticales ou horizontales facilite l'observation, il n'est nullement indispensable ; dans toutes les positions du regard, quelle que soit la surface observée et à quelque distance qu'elle soit, on peut voir le mouvement globulaire. Lorsqu'on en a acquis l'habitude par l'expérience que je viens de décrire, on le retrouve en toutes circonstances.

Il n'est pas douteux que par ces divers procédés nous avons l'image de la circulation capillaire rétinienne on peut même se faire de cette façon une idée de la vitesse du sang.

La cécité provoquée par la compression du globe. — J'ai décrit dans différentes publications, l'expérience qu'il est si facile de réaliser sur soi-même pour amener la cécité momentanée. Je la rappelle ici telle que je l'ai exposée dans les Annales d'oculistique (mai 1917).

Si le sujet dont on comprime l'œil fixe avec cet œil, l'autre étant fermé, une surface lumineuse quelconque, il ne tarde pas à voir son champ visuel s'obscurcir complètement de la région nasale à la région temporale. Il est étonnant que ce phénomène d' « obscuration » si facile à mettre en évidence n'ait que si peu retenu l'attention des oculistes.

Si le sujet est intelligent et attentif, il voit, avant l'obscurcissement total, apparaître sur le fond déjà troublé et grisâtre de son champ visuel le battement rythmique tantôt d'une ombre filiforme, tantôt d'un point paraissant s'élargir et se rétrécir tour à tour. C'est un fait que REICH (1) avait déjà constaté, bien qu'il l'ait décrit sous

(1) REICH. De quelques phénomènes subjectifs réalisés par l'augmentation de la pression intra-oculaire. *Klinische Monat.*, 1875, anal. in *Ann. ocul.*, 1876.

une forme qui ne semble pas correspondre tout à fait à la réalité. « En regardant le ciel ou une surface bien éclairée pendant qu'on exerce à travers les paupières une pression sur l'œil, on observe dans la région du point de fixation et un peu en dehors de lui, une tache ronde obscure dont les contours se confondent insensiblement avec le reste du champ visuel éclairé. En dedans et très près du point de fixation, il y a une tache grise à rayons larges, alternativement obscure et brillante et offrant des phénomènes de pulsation. Ces phénomènes s'étendent à mesure que la pression dure jusqu'à ce que tout le champ visuel s'obscurcisse par anémie. »

Le mécanisme de cette cécité provoquée est facile à expliquer. Sous la tension intra-oculaire violemment accrue par la pression du doigt, le calibre de l'artère centrale s'efface, et la circulation s'arrête comme dans l'obstruction brusque par la thrombose ou l'embolie. La fonction rétinienne, nous l'avons déjà dit, et on ne saurait trop le redire, cesse en même temps que s'arrête l'arrivée des éléments sanguins ; elle partage avec le cerveau cette exagération d'une propriété physiologique normale. « Aucun organe ne conserve son excitation lorsqu'il est privé de son irrigation sanguine ; mais, tandis que pour beaucoup, cette perte de fonction est lente et graduelle au point de demander des heures, nous voyons que pour le cerveau, pour sa substance grise, pour son écorce surtout, cette perte est pour ainsi dire instantanée chez les animaux à sang chaud... CHAUVEAU, en opérant sur les nerfs crâniens a vu que la sensibilité ne survit pas aux derniers battements du cœur. » (1)

Il est impossible de ne pas rapprocher cette cécité

(1) MORAT et DOYON. Physiologie, t. II, p. 478.

atteignant le champ visuel, *de la région nasale à la région temporale*, précédée d'une période d'obscurcissement relatif, de celle que le même mécanisme réalise, non plus en quelques secondes, mais lentement, dans le glaucome. Si le champ nasal est le premier atteint, cela doit s'expliquer, comme dans tous les syndromes d'hypertension oculaire, par la compression plus facile des artères de la partie temporale de la rétine, ou bien parce que cette partie temporale étant moins épaisse que la nasale, les artères y sont plus vite effacées par la compression, ou bien par la disposition anatomique des vaisseaux rétiniens suivant l'explication qu'en donne RYDEL. (1) « ...Il en résulte que la périphérie de la rétine du côté temporal est pourvue de vaisseaux relativement plus minces et moins nombreux, et que le sang artériel y arrive après avoir parcouru un plus long trajet. La circulation et la nutrition de la limite externe de la rétine se trouveraient de la sorte, même à l'état physiologique, dans des conditions moins favorables que celle du côté nasal. »

Quant au battement pulsatile, il est certain qu'il correspond aux battements amplifiés de l'artère, soit qu'il s'agisse d'un phénomène d'excitation rétinienne produit par les mouvements anormaux, soit, bien plutôt, d'une ombre portée sur les cellules visuelles par les déplacements artériels. Il s'agirait, dans ce cas, d'un aspect nouveau de l'expérience de PURKINJE.

Ainsi la cécité n'apparaît que lorsque la tension intra-oculaire est devenue au moins égale à la pression systolique dans les branches de l'artère centrale, et la pulsation est vue par l'œil comprimé, au moment où la tension

(1) RYDEL, cité par GAMA-PINTO. Encycl. franç. d'ophtalm., t. V, p. 139.

intra-oculaire est devenue au moins égale à la pression diastolique rétinienne.

Notons encore qu'il s'écoule entre le moment où est établie la pression nécessaire, et l'apparition de la cécité *totale* un temps qui sur un sujet normal varie de 10 à 15 secondes. Chez les sujets hypertendus, disons-le de suite, ce délai est beaucoup plus long et peut atteindre une minute et plus; il est beaucoup plus court au contraire chez certains hypotendus. Pourquoi la pression systolique ayant été atteinte, le temps n'est-il pas le même chez tous les sujets ? Il faut ici selon toute vraisemblance faire intervenir un facteur nouveau, *la vitesse d'écoulement du sang* dans les artères rétiniennes. Au moment où la pression systolique a été atteinte, l'arrivée de toute ondée sanguine nouvelle a été supprimée dans les artères rétiniennes, mais le sang qui, déjà les remplissait, continue à s'écouler et à circuler vers les capillaires, poussé, non plus par la « vis à tergo » supprimée, mais par la pression même qui s'exerçant sur le globe, exprime le contenu des vaisseaux, pression sous laquelle le sang s'écoulera d'autant plus vite que la résistance périphérique sera moindre. Si l'on admet que la fonction rétinienne s'arrête en même temps que l'apport sanguin, *on doit en conclure que le temps nécessaire à produire la cécité est proportionnel à la résistance périphérique, capillaire ou veineuse.*

Un dernier point mérite encore de nous arrêter : si à la place d'une ampoule blanche, on fixe des ampoules électriques colorées (ou une lumière blanche au travers d'un verre coloré), on note que le temps nécessaire pour que survienne la cécité totale est le même quelle que soit la couleur utilisée ; mais on remarque des modifications importantes de la sensation colorée, dont la plus constante est la disparition de la sensation du rouge, remplacée par la sensation du blanc éclatant, quelques secondes avant que ne survienne la cécité. Nous n'avons pas à expliquer ce phénomène, mais nous devions le noter et nous pensons qu'il faudrait en tenir compte dans la physiologie de la sensation colorée.

Toutes ces modifications de la fonction visuelle sont facilement réalisables et observables ; naturellement les différentes phases n'en sont bien signalées que par des sujets intelligents. Il en est de cette épreuve comme de toutes les épreuves subjectives. L'expérience peut être réalisée partout ; le sujet observé fixe une surface uniformément éclairée, le ciel, une fenêtre, la paroi d'une chambre, etc., mais il est préférable, le patient étant dans une chambre noire, de lui faire regarder soit un panneau éclairé, soit une simple ampoule électrique (1).

(1) Si, dans les mêmes conditions d'expérience, on fait porter la pression, non plus sur un œil, mais sur les deux yeux, après que la cécité s'est produite, le champ visuel binoculaire apparaît complètement couvert de carrés d'un jaune brillant.

DEUXIEME PARTIE

Les troubles de la circulation rétinienne.

CHAPITRE V

Les troubles fonctionnels.

L'hypertension artérielle. — Nous avons admis comme chiffres normaux de la pression artérielle rétinienne 30 à 35 mm. Hg pour la minima et 70 pour la maxima ; si la pression minima s'élève au-dessus de 40 nous pouvons dire qu'il y a hypertension minima et si la pression maxima s'élève au-dessus de 80, nous pourrons dire qu'il y a hypertension maxima. Il serait d'ailleurs beaucoup plus juste de dire que, pour un œil de tension intra-oculaire normale, il y a hypertension artérielle rétinienne lorsque la pression de 30 gr. de mon dynamomètre ne suffit pas à produire la pulsation rétinienne, ou lorsque la pression de 80gr. ne suffit pas à la faire disparaître.

Un doigt exercé arrive à reconnaître l'hypertension, et sur les sujets nettement hypertendus artériellement, il faut une pression si forte pour faire disparaître le pouls que, sans le secours d'un appareil, il est déjà aisé de dire qu'il y a hypertension artérielle. Pour la pression minima, il faut encore plus d'habitude ; j'ai rencontré cependant des sujets chez lesquels la pression du doigt avait besoin d'être *considérable* pour amener l'apparition du pouls. Des cas de ce genre, opposés à ceux où le moindre contact du doigt fait apparaître la pulsation rétinienne, permettent de se rendre compte sans le secours d'aucun appareil de ces écarts extrêmes.

Mesurée par la technique que j'ai exposée plus haut, l'hypertension artérielle locale atteint parfois des chiffres considérables, 12 centimètres pour la minima, c'est-à-dire sensiblement le chiffre de la pression maxima que supporte l'humérale d'un sujet normal. Pour la maxima, au-dessus de 150 grammes de mon appareil il devient difficile de l'apprécier, et je crois que dans l'état actuel de la question, il est toujours inutile de dépasser cette pression de 150 gr. et je note pour ma part Tar. > 150.

Les symptômes de l'hypertension artérielle locale. — Les symptômes fournis par le simple examen ophtalmoscopique sont nuls ; dans le rapport de M. Roumer (1) sur l'artério-sclérose oculaire, on ne trouve décrit aucun signe de l'hypertension artérielle locale. Cependant les anévrysmes miliaires, certaines anomalies du calibre des vaisseaux (dilatations alternant avec des rétrécissements), l'état de tortuosité des vaisseaux, ont été considérés comme des symptômes de l'hypertension artérielle locale. Ces signes, inconstants, n'ont aucune valeur ; pas plus que la « temporale flexueuse », l'« artère rétinienne

<hr>

(1) Roumer. L'artério-sclérose oculaire. *Rapport à la Soc. franç. d'ophtalmologie*, 1906.

flexueuse » ne peut être considérée comme un signe d'hypertension générale ou locale.

Un auteur anglais cependant, BARSDEY (1), ajoutant à la description clinique donnée par MARCUS GUNN des lésions vasculaires rétiniennes dans l'artério-sclérose oculaire, décrit les signes fournis par les vaisseaux rétiniens dans l'hypertension. Ces signes seraient :

1º un aspect de distension et de réplétion uniformes ;

2º l'élargissement de la bande claire des artères ; cette bande claire devenant d'autant plus brillante que la tension augmente ;

3º l'aspect d'échancrure des veines par les artères.

P. H. ADAMS (2) n'attache à ces symptômes qu'une valeur très relative. Il ajoute : « Le signe d'hypertension qui m'a le plus frappé est le petit calibre et la pâleur des artères, tout à fait indépendamment du rétrécissement ou de l'exagération du reflet lumineux, et je crois que l'on peut dire sans crainte que l'on ne voit jamais une artère bien large avec un reflet lumineux normal ou même exagéré dans l'hypertension vasculaire. »

Après avoir examiné un nombre considérable de vaisseaux rétiniens, chez des hypertendus, je suis tout à fait convaincu qu'il est parfaitement possible de rencontrer l'hypertension dans des vaisseaux en apparence absolument normaux.

Les seuls signes objectifs de l'hypertension artérielle rétinienne ne peuvent être fournis que par les réactions des parois artérielles à la compression du globe. On ne

(1) BARSDEY. *British Journal of Ophtalmol.*, 1917, p. 239.

(2) P.-H. ADAMS. Arterio-sclerose and the Eye. *British Journ. of Ophth.*, juillet 1920.

peut reconnaître l'hypertension artérielle qu'en cherchant à la mesurer.

Mais en revanche un certain nombre de signes subjectifs qu'il faut connaître peuvent mettre sur la voie du diagnostic et méritent d'être signalés.

Nous ne décrirons pas ici, nous proposant de leur consacrer un chapitre spécial, les angio-spasmes atteignant si fréquemment le réseau rétinien dans l'hypertension artérielle. Leur importance est considérable ; signalons dès maintenant, comme un bon signe de l'hypertension artérielle, ces accès de cécité totale ou partielle survenant brusquement chez des sujets en apparence bien portants ; et disons aussi dès maintenant que si la cécité par spasme est très souvent un signe d'hypertension artérielle, les mêmes accidents peuvent survenir en dehors de toute hypertension.

On a coutume d'attacher fort peu d'importance à la sensation de « mouches noires » accusées par les malades ; lorsque cette sensation ne peut pas s'expliquer par des flocons du corps vitré, on la traite de physiologique, ou on incrimine l'impureté des larmes, ou encore la neurasthénie du sujet ; et cela est bien à tort. Les mouches noires quand elles, vont et viennent, apparaissent et disparaissent sous forme de points que le malade voit, puis ne voit plus, *mobiles indépendamment des mouvements des globes*, sont très souvent un signe d'hypertension artérielle. Tout sujet qui s'en plaint (je ne parle bien entendu ni de la myodésopsie qui suit les flocons du corps vitré, ni de l'impureté des milieux que révèle une surface claire), doit être considéré comme suspect d'hypertension générale et locale. De toutes les sensations subjectives que m'ont signalées les hypertendus du service de M. Vaquez, c'est celle-là qui a été le plus souvent citée.

Quant à l'origine de ces mouches noires, il n'est pas encore très facile de la préciser. Reportons-nous cependant à l'expérience qui nous a fait voir notre circulation capillaire ; rappelons-nous que les malades intelligents nous décrivent leurs mouches noires comme de petites boules qu'ils voient passer, que d'autres disent que lorsque la sensation est au plus fort, tout à l'air de danser devant l'objet qu'ils fixent, et nous sommes amenés à penser que cette sensation de mouches mobiles et noires est l'exagération du spectacle que nous pouvons avoir de notre propre circulation rétinienne.

Un autre signe plus rarement rencontré, mais encore plus caractéristique est l'apparition à la périphérie du champ visuel de points non plus noirs, mais brillants, véritables globes de feu qui semblent circuler (et qui circulent réellement) à l'intérieur de l'œil, apparaissant puis disparaissant avec la même soudaineté. C'est une sensation que les sujets normaux éprouvent d'ailleurs quelquefois à l'occasion d'un effort brusque comme un éternuement.

Il s'agit très vraisemblablement encore d'une vision globulaire. Mais comment expliquer cet aspect lumineux des globules ? On a dit qu'il doit tenir à une irritation transmise de la paroi des capillaires aux éléments rétiniens. Mais pourquoi cette sensation, à l'inverse des phosphènes, ne se produirait-elle qu'à la lumière et les yeux ouverts ? Je crois que l'explication du phénomène est encore à chercher.

Il arrive assez souvent que des malades viennent nous consulter pour un trouble mal défini de la vue, trouble

que nous sommes d'autant plus portés à considérer comme
imaginaire qu'il n'y a aucune lésion du fond de l'œil,
et que le champ visuel et l'acuité visuelle sont normaux
Si l'on cherche à préciser plus exactement la nature du
trouble, on reconnaît que le malade semble voir les
objets au travers d'un brouillard transparent. Constatant
l'intégrité absolue des milieux et des membranes profondes, la conservation d'une acuité visuelle et d'un
champ visuel parfaits, on se contente généralement d'ac-
cuser un trouble de l'accommodation, de prescrire des
verres correcteurs et de rassurer le patient. Et cependant
un tel trouble dont on reconnaît d'autant plus la fréquence qu'on en connaît l'existence, est un signe certain
de l'hypertension artérielle. Et n'est-ce pas à ce moment
où les lésions rétiniennes n'existent pas, où aucun trouble
de l'état général n'avertit encore sérieusement le sujet
du danger qui le menace, n'est-ce pas à ce moment que
nous pourrons être vraiment le plus utiles à notre malade ?
Avertis par l'hypertension locale qu'il existe une cause à
cette hypertension, nous la rechercherons, nous la trouverons, nous la ferons traiter et ainsi le malade bénéficiera
de ce petit « trouble signal » si précoce de la circulation
rétinienne. Je vais en donner ici quelques exemples.

« G. S., 51 ans, sans profession. Trouble de la vue qu'elle fait
remonter à 5 ou 6 mois et qu'elle explique par la ménopause. Ce
trouble est constant ; la malade dit qu'elle voit tout au travers d'un
nuage ; elle a déjà vu un oculiste qui a changé ses verres et lui a dit
de ne pas s'inquiéter.

Examen ophtalmoscopique : aucune lésion du fond de l'œil. Pouls
veineux spontané. Tar. 70-140 mm. Hg. Le pouls veineux s'éteint
avec 45 mm. Hg.

V = 10/10. Champ visuel normal. Pas de scotome. Pas de dyschro-
matopsie.

To. 8/7,5.

Tg. 21-13 (Vaquez Laubry). Pas d'albumine dans les urines.

« Le lieutenant J. (1), 38 ans, vient me consulter pour la première fois le 18 septembre 1917. Il a remarqué huit jours auparavant un trouble mal défini de la vue des deux yeux, qui l'aurait empêché de reconnaître un camarade à quelques mètres alors qu'il a toujours eu une vue excellente. Le trouble qui a duré environ dix minutes l'a fort inquiété, et bien qu'il n'en ressente plus rien il désire être examiné.

Bonne santé générale apparente. Gros mangeur. Se lève au moins une fois la nuit pour uriner. Migraines et céphalées fréquentes. Syphilis à 18 ans, non soignée. A part cela rien à noter dans ses antécédents si ce n'est qu'il y a un an, à la suite d'un repas copieux, il aurait éprouvé un vertige avec un violent mal de tête « comme si tout allait éclater ».

A l'examen ophtalmoscopique aucune lésion ni à droite, ni à gauche. Les vaisseaux sont en apparence tout à fait normaux.

Acuité visuelle et champ visuel normaux.

To = 21. T. a. r. 35-98 (2).

Examen général. Elargissement de la matité aortique. Léger souffle systolique au foyer aortique avec claquement du 2e bruit. Tension artérielle auscultatoire 17-10.

Wassermann négatif. Albumine 0,10 par litre. Urée sanguine 0,25 °/oo.

17 *octobre*. Le malade hospitalisé a été mis au repos et à un régime hypo-azoté. A reçu 20 injections intra-veineuses de un centigramme CyHg.

Les maux de tête qui étaient fréquents ont disparu. Il n'y a plus eu le moindre trouble visuel. L'albuminurie persiste.

To = 20. T. a. r. = 28-80.

Mme D., (3) 61 ans, vient le 13 avril 1918 me demander conseil pour un choix de verres ; elle pense que ses lunettes sont la cause des « points noirs » qu'elle a souvent devant les yeux.

Cette femme n'a jamais été malade. Elle se plaint cependant d'éprouver quelquefois une sensation de pesanteur à la base du sternum. Nycturie très prononcée.

Du côté des deux yeux, les milieux sont transparents ; on ne note aucun trouble du corps vitré. Membranes profondes normales ; papilles un peu sales. Pas de trouble du champ visuel.

V + 1 = 10/10. Presbytie + 3,50. Tar. = 53 > 100.

(1) Déjà publiée dans les *Annales d'oculistique*, 1918, p. 282.

(2) Avant l'établissement du barème (MAGITOT et PAILLIART) je n'utilisais que le tonomètre, pour transformer en millimètres Hg les pesées faites par un appareil. On a vu que ces chiffres sont un peu faibles.

(3) Déjà publiée dans les *Annales d'oculistique*, 1918, p. 283.

A l'examen du cœur, bruit de galop net. Pression générale auscultatoire 18-14. Albuminurie 0,25 au litre.

J'emprunte à un fort intéressant travail (1) de G. Leplat l'observation suivante :

P., ouvrier, 32 ans, de constitution remarquablement robuste, grand mangeur, se plaint en octobre de troubles visuels « un brouillard le gêne constamment ». Cependant l'acuité visuelle est normale, comme le fond de l'œil, comme le champ visuel, comme la tension oculaire. Mon père l'a examiné à ce sujet sans relever la plus discrète lésion. La mensuration des tensions artérielles rétiniennes démontre l'hypertension diastolique (70-75) aussi bien que systolique (non mesurable). Les chiffres de tension à l'humérale étaient de 170-210 à 250. M. le Dr Recleaux, après avoir interrogé la réaction de Bordet-Wassermann, qui fut négative, institua le traitement général approprié : régime, pédiluves, purgation systématique, NaBr, KI.

Le 6 novembre : légère amélioration des symptômes visuels en rapport avec une diminution de la tension artérielle : 160-230. Même traitement.

Le 27 décembre, les brouillards étaient complètement disparus, la tension artérielle rétinienne de 60-120, humérale de 130-205.

Le malade, heureux de cette amélioration et trop confiant en elle, mange et boit trop sans cependant reprendre le travail ; aussi le 21 janvier sa tension était remontée à 150-230, et les troubles visuels étaient revenus aussi gênants que précédemment.

Je pourrais multiplier les observations de ce genre ; je pense que celles-ci suffiront à montrer comment *dans bien des cas, l'hypertension artérielle rétinienne, seul signe objectif constatable, nous permet de dépister une hypertension générale essentielle ou symptomatique d'une azotémie débutante.* L'examen ophtalmoscopique peut prendre ainsi une valeur positive de premier ordre.

De tels faits nous apprennent encore à ne négliger aucune de ces sensations subjectives : mouches volantes, brouillard transparent, cécité relative et passagère, premiers signes de l'hypertension artérielle constituée. Il est d'ailleurs difficile d'en expliquer le mécanisme : les

(1) G. Leplat. La circulation rétinienne et son intérêt clinique, *Liège médical*, 8 mars 1921.

spasmes artériels que nous retrouverons plus loin, peuvent intervenir quelquefois : d'autres fois, il doit s'agir d'un œdème léger imbibant les éléments rétiniens, ne se signalant encore par aucun trouble de l'aspect ophtalmoscopique.

Les causes de l'hypertension artérielle rétinienne. — Au premier rang nous placerons l'hypertension artérielle générale. On s'explique suffisamment sans qu'il soit besoin d'y insister, comment dans l'immense majorité des cas, une pression aortique élevée, transmise par la carotide interne jusque dans ses branches, y entraine, malgré la décroissance qui se fait sentir d'autant plus sensible que l'on s'éloigne du centre, une élévation de la pression artérielle. En règle générale, lorsque l'examen des artères rétiniennes y fait reconnaître une hypertension locale, on retrouve, toutes proportions gardées, la même hypertension dans le domaine de l'humérale où la pression générale est le plus souvent recherchée ; et de même la règle est que tout sujet présentant de l'hypertension générale présente également une hypertension rétinienne.

Nous avons vu qu'à l'état normal la pression diastolique rétinienne est, par rapport à la pression diastolique humérale (mesurée par la méthode auscultatoire), comme 0,45 est à 1 ; autrement dit sur un sujet normal si, connaissant la pression diastolique humérale nous voulons connaître la pression diastolique rétinienne, nous obtenons celle-ci en multipliant celle-là par 0,45 ; et inversement étant connue la pression diastolique rétinienne, il nous suffira de la diviser par 0,45 pour connaître la pression artérielle humérale. Il n'en va plus de même dans les cas d'hypertension artérielle ; le rapport entre la pression rétinienne et la pression humérale n'est plus de 0,45, mais s'élève nettement.

Pour une pression diastolique humérale de 12, on trouvera une pression rétinienne de 6, pour une pression diastolique humérale de 14 j'ai trouvé 80, et pour une pression diastolique humérale de 16, 86. Notons dès maintenant que c'est dans la rétinite albuminurique et dans la rétinite gravidique que se rencontrent les chiffres proportionnellement les plus élevés.

Quant à savoir si la même modification survient dans le rapport normal entre la pression systolique humérale et rétinienne dans les états d'hypertension artérielle, cela nous est impossible, puisque la technique actuellement employée ne nous permet guère de mesurer (par suite du trouble des milieux et de la légère douleur qu'entraînent de trop fortes pesées qui ne seraient peut être pas sans danger pour l'œil) des pressions supérieures à 15 cmc. Hg. Il semble cependant, au moins dans les hypertensions moyennes, que le rapport normal soit mieux conservé.

Quoi qu'il en soit, nous venons de voir l'hypertension artérielle marcher de pair, sinon parallèlement, dans le réseau général et dans le réseau rétinien. Mais si telle est la règle, cette règle ne va pas sans exception. Quelles sont donc les causes locales qui peuvent intervenir pour faire varier la pression rétinienne par rapport à la tension générale ?

Au premier rang, il faut placer les phénomènes vaso-moteurs. On connaît les effets de la vaso-constriction et de la vaso-dilatation sur la pression artérielle (voir page 84). En amont du point où se fait la vaso-constriction la pression monte et elle baisse en aval ; l'effet inverse suit la vaso-dilatation ; en amont du vaisseau dilaté

la pression baisse, mais dans les capillaires dilatés et dans
les veines qui leur font suite elle monte. Ces mouvements
de vaso-motricité déjà bien nets sur les grosses artères (on
connaît les exemples, rapportés par Leriche et d'autres,
de gros troncs fermés par vaso-constriction) se font de
plus en plus sentir au fur et à mesure que l'on s'approche
de la périphérie ; c'est dans les artérioles du type de
l'artère centrale que l'on trouve au maximum cette
contractilité. Elle existe encore dans les artérioles, bien
qu'atténuée dans les branches de l'artère centrale ; nous
avons vu la tunique musculaire se réduire d'importance
au fur et à mesure que nous abordons les artérioles rétiniennes plus fines. Puis dans les capillaires, la cellule
musculaire disparaît ; le véritable capillaire anatomique
serait passif, supportant sans autre réaction qu'une dilatation mécanique les modifications de pression qui lui
sont transmises par les artérioles afférentes. On réagit
depuis quelques années nous l'avons dit contre cette conception du capillaire purement passif ; mais, en fait, la
question nous importe peu. Si nous nous limitons au
réseau rétinien, nous considérerons que les phénomènes
vaso-moteurs peuvent se faire sentir sur le tronc de
l'artère centrale, ou seulement au-delà du disque papillaire, vers la périphérie ; ce deuxième cas est d'ailleurs
physiologiquement parlant tout à fait exceptionnel ; nous
en verrons cependant quelques exemples.

Il est facile de se représenter l'action de ces modifications vaso-motrices du calibre du vaisseau ; elle se
fera sentir non seulement sur le débit, mais aussi sur la
pression du sang comme nous l'avons vu à propos de la
physiologie des vaso-moteurs rétiniens.

Du fait de ces mouvements vaso-moteurs, il résulte

que, dans certaines conditions et jusqu'à un certain point, il existe un réel antagonisme entre la pression artérielle centrale et la pression périphérique. Que les vaso-moteurs périphériques se dilatent, la pression centrale baisse et la pression périphérique s'élève; l'exemple le plus typique nous est fourni par le nitrite d'amyle dont l'inhalation amène, nous l'avons vu, en même temps qu'une chute brutale de la pression générale systolique, une élévation du tonus oculaire et de la pression artérielle rétinienne(BAILLIART et BOLLACK).

On sait enfin que tout trouble de la circulation de retour entraîne une élévation de la pression artérielle ; l'obstruction du tronc de la veine centrale de la rétine pourra donc être une cause d'hypertension artérielle rétinienne.

Valeur semeiologique de l'hypertension artérielle rétinienne. — Loin de nous la pensée que la connaissance de l'hypertension artérielle soit d'une valeur diagnostique considérable. C'est un symptôme important, mais un symptôme, même important, ne fait pas un diagnostic. Il est cependant au moins aussi utile pour l'ophtalmologiste de connaître la pression artérielle locale que la pression générale. C'est uniquement à ce point de vue que nous allons rapidement considérer les affections dans lesquelles un tel symptôme est généralement rencontré.

1º *Les cas dans lesquels l'hypertension artérielle locale accompagne l'hypertension artérielle générale.* — L'hypertension artérielle générale (qui n'est elle-même qu'un symptôme) s'accompagne le plus souvent d'hypertension artérielle locale, et c'est à ce trouble général de la tension vasculaire qu'il faut d'abord songer lorsque les chiffres de la pression rétinienne nous apparaissent anormalement élevés ; nous avons trop insisté sur les cas de ce genre pour qu'il soit utile d'y revenir.

C'est vraiment dans la *rétinite albuminurique* que l'hypertension artérielle se rencontre au maximum. Nous reviendrons sur ce point en étudiant l'état de la circulation rétinienne dans les rétinites hemorragiques. Dans la rétinite dite albu minurique, et dans la *rétinite gravidique*, la pression artérielle peut s'élever à des chiffres considérables (120 mm. Hg). Elle existe à toutes les phases de ces affections ; *mais il est important de se rappeler qu'elle peut précéder tous les autres symptômes ophtalmoscopiques.*

La même hypertension se rencontre dans la *rétinite diabétique*, mais beaucoup moins prononcée; quelquefois la pression minima est normale et la maxima seule exagérée. C'est ce qui se passe également dans les rétinites hemorragiques des vieillards qui, même quand l'hypertension générale est forte, ne s'accompagnent jamais d'une hypertension comparable à celle de la rétinite albuminurique.

Il est incontestable que la *syphilis* est une des causes fréquentes d'hypertension artérielle locale ; on la rencontre chez les syphilitiques généralement hypertendus, mais par ailleurs normaux, sans lésions oculaires. Sans doute faut-il voir là la première manifestation de l'atteinte des tissus artériels par la syphilis. Aussi dans les troubles de la circulation rétinienne, nous ne manquerons pas, en présence d'une hypertension artérielle locale constatée, de songer à la possibilité d'une infection syphilitique. Là encore cette constatation sera d'une grande utilité en permettant un traitement précoce.

2º *Les cas dans lesquels l'hypertension artérielle locale*

existé sans hypertension générale. — Ces cas sont de beaucoup les plus importants.

De même que dans toutes les inflammations en général, on rencontre une légère hypertension dans les *névrites optiques*, au moins dans celles où l'inflammation atteint le disque papillaire. A la période d'atrophie, cette hypertension est beaucoup plus inconstante.

Dans l'hypertension céphalo-rachidienne, la pression artérielle rétinienne s'élève quelquefois dans des proportions considérables, même si la pression générale n'est pas modifiée.

La stase papillaire nous en offre parfois un exemple ; nous avons avec BOLLACK étudié sur un sujet les modifications de la pression artérielle rétinienne avant et pendant la décompression du liquide céphalo-rachidien. Nous avons vu la pression locale déjà très élevée avant la ponction lombaire s'élever au fur et à mesure que le liquide céphalorachidien s'écoulait. Ce cas sera rapporté plus loin (v. page .).

BOLLACK et MERIGOT DE TREIGNY ont publié à la Société d'ophtalmologie de Paris (février 1921) l'histoire d'un enfant qui à la suite d'une fracture du crâne présentait en même temps que quelques autres symptômes ophtalmoscopiques une pression artérielle locale élevée en face d'une tension artérielle générale normale. Dans le même moment la ponction lombaire montrait qu'il existait une hypertension du liquide céphalo-rachidien. Huit jours après ce liquide était revenu à son taux normal de tension, et la pression artérielle locale était elle-même revenue à un chiffre normal. J'ai noté la même parallélisme dans deux autres cas de fracture du crâne. Il serait intéressant de le rechercher systématiquement.

Voici un autre cas où l'hypertension du liquide céphalo-rachidien existait sans autre signe ophtalmoscopique que l'hypertension artérielle locale.

Mlle F., 19 ans, vient me consulter le 20 Juillet 1919 pour une diminution de la vue portant sur les deux yeux, mais surtout sur le gauche. (OO 3/10 OG V = 1/10. Scotome central des deux côtés.) Elle se plaint en même temps de céphalées très fortes, rendant parfois le sommeil impossible.

On ne trouve rien d'anormal dans ses antécédents héréditaires ou personnels.

A l'examen ophtalmoscopique, rien d'anormal, si ce n'est une hypertension artérielle rétinienne. T. a. r. 55-110.

La tension oculaire est de 15 mm. La pression artérielle générale est normale 12,5-8.

La malade est mise aux injections intra-veineuses de CyHg, et entre temps au sirop de Gibert.

Quelques mois après, la vision s'est améliorée, mais les maux de tête persistent. La pression artérielle locale reste très élevée.

En juillet 1920 l'état reste le même, malgré un traitement arsénical. Sur mes conseils, le médecin traitant fait une ponction lombaire ; la pression n'est malheureusement pas mesurée au Claude. Le 5 août 1920 ce confrère m'écrit : « J'ai prélevé 10 cmc d'un *liquide céphalo-rachidien très hypertendu ; j'ai rarement vu pareille hypertension.* »

Actuellement, la malade reste dans le même état : céphalées, hypertension artérielle locale ; la vision seule s'est nettement améliorée.

Ainsi l'hypertension artérielle rétinienne semble être un excellent témoin de l'hypertension céphalo-rachidienne ; elle apparaît dans des cas où la stase papillaire n'existe pas, ou n'existe pas encore. Est-il possible d'expliquer le mécanisme d'apparition de cette hypertension locale ? N'oublions pas que l'état de la circulation rétinienne ne fait, dans la grande majorité des cas, que traduire l'état de la circulation cérébrale. Si la pression est élevée dans le réseau rétinien, c'est parce que l'hypertension existe dans le réseau cérébral. Cette élévation de la pression cérébrale nous apparaît comme un procédé de défense contre l'anémie qui suivrait autrement l'hypertension intra-crânienne. On sait déjà par les travaux de KOCHER, de HILL, de CUSHING que la compression cérébrale fait, dans certains cas, monter la pression artérielle générale. « A un stade plus avancé et avant l'apparition de la période paralytique, au fur et à mesure que s'établit l'anémie cérébrale par compression, le centre vaso-moteur parvient, par un processus compensateur, à exhausser la pression à un niveau suffisant pour assurer pendant un certain temps le retour du sang dans les vaisseaux encéphaliques. Cliniquement GRAMEGNA et PARISOT ont montré qu'il existait parfois un certain rapport entre la pression du liquide céphalo-rachidien et la tension artérielle générale, et que la simple ponction lombaire était capable d'abaisser pour un temps la pression artérielle des hypertendus (1). » Les cas que nous venons de rapporter tendent à prouver que dans certains cas où la pression générale ne s'élève pas malgré l'hypertension céphalo-rachidienne, une hypertension locale survient, assurant le rôle de protection que remplit d'autres fois l'hypertension générale.

L'hypertension artérielle rétinienne existe, nous l'avons dit, dans la *rétinite gravidique*. Grâce à l'amabilité du Dr LAVAT j'ai pu observer à ce sujet la malade qui a fait l'objet de son intéressante communication en collaboration avec M. VALUDE à la séance de février 1921 de la Société d'ophtalmologie de Paris. Dans ce cas, l'hypertension locale était, toutes proportions gardées, plus forte que l'hypertension générale. Mais, fait beaucoup plus important, l'hypertension artérielle rétinienne peut exister chez

(1) GALLAVARDIN. La tension artérielle en clinique, p. 494.

des femmes enceintes ne présentant aucun trouble de l'image ophtalmoscopique avec une pression artérielle générale normale. J'ai noté plusieurs fois le fait par surprise, en examinant systématiquement des femmes enceintes.

Cette hypertension artérielle (et nous reviendrons sur ce point) me paraît expliquer l'hémorragie rétinienne que j'ai observée avec le Dr Nunes et dont voici résumée l'observation.

Mme L., 39 ans, bonne santé habituelle, primipare, vient consulter l'un de nous le 3 mars 1921 pour un trouble brusquement survenu depuis quelques jours dans la vue de l'œil gauche. Elle a l'impression d'une tache noire devant l'œil.

Nous constatons l'existence d'une vaste hemorragie prérétinienne au-devant de la macula. Cette hémorragie qui a un bon diamètre papillaire, légèrement mobile avec les mouvements de l'œil, est unique. Il n'y a pas d'exsudats.

L'œil droit est absolument normal.

A droite comme à gauche To = 20 mm.

Tar. à droite et à gauche 70-120 mm. Hg.

Tg. 12,5-8.

Pas d'albuminurie. Urée dans le sang : 0,25 cgr. par litre.

Examinée huit jours après, cette malade présentait le même aspect ophtalmoscopique, avec une pression artérielle rétinienne un peu plus près de la normale : 45-95 mm. Hg. La pression générale restait normale.

Je considère cette observation comme très importante. Onfray vient d'en rapporter une analogue (Soc. opht. Paris, juillet 1922). Comment en l'absence d'albuminurie, avec une azotémie normale, ne pas faire jouer, dans la production de cette hémorragie rétinienne, un rôle important à l'hypertension artérielle ? Retenons aussi les modifications constatées d'une semaine à l'autre dans les chiffres de la pression artérielle rétinienne.

Les complications de l'hypertension artérielle locale. — La plus redoutable est celle dont je viens de donner un exemple, l'hémorragie ; il est rare, il est vrai, que l'hémorragie rétinienne soit d'origine artérielle, mais l'hypertension artérielle entraîne à peu près fatalement l'hypertension capillaire et veineuse. Habitués à des régimes tels que les pressions qui s'exercent des deux côtés de leurs parois sont sensiblement égales, ces petits vaisseaux supportent difficilement l'hypertension ; les hémorragies veineuses, capillaires et artérielles, l'exsudation du sérum, se trouvent grandement facilitées, en dehors même de toute lésion des parois.

Mais il faut ajouter que, sur les parois mêmes des vaisseaux, l'hypertension artérielle retentit de façon fâcheuse. Ce n'est pas impunément qu'elles supportent constamment une tension exagérée ; elles en souffrent dans leur nutrition, et subissent la dégénérescence scléreuse et athéromateuse. Et comme HALLION, entre autres, l'a fait remarquer pour les artères cérébrales, du fait du développement de la musculature des artérioles dû à l'hypertension, résulte une prédisposition à la contracture, génératrice des angio-spasmes, dont nous aurons à reparler.

Loin de nous du reste la pensée de mettre l'hypertension artérielle locale à l'origine de tous les troubles ou de toutes les lésions vasculaires que nous étudierons ; mais ce serait une bien grave erreur que de négliger son action, et en étudiant les hémorragies et les œdèmes des rétinites hémorragiques, nous aurons l'occasion de revenir sur ce rôle important.

D'ailleurs n'est-il pas intéressant pour nous de pouvoir dépister dès le début par la constatation d'une hypertension locale, l'hypertension générale qui s'installe sournoisement, sans cri d'alarme ? N'est-ce pas rendre service à notre malade que de lui signaler le danger avant que les conséquences ne soient graves ? N'est-ce pas utilement élargir le champ de l'ophtalmoscopie que de l'orienter dans cette voie ?

L'HYPOTENSION ARTÉRIELLE RÉTINIENNE

L'hypotension artérielle rétinienne est bien moins fréquemment rencontrée que l'hypertension. Dans la grande majorité des cas, elle est dûe à une diminution de la tension artérielle générale, et le type le plus net en est réalisé dans la syncope. Chez deux sujets émus par la chambre noire, l'examen ophtalmoscopique et la compression du globe, j'ai vu au cours de mon examen la pression artérielle diminuer progressivement dans le réseau rétinien, le pouls spontané apparaître, puis la syncope.

On trouve dans DE WECKER (1) une description intéressante de cette hypotension locale. « La vue s'obscurcit instantanément lorsqu'un sujet tombe en défaillance, et la tension cardiaque produit par son affaissement à la fois un affaissement de la circulation cérébrale et rétinienne. Il en est de même lorsque dans l'agonie la circulation se ralentit progressivement ; le mourant se voit plongé dans les ténèbres avant souvent d'avoir encore perdu connaissance. C'est encore la nuit qui se répand brusquement autour d'un malheureux sujet aux attaques épileptiques et qui lui annonce l'attaque. Le cholérique, dont le cœur et les vaisseaux deviennent impuissants pour charrier un sang trop épaissi, tombe souvent dans la nuit au cours de la période asphyxique de son affection,

____

(1) DE WECKER et LANDOLT. Traité d'ophtalmologie, t. IV, p. 62.

et pourtant dans cette maladie, on peut voir une cyanose déjà excessivement accusée coïncider avec une circulation continue de la rétine, ou seulement interrompue, produisant le pouls rétinien. »

L'insuffisance aortique se signale par une pression artérielle minima très basse ; le pouls artériel apparaît alors spontanément ou est provoqué par le moindre contact du doigt. Nuñès a rapporté à la Société d'ophtalmologie de Paris (1920) un cas où ce trouble de la pression minima locale lui fit reconnaître une fuite aortique que le malade ne soupçonnait pas. Dans ces cas d'insuffisance aortique la pression maxima reste normale dans l'artère rétinienne comme dans l'artère humérale.

L'hypotension locale apparaît encore dans les lésions artérielles oblitérantes ; bien entendu, je n'ai pas en vue ici l'oblitération complète où la pression tombe à zéro, mais les oblitérations relatives du tronc de l'artère centrale, qui s'accompagnent souvent d'une chute marquée de la pression systolique. Dans ce dernier cas, on voit généralement la pression diastolique marcher à peu près parallèlement dans les réseaux rétinien et huméral, tandis que le même parallélisme n'existe plus pour la pression systolique qui est beaucoup plus basse dans le réseau rétinien. Le fait est particulièrement frappant dans les atrophies optiques qui succèdent à des lésions vasculaires. La même formule est rencontrée aussi dans l'atrophie simple avec excavation.

Dans un cas d'*acromégalie* que j'ai pu observer à ce point de vue, j'ai rencontré une hypotension locale très nette, la pression artérielle générale restant normale. Je dois rapprocher de ce cas celui d'une jeune fille qui, atteinte d'atrophie optique en évolution, avait une hypotension artérielle locale remarquable (30-40). Elle présentoit à la radiographie une dilatation anormale de la selle turcique, qui, étant donné l'état de sa vision, fit penser un moment à la nécessité d'une intervention chirurgicale. Le traitement arsenical sembla n'amener aucun résultat. Plusieurs mois après la circulation et la fonction rétinienne se rétablirent peu à peu et la vision est actuellement de 6 à 7/10 pour un œil, l'autre gardant un scotome central. L'aspect d'atrophie optique subsiste, mais la pression artérielle rétinienne est redevenue normale (35-60).

Voici donc deux cas, bien peu comparables par ailleurs, où avec un développement anormal de la selle turcique, il existait une hypotension artérielle rétinienne. Je ne veux naturellement tirer encore aucune conclusion de cette double constatation.

Dans les *exophtalmies pulsatiles*, l'hypotension artérielle est la règle, aussi bien dans les cas où l'anévrysme paraît être artérioso-veineux, que dans ceux où il est purement artériel. Fait important, cette hypotension existe non seulement du côté exophtalme, mais de l'autre ; c'est une constatation que j'ai faite dans tous les cas qu'il m'a été donné d'observer. Elle prouve incontestablement que le trouble circulatoire existe dans tout le domaine de l'hexagone de WILLIS, que l'apport insuffisant d'une des carotides retentit sur toute la circulation cérébrale. C'est ce qui se passe aussi dans le cas de la ligature d'une carotide interne ou primitive, ou à plus forte raison des deux carotides. On sait que plusieurs observations ont été publiées de cas de ce genre, notamment par M. CAILLAUD, puis par MM. DE LAPERSONNE et SENDRAL. J'ai pu dans un cas que j'ai observé dans le service de M. POULARD, et rapporté avec lui à la Société d'ophtalmologie (février 1921) m'assurer que, dans ces cas, la pression maxima est considérablement abaissée, à peine au dessus de la diastolique.

Je signalerai enfin, pour être complet autant qu'il est possible de l'être dans cette simple énumération, la fréquence de l'hypotension artérielle dans les *choroïdites* de quelque nature qu'elles soient.

Les conséquences de l'hypotension artérielle rétinienne. — Ne perdons pas de vue qu'en décrivant l'hypotension artérielle locale, nous décrivons une insuffisance de la circulation rétinienne. Sans doute cette insuffisance peut coïncider avec des états hypertensifs, mais alors elle est consécutive aux lésions artérielles qui ont produit cette hypertension ou qui en ont été la conséquence. Mais ici, ce qui est primitif, c'est l'insuffisance circulatoire ; elle est donc la cause directe de certains troubles qui vont survenir.

Nous ne parlerons pas, car elle est trop connue, de l'insuffisance aiguë qui se produit dans la syncope, dans les hémorragies graves. On connaît assez la sensation de brouillard crépusculaire, la perte de la vision des couleurs qui accompagnent ces hypotensions aiguës, précédant la perte de connaissance ou la mort. Il est infiniment plus intéressant de penser à ces états (nous en avons énuméré quelques-uns) où l'hypotension minima et surtout maxima s'installe d'une façon durable. Il faut aussi se rappeler que l'état de la circulation rétinienne traduit dans l'immense majorité des cas l'état de la circulation cérébrale (à l'exception des causes locales sur lesquelles nous avons assez insisté), et c'est pourquoi les troubles de l'une s'accompagnent des mêmes troubles du côté de l'autre.

De cette forme d' « anémie cérébrale » et de ses consé-
conséquences, De Meyer (1) nous a donné récemment une
excellente description à propos d'un cas très rare d'hypotonie carotidienne. « Un vaisseau dans lequel le sang
circule de façon défectueuse — ici la carotide droite — a
incontestablement une tendance naturelle à s'altérer. Les
processus d'artérite oblitérante chroniques sont décrits
depuis longtemps et leur caractère lentement progressif
est un fait bien connu.

En outre la paroi elle-même des artères atteintes
d'anomalies congénitales peut être le siège de processus
dégénératifs se développant avec une extrême lenteur,
processus qui en rétrécissent peu à peu la lumière ; c'est
bien ce que nous apprend l'étude de l'évolution des
artérites et des affections aortiques et pulmonaires. Il
est en effet un fait connu que les vaisseaux ne gardent
leur lumière et partant leur circulation normale, que
quand les conditions de pression et de vitesse sanguines
sont normales. Si ces dernières arrivent à être réduites,
l'endartère ne subit pas seule des troubles variés, mais
la paroi du vaisseau ne tarde pas à être atteinte de processus lentement régressifs. Cela a pour effet de réduire
graduellement le calibre artériel ainsi que les conditions
générales de circulation, bref de provoquer à la longue un
véritable état dégénératif et atrophique du vaisseau
considéré ».

Le malade de De Meyer présentait en même temps
que des tendances à la syncope, de légers troubles
de l'ouïe et de la vue, marqués surtout par une
fatigue rapide ; il existait aussi « un espèce d'état

(1) De Meyer. A propos d'un cas d'anémie cérébrale. *Archives des maladies du Cœur et des Vaisseaux*, janvier 1921.

semblable à celui de l'ébriété », et des crises de vertige.

Tous ces malaises nous les avons notés dans le cas auquel nous avons fait allusion plus haut de ligature des deux carotides ; nous reproduisons ici en la résumant, cette observation.

D., 46 ans, tombe d'une hauteur de 7 mètres. Coma pendant 21 heures. Hémorragie par l'oreille gauche. Céphalée violente, bruit de souffle. Exophtalmie droite.

Un mois après le Dr CAUCHOIX lie la carotide primitive droite. Le bruit de souffle disparaît, mais l'exophtalmie et la céphalée persistent.

Deux mois après la première intervention, ligature de la carotide gauche. Dans les jours qui suivent, disparition des maux de tête, diminution de l'exophtalmie, mais vertiges et troubles de la vue.

Quand nous l'observons, cinq mois après l'accident, le malade ressent encore quelques maux de tête qui sont plus forts lorsqu'il est debout que couché ; il a eu il y a quelques semaines un vertige très violent qui ne s'est pas reproduit. Sa mémoire et son aptitude au travail cérébral sont restés les mêmes qu'auparavant, mais il ne peut pas lire plus de dix minutes sans avoir une sensation d'éblouissement ; il lui est également impossible de se baisser sans éprouver du vertige et un trouble de la vue.

La pression artérielle rétinienne est de 32-10 à droite contre 30-15 à gauche. V = 1/1 à droite, 1/3 à gauche. Tension artérielle générale 13-9,5.

Rétrécissement concentrique du champ visuel.

Le Dr BALDENWECK, qui a bien voulu examiner le système auditif, trouve une surdité très accentuée à gauche (lésions de l'oreille moyenne et lésions labyrinthiques). Hypoexcitabilité, presque de l'inexcitabilité à l'épreuve calorique.

Ces troubles légers de la vue, cette inaptitude au travail prolongé, ces vertiges, surtout dans les changements de position nous les avons retrouvés dans plusieurs cas où il existait (en même temps que de l'hypoexcitabilité labyrinthique) une hypotension rétinienne. Nous les avons retrouvés, dans les mêmes conditions chez certains trépanés (d'autres présentant au contraire de l'hypertension rétinienne) sans qu'il nous soit encore possible de dire pourquoi les uns ou les autres rentrent dans telle ou telle catégorie.

Il s'en faut donc, et de beaucoup, que les vertiges soient toujours le fait d'une hypertension générale ou locale, et les renseignements fournis par la circulation rétinienne pourront peut-être, dans certains cas, être d'un secours précieux aux auristes, dans l'interprétation de certains troubles de ce labyrinthe sur la circulation duquel il leur est si difficile d'être renseignés.

Si nous restons maintenant sur le terrain des accidents qui peuvent du côté de l'œil suivre la diminution de pression de la circulation rétinienne et le ralentissement du courant sanguin qui en est la conséquence, n'oublions pas de signaler qu'un tel trouble peut favoriser les infections vasculaires locales avec toutes leurs conséquences.

CHAPITRE VI

Les troubles de la circulation veineuse.

Nous avons vu qu'à l'état normal la pression à l'intérieur de la veine centrale sur le tronc de la papille est toujours très proche de la tension oculaire, soit qu'elle la dépasse, soit qu'elle reste un peu en dessous d'elle, soit qu'elle reste en équilibre avec elle, plus forte pendant la diastole, plus faible pendant la systole.

De même qu'il existe une hypertension artérielle rétinienne, il existe une hypertension veineuse (1). On a souvent écrit qu'on pouvait la reconnaître à l'existence du pouls veineux spontané ; c'est là une erreur ; ce que nous savons du mécanisme de l'apparition du pouls veineux nous le prouve suffisamment. On rencontre ce pouls spontané aussi bien chez les hypotendus que chez les hypertendus. Sa présence, souvent signalée dans l'embolie de l'artère centrale où la pression, nulle dans l'artère, est bien faible dans la veine, suffirait à montrer que l'hypertension veineuse n'a aucun rapport avec le pouls spontané. Nous la reconnaîtrons à ce qu'une pression forte sera nécessaire pour faire apparaître le pouls veineux s'il n'existait

(1) On lira avec intérêt l'article de MM. Lecomte et Yacoël sur la mesure de la pression veineuse génér. le *Journal de Médecine et de Chirurgie pratiques* (10 mars 1922).

pas ou pour le faire disparaître s'il existait spontanément.
Théoriquement on pourrait admettre qu'il est possible
par la compression du globe de connaître le chiffre minimum (apparition du pouls veineux) et maximum (disparition du pouls veineux) de la pression veineuse, mais
dans la pratique cette détermination de la pression veineuse maxima se heurte, nous l'avons déjà vu, à une grosse
difficulté ; c'est que, dans la veine comprimée, oblitérée
par cette compression, des pulsations peuvent encore
exister qui traduisent seulement la pression artérielle ;
la fermeture du système veineux établit bien vite une
pression uniforme à l'intérieur de tout le réseau rétinien
(artères, capillaires, veines) et cette pression artificiellement créée, est sensiblement égale à la pression artérielle.

L'expérience montre que pareil fait ne survient que
lorsque les vaisseaux rétiniens sont hypertendus, ou en
vaso-dilatation ; mais il suffit qu'une telle cause d'erreur
puisse intervenir pour nous rendre très prudents dans la
détermination de l'hypertension veineuse. Il nous est
toujours possible cependant de constater l'hypertension
veineuse rétinienne, et il nous est quelquefois possible de
la mesurer. Voyons dans quelles conditions :

1° *Le pouls veineux spontané existe.* — Cela revient
à dire que la pression veineuse est en équilibre avec la
tension oculaire qui lui est inférieure au moment de la
diastole et supérieure au moment de la systole ; mais
c'est de quelques millimètres seulement que cette pression oculaire systolique dépasse la pression veineuse
normale. La moindre pression sur le globe va éteindre
cette pulsation veineuse spontanée. Mais si la pression
veineuse est nettement supérieure à un moment quel-

conque de la révolution cardiaque à la tension oculaire,
il faut exercer sur le globe une compression plus forte

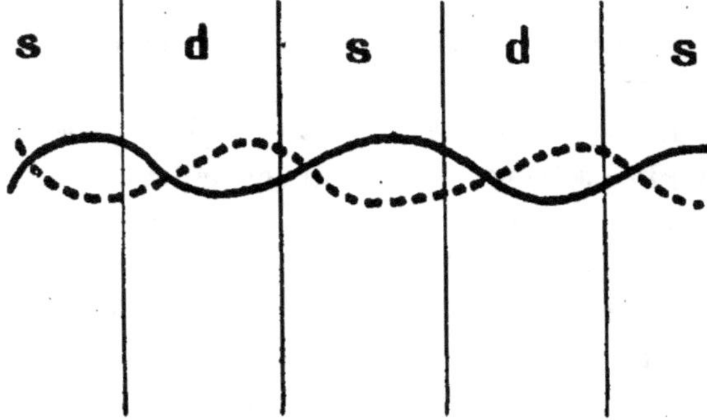

Fig. 19. — Pouls veineux spontané (Représentation schématique).

La pression veineuse, en pointillé, est inférieure à la tension oculaire, trait plein, pendant la
systole et la dépasse pendant la diastole. La veine s'affaisse au moment où la pression
veineuse est inférieure à la tension oculaire.

pour supprimer ce pouls veineux spontané. En fait,
toutes les fois qu'avec une pression supérieure à 25 gr. de
mon dynamomètre, on voit persister le pouls veineux

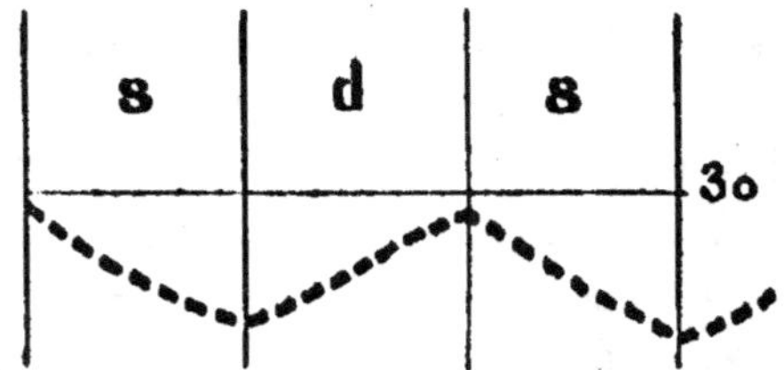

Fig. 20. — (Schématique).

La tension oculaire a été relevée à 30 mm Hg par la compression du globe ; la pression
veineuse étant devenue constamment inférieure à la tension oculaire il n'y a plus de
pouls veineux.

spontané, on peut dire qu'il y a hypertension veineuse
et mesurer cette hypertension en notant quelle pesée du
dynamomètre est nécessaire pour faire disparaître ce
pouls spontané.

2° *Le pouls veineux spontané n'existait pas.* — La compression du globe fait apparaître le pouls veineux. Cela veut dire que la pression veineuse était constamment

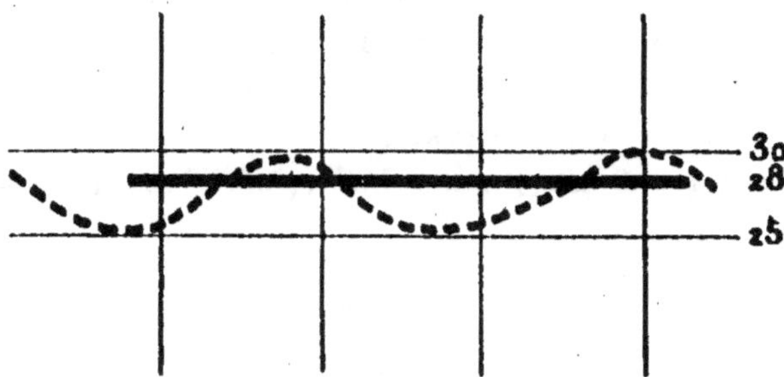

Fig. 21. — (Schématique).

La tension oculaire a encore été relevée à 28 mm Hg. Le pouls veineux persiste parce que pendant la diastole la pression veineuse (en pointillé) reste supérieure à la tension oculaire.

supérieure à la tension oculaire, et que la tension oculaire accrue par la compression du globe est devenue supérieure

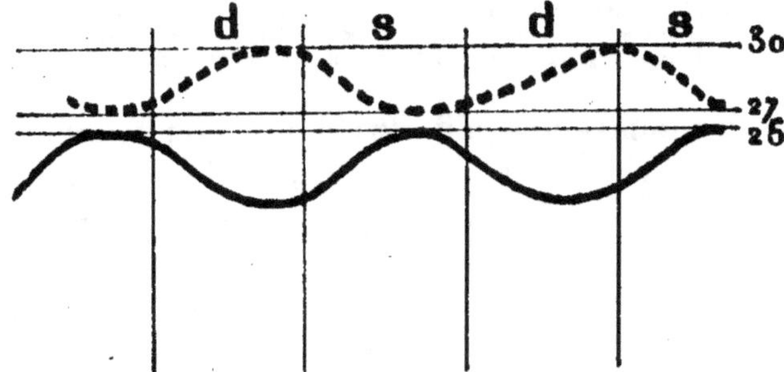

Fig. 22. — (Schématique).

Il n'y a pas de pouls veineux spontané parce que la pression veineuse est constamment, même pendant la systole, supérieure à la tension oculaire.

à la pression veineuse pendant son minimum (que nous pouvons ainsi mesurer) tout en restant inférieure à la pression veineuse maxima qui vient dilater les parois veineuses momentanément affaissées. Théoriquement, il suffirait de connaître quel est le degré de compression nécessaire pour amener la disparition du pouls veineux, pour mesurer cette hypertension veineuse maxima ; mais, je l'ai dit, une cause d'erreur intervient qui risquerait de rendre une telle mesure illusoire et il serait imprudent de la considérer comme certaine.

Pratiquement nous nous bornerons donc à noter le

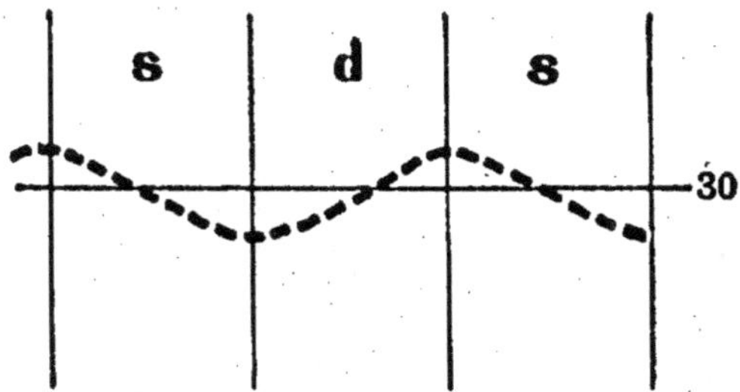

Fig. 23. — (Schématique).

Le cas précédent (fig. 22). Il n'y avait pas de pouls veineux spontané parce que la tension oculaire était inférieure à la pression veineuse. La tension oculaire a été, par la compression du globe, relevée à 30 mm Hg. Elle dépasse la pression veineuse pendant la systole et est dépassée par elle pendant la diastole, le pouls veineux apparaît.

chiffre de compression qu'il nous faut exercer pour éteindre le pouls veineux spontané, ou pour faire apparaître le pouls veineux provoqué. Ce sont les seules mensurations qui puissent avoir toutes chances d'être exactes.

Il est quelquefois particulièrement facile de reconnaître l'hypertension veineuse. Lorsque la pression veineuse est dans son maximum supérieure à la pression artérielle minima, on voit après l'apparition du pouls artériel le pouls veineux persister, et cette alternance des deux pouls, le pouls veineux marquant la présystole et le pouls artériel la systole, est tout à fait caractéristique d'un trouble de la circulation de retour. Mais ce trouble, hâtons-nous de le dire, peut être très artificiel, produit seulement par l'écrasement du tronc de la veine. Ce double pouls rétinien, qu'on rencontre dans des cas fort disparates, ne me paraît avoir qu'une valeur diagnostique très relative, et traduire seulement un état de vaso-dilatation capillaire et veineuse.

L'hypertension veineuse est très fréquemment rencontrée ; elle peut apparaître au début de la thrombose de la veine centrale ; elle est d'ailleurs peu importante et inutile au diagnostic. On la rencontre souvent dans les rétinites hémorragiques, *au moins au début ;* ce serait une erreur de croire qu'elle accompagne forcément l'hypertension artérielle ; dans la rétinite albuminurique notamment, on peut avec une pression artérielle très élevée trouver une pression veineuse normale. En général, d'ailleurs, les hémorragies se produisent surtout lorsque l'hypertension veineuse existe ; c'est un fait que MAGITOT a constaté et signalé comme moi.

Dans le glaucome l'hypertension veineuse rétinienne prend une forme très spéciale que nous étudierons à propos de la circulation rétinienne dans cette affection.

Quant aux causes directes de l'hypertension veineuse, elles sont de deux ordres ; ou bien, il s'agit d'une gêne ou d'un arrêt de la circulation de retour (phlébites ou oblitérations veineuses) ou bien d'une vaso-dilatation périphérique ouvrant largement les capillaires et les veines à la pression artérielle.

Après avoir étudié les modifications par exagération de la normale de la pression veineuse, pouvons-nous étudier les mêmes modifications par abaissement ? Nous savons reconnaître (par l'absence de toute pulsation veineuse spontanée ou provoquée) que la pression veineuse peut être constamment inférieure à la tension oculaire, mais nous ne pouvons pas dire de combien.

Diminuons cependant comme nous savons le faire par un léger massage ou une compression soutenue, la tension oculaire et nous faisons alors apparaître le pouls veineux spontané. Si nous mesurons la tension oculaire à ce moment, nous pouvons mesurer la pression veineuse.

Il est certain que si la circulation rétinienne peut s'accommoder (grâce à la résistance des parois vasculaires) d'une pression veineuse légèrement inférieure à la tension oculaire, il ne faut pas que cette infériorité soit trop grande, sans quoi la paroi veineuse s'affaisserait et toute circulation s'arrêterait.. C'est dans la chorio-rétinite que les pressions les plus basses se rencontrent, surtout dans les cas où une oblitération plus ou moins complète des capillaires arrêtant le cours normal du sang, supprime la « vis à tergo », un des éléments de la pression veineuse.

Relations entre la tension oculaire et la circulation rétinienne.

En étudiant la pression dans les vaisseaux rétiniens et les modifications de cette pression, nous avons toujours comparé la pression locale à la pression générale ; nous avons vu dans quelle relation l'une était généralement par rapport à l'autre. Il nous reste à voir maintenant dans quelle relation se trouve à l'état pathologique la pression vasculaire rétinienne par rapport à la tension oculaire.

L'expérience que nous avons rapportée plus haut de la cécité provoquée par la pression du doigt sur le globe, nous a montré dans quelle dépendance la circulation rétinienne (et par conséquent la fonction visuelle) se trouve vis à vis de la tension oculaire. Si celle-ci dépasse celle-là, toute circulation s'arrête et la cécité se produit.

D'autre part les vaisseaux rétiniens, comme les vaisseaux cérébraux, baignent dans un milieu dont la pression s'exerce sur leur face externe et balance au moins en partie la pression qu'ils supportent sur leur face interne. Il n'est pas indifférent pour eux que cette pression intérieure s'étant accrue, ils trouvent en face d'eux un milieu dont la pression n'a pas varié. Mal soutenus, ils se trouvent de ce fait exposés à des troubles sur lesquels nous aurons à revenir.

Ainsi nous apparaît la nécessité d'un équilibre entre les pressions oculaire et artérielle rétinienne, et il nous apparaît aussi que cet équilibre peut être rompu de deux façons, soit par l'exagération de la tension intra-oculaire, soit par l'exagération de la pression vasculaire. En étudiant l'hypertension artérielle rétinienne, nous avons déjà décrit les conséquences de l'hypertension artérielle en face d'une tension oculaire normale; nous aurons l'occasion d'en reparler à propos des hémorragies et des œdèmes. Quant au trouble de l'équilibre par exagération de la tension oculaire, il est d'une telle importance que nous lui consacrerons un chapitre spécial en étudiant l'état de la circulation rétinienne dans le glaucome.

Le courant granuleux pathologique. — Nous avons étudié à sa place le courant granuleux; nous avons vu qu'à l'état normal la compression du globe amenait dans un court délai chez une très grand nombre de sujets un aspect fragmenté de la colonne sanguine circulant dans les grosses veines rétiniennes. Quelques anomalies de l'apparition du courant granuleux méritent d'être connues.

En observant la circulation rétinienne avec MAGITOT

chez l'animal en expérience sous le curare, nous avons vu, en amenant la mort par arrêt de la respiration artificielle, après un battement artériel spontané unique, apparaître dans les artères et dans les veines le courant granuleux. Dans ces deux espèces de vaisseaux ce courant granuleux très net se dirige vers la papille, c'est-à-dire qu'il prend dans les artères un mouvement rétrograde. L'apparition de ce courant granuleux suivant une dernière pulsation, marque évidemment l'arrêt de la fonction cardiaque. C'est un phénomène agonique que nous n'avons jamais essayé d'observer chez l'homme, qui doit exister chez lui selon toute vraisemblance, mais qui, est-il besoin de le dire, n'a aucune valeur diagnostique en pareil cas.

Un aspect qui rappelle celui du courant granuleux se produit spontanément dans l'oblitération brusque du tronc de l'artère centrale. Il est quelquefois visible dans les artères et dans les veines ; mais bien plus souvent la colonne veineuse seule est dissociée en petits fragments. Comme cette colonne est immobile ou à peu près immobile, on ne peut guère parler ici de courant granuleux. Cependant lorsque la circulation se rétablit, surtout si elle se rétablit brusquement après l'inhalation de nitrite d'amyle, on voit toutes ces petites colonnes fragmentées se mettre en mouvement, se rapprocher les unes des autres et on a pendant quelques instants vraiment l'impression du courant granuleux.

Provoqué par la compression du globe (compression qui doit être maintenue pendant plusieurs secondes après la disparition de la dernière pulsation artérielle), le courant granuleux peut-il avoir quelque valeur diagnostique ? Je ne le crois pas. Cependant il est intéressant de signaler quels aspects il peut parfois présenter. L'expérimentation sur l'animal montre que deux conditions peuvent en provoquer l'apparition : ou bien l'arrêt de la circulation, ou au moins une diminution considérable de la pression artérielle, ou bien la circulation restant normale, une pression considérable sur le globe.

Dans un cas où à la suite d'une plaie pénétrante de l'orbite par balle, il existait du côté atteint une cécité totale avec aspect ophtalmoscopique de chorio·rétinité dissémine, j'ai vu chez une enfant de 12 ans dans le service de M. POULARD, la pression de l'œil amener rapidement l'apparition du courant granuleux non seulement dans les veines mais dans les artères, et dans les artères il se faisait de la périphérie vers le centre, c'est-à-dire qu'il était rétrograde. Cet enfant présentait d'ailleurs une pression artérielle locale très faible, et les veines paraissaient moins dilatées que les artères.

Dans quelques cas de choroïdite spécifique avancée, j'ai retrouvé le même aspect. Son interprétation est assez difficile. Le courant granuleux, rappelons-le, est dû à une modification profonde du régime circulatoire. Le sang au lieu d'être poussé de l'artère centrale vers les capillaires puis la veine centrale par la « vis à tergo » (la différence de pression entre l'amont et l'aval) est simplement chassé par l'expression du globe ; il est chassé comme le suc d'un fruit qu'on écrase. A l'état normal, dans cette expression, il trouve une pression plus faible du côté de la veie, et c'est de ce côté qu'il se dirige, le sérum passant d'abord parce que plus fluide, puis les globules dont la marche est ralentie ; mais si la pression artérielle est faible dans le bout central, le sang a tendance aussi à s'échapper vers le tronc de l'artère centrale dans un mou·vement rétrograde, et il le fera surtout si, par suite de lésions, primitives ou secondaires, le réseau capillaire est plus ou moins partiellement oblitéré.

Il en résulte, et c'est la seule conclusion qu'il faille en retenir que le courant granuleux provoqué apparaîtra d'autant plus facilement que la pression artérielle sera basse et que le réseau capillaire sera lésé.

Dans un récent article M. PLOMAN (1) expliquait la modification du courant sanguin sous l'influence de la compression du globe par une agglomération plus ou moins rapide des globules sanguins.

Les modifications de la coloration du sang dans les vaisseaux rétiniens. — Il est à peine besoin d'insister sur la différence de coloration du sang dans les artères et dans les veines rétiniennes ; moins riche en oxygène, plus riche en acide carbonique, le sang veineux paraît plus sombre, dans les veines rétiniennes comme dans les autres, que le sang artériel. On a essayé d'appliquer au vaisseaux rétiniens les mesures spectroscopiques (HENOCQUE (2)) ; ces recherches pourraient être utilement poursuivies.

DE JAEGER (3), puis GIRAUD TEULON (4) ont essayé d'étudier les modifications de la fonction circulatoire de la rétine en se basant sur la différence de coloration entre les sangs artériel et veineux.

Si cette différence est diminuée, c'est que les échanges nutritifs au niveau des capillaires sont diminués ; si elle s'accentue, c'est que ces échanges sont exagérés. Nous

(1) PLOMAN. Démonstration ophtalmoscopique de la suspension des globules rouges. *Ann. d'oculistique*, 1920.

(2) HENOCQUE. Ophtalmospectroscopie. *Recueil d'ophtalmologie*, décembre 1897.

(3) DE JAEGER. *Wiener medic. Presse*, 1877.

(4) GIRAUD-TEULON. *Bulletins de l'Académie de Médecine*, 1er juin 1886.

aurons l'occasion de revenir sur ces variations et leur valeur en étudiant les modifications pathologiques des vaisseaux rétiniens.

Nous devons noter l'aspect particulier que prennent les vaisseaux dans la *lipémie rétinienne* chez les diabétiques. Signalé d'abord par HEYL, puis par WHITE, REISS, FRASER et d'autres, l'aspect des vaisseaux rétiniens est très particulier ; sur le fond rouge de la rétine les vaisseaux ont un aspect clair tout à fait anormal, presque blanc surtout à la périphérie, « saumon clair » (HEYL). Il est impossible de distinguer les artères des veines d'après leur simple coloration. Cet aspect anormal de la colonne sanguine est du à la teneur anormale (25 %) du sang en substances graisseuses.

Il s'agit là d'un aspect fort rare ; les observations les plus récentes sont celles de KOLLNER (1), et de DARLING (2)

(1) KOLLNER. Lipémie rétinienne. *Zeitschrift fur Augenheilk*, mai 1912.
(2) DARLING. Lipémie rétinienne dans le diabète grave. *Archives of Ophthalmology*, juillet 1912.

CHAPITRE VII

Les Anglo-Spasmes rétiniens.

Les vaisseaux rétiniens, nous l'avons vu, ne sont pas, ou ne sont que fort peu influencés par certaines actions vaso-constrictives ou dilatatrices qui frappent d'autres vaisseaux, tels que ceux de la face. Sauf dans des cas exceptionnels la vaso-constriction et la vaso-dilatation des artérioles rétiniennes sont toujours très atténuées, modifiant à peine l'aspect ophtalmoscopique. Cette faible modification du calibre des vaisseaux avait déjà été signalée par De Wecker ; elle apparaît très évidente lorsqu'on expérimente sur l'animal ; l'excitation prolongée du sympathique ou sa section qui amènent chez l'animal une vaso-constriction durable, allant jusqu'à la disparition des plus gros troncs, ou une dilatation non moins nette des vaisseaux de l'iris, provoquent des réactions de même ordre, mais incomparablement plus modérées du côté des vaisseaux de la rétine.

Depuis longtemps cependant on connaît les accès de cécité totale ou partielle, portant sur un œil ou sur les deux, qui surviennent et disparaissent sans cause apparente, ne s'accompagnant d'aucune lésion ophtalmoscopique, ou simplement d'une pâleur de la papille avec rétrécissement plus ou moins apparent des vaisseaux.

Ces cécités par spasmes sont très fréquentes et facilement reconnues si on se donne la peine de les chercher, ou si on laisse seulement le malade nous raconter les troubles en apparence purement subjectifs, qu'il ressent. Nous en sommes trop restés à la « migraine ophtalmique » qui est évidemment une cécité par spasme, et une des plus importantes, mais qui n'est qu'une des modalités d'une cécité d'origine vasculaire.

Limitons d'abord notre tâche ; la migraine ophtalmique, les cécités produites par un trouble vasculaire de l'écorce ou des voies optiques postérieures ne nous intéresseront pas ici ; étudiant la circulation rétinienne, nous n'envisagerons que les cécités produites par un spasme de l'artère centrale ou de ses branches. Ceci nous oblige d'abord à distinguer cliniquement les unes des autres.

Les cécités par *spasmes d'origine corticale* (ou celles dont l'origine est dans les voies optiques postérieures) revêtent souvent la forme hemianopsique, souvent aussi elles sont totales. Un caractère distinctif important est encore dans la *qualité* de cette cécité qui, qu'elle soit hémiopique ou non, est souvent absolue. Le patient ne se plaint pas de voir trouble, ou mal, mais de ne plus avoir aucune sensation lumineuse, soit dans une moitié, soit dans toute l'étendue de ses champs visuels. C'est le cas du malade dont l'observation a été publiée par MM. Mosny, Dupuy-Dutemps et Saint-Girons (1).

Il s'agissait d'un jeune homme de 21 ans, saturnin qui quelques jours après la fin d'une sérieuse crise de plomb, se couche un soir de bonne heure, pris de céphalée et s'endort rapidement. « Vers deux

(1) Mosny, Dupuy-Dutemps et Saint-Girons. *Soc. médicale des Hôp. de Paris*, 18 mai 1911.

heures du matin, s'étant réveillé, il veut allumer sa bougie et constate alors qu'il est aveugle. Il appelle à son secours son entourage qui l'amène à l'hôpital le dimanche matin. Il est à remarquer que l'apparition subite de cette amaurose n'est accompagnée d'aucun malaise, ni de troubles nerveux d'aucune sorte ; tout au plus existe-t-il à ce moment une céphalée légère beaucoup moins vive que celle que le malade ressentait la veille en se mettant au lit. » Il n'y avait dans ce cas qui se termina par une guérison complète, aucune lésion du fond de l'œil et aucun trouble pupillaire.

C'est encore le cas du soldat, atteint de néphrite aiguë dont M. LEMIERRE (1) a rapporté l'observation : néphrite aiguë se traduisant par des œdèmes surtout marqués à la face, par une oligurie extrême, par des vomissements, par de l'éclampsie, par de la torpeur et par une *amaurose absolue* qui dura vingt-quatre heures et fut suivie d'une hémianopsie homonyme transitoire. M. LEMIERRE explique ce fait par un œdème cérébral.

Un cas bien frappant encore est le suivant que m'a rapporté M. DONZELOT.

Un homme, gros hypertendu, s'aperçoit depuis quelque temps de défaillances intellectuelles passagères ; un soir il va dans un restaurant où il emmène quelques amis à dîner. Il monte l'escalier et arrivé au palier du premier étage, il se retourne vers ses convives. « Nous n'avons qu'à descendre au rez-de-chaussée, dit-il, on a tout éteint au premier. » Les salons étaient cependant devant lui, inondés de lumière ; il venait d'être pris d'une cécité brusque et totale qui ne dura que quelques instants et fut suivi par la suite d'autres accidents cérébraux également fugitifs.

On sait que pour M. VAQUEZ les cas de ce genre sont symptômatiques d'hypertension paroxystique aiguë. M. DE LAPERSONNE (2) dans son étude sur « l'œil saturnin » en a cité d'intéressants exemples.

(1) A. LEMIERRE. Amaurose suivie d'hémianopsie transitoire au cours d'une néphrite aiguë. Rôle de l'œdème cérébral (*Gazette des hôpitaux*, 95e année, nº 57).
(2) DE LAPERSONNE. L'œil saturnin. *Presse médicale*, 24 novembre 1906.

Nous n'avons pas besoin de rappeler les symptômes oculaires et névralgiques, trop bien connus de la « migraine ophtalmique ». Le diagnostic en est facile. Les scotomes scintillants qui précèdent, accompagnent ou suivent la crise sont encore le fait des cécités d'origine cérébrale.

La cécité due à un *spasme des vaisseaux rétiniens* est moins bien connue. Que cette cécité frappe le champ visuel tout entier d'un œil, ou simplement un secteur de ce champ visuel, ou les deux champs visuels à la fois (les trois cas pourront se rencontrer), elle n'est pas la plupart du temps *absolue*, mais *relative*. Faisons préciser au malade la nature du trouble : c'est un brouillard qui survient brusquement, plus ou moins opaque, assez fort pour empêcher la lecture, tout travail appliqué, mais permettant encore au malade se de conduire, de traverser une rue, de rentrer chez lui sans aide, au moins de voir les mouvements de la main. Quelquefois le trouble visuel s'accompagne ou est suivi d'une céphalée frontale ou orbitaire légère, ou d'une sensation de « resserrement derrière l'œil ». Souvent après, lui, il persiste pendant quelque temps, une légère dilatation pupillaire (même après que la vue est redevenue tout à fait normale) et un certain degré de paralysie de l'accommodation.

La forme hémiopique, si fréquente dans les cécités par angio-spasme d'origine corticale, est ici exceptionnelle. La cécité peut frapper à la fois les deux yeux, ou ce qui est beaucoup plus fréquent se limiter à un œil ; par là la cécité rétinienne se distingue de la cécité corticale qui jamais n'affecte un seul œil. Souvent enfin une seule branche est atteinte, produisant une cécité limitée à un secteur du champ visuel.

Les symptômes ophtalmoscopiques de l'angio-spasme réti-

nien. Il est assez rare que l'on puisse assister à la période aigüe pendant laquelle les symptômes ophtalmoscopiques doivent être au maximum. Les accès sont en général, nous le verrons, de courte durée et les malades viennent le plus souvent nous consulter le lendemain ou quelques jours après. Il en résulte que nous ne connaissons qu'imparfaitement le tableau ophtalmoscopique complet de la période aigüe.

Un certain nombre d'observations nous permettent cependant de nous le représenter.

1er cas. *Le spasme porte sur le tronc ou sur toutes les branches de l'artère centrale de la rétine.* — On a signalé dans ce cas avant tout la décoloration de la papille et l'étroitesse des vaisseaux rétiniens.

Dickson Bruns (1), chez une jeune fille atteinte brusquement d'un trouble visuel, constata l'étroitesse des artères rétiniennes, l'élargissement des veines qui paraissaient plus sombres, l'existence d'un halo bleu autour de la papille (œdème). La compression du globe amenait rapidement de fortes pulsations, puis une anémie complète de la papille.

Dans les cas de Labadie-Lagrave et Laubry (2), de Rist et Bornait-Legueule (2), l'examen ophtalmoscopique montrait l'absence complète d'altération du fond de l'œil, et une décoloration de la papille qui céda à l'inhalation de nitrite d'anyle. Weiss (3) a rapporté un cas dans lequel les vaisseaux contractés se transformaient

<hr>

(1) Dickson-Bruns. « Un cas de spasme des vaisseaux rétiniens ». *Ophthalmology*, janvier 1911.

(2) Labadie-Lagrave et Laubry, Rist et Bornait-Legueule cités par Vaquez. Maladies du cœur, 1921, p. 479.

(3) Weiss. Amaurose fugace par spasme des vaisseaux rétiniens. *Congrès de Heidelberg*, 1922.

en stries blanches. Après une demi-heure ils se remplis-
saient à nouveau.

Dans une observation récente, Bruner (1) rapporte le
cas d'un jeune homme de 34 ans qui fut brusquement
atteint de cécité transitoire à rechute de l'œil gauche. La
vue diminuait pendant les crises au point qu'il ne voyait
pas les mouvements de la main. Pendant ces crises, la
papille et la rétine devenaient brusquement plus pâles.
Les artères se rétrécissaient, la circulation s'arrêtait ;
il n'y avait plus de pulsation ; la colonne sanguine appa-
raissait fragmentée dans les veines ; puis au bout d'une
à trois minutes, les pulsations réapparaissaient, les
artères reprenaient leur calibre normal et la vue rede-
venait très rapidement bonne.

Dans ce cas, on a le type de l'oblitération artérielle
complète, celui que nous retrouverons en étudiant
l'oblitération de l'artère centrale. L'erreur de diagnostic
a d'ailleurs pu être faite ; Leber a publié un cas où
d'après les symptômes subjectifs et ophtalmoscopiques
on porta le diagnostic de thrombose de l'artère centrale,
mais pour lequel d'après les constatations anatomo-
pathologiques, il devait s'agir en réalité d'un spasme de
l'artère centrale.

Ces cas extrêmes sont rares. C'est uniquement d'après
les antécédents du malade, la brusquerie de l'apparition
et de la disparition des crises que le diagnostic peut être
fait. Sauf dans les cas où l'aspect ophtalmoscopique se
modifie au cours même de l'examen, il est bien difficile
d'après le simple examen objectif d'affirmer l'existence
du spasme. Le rétrécissement des vaisseaux est souvent

---

(1) Bruner. Spasm of the central retinal artery. *American Journal of
Ophthalmology*, t. 4, n° 7, 1921.

bien difficile à apprécier. Quant à la pâleur de la papille, comment affirmer qu'elle n'existe pas depuis longtemps déjà ? On ne pourra vraiment l'attribuer au spasme qu'après l'avoir vu brusquement disparaître. De même, dans un cas comme celui de BRUNER, ce sera seulement la disparition de tous les symptômes subjectifs et objectifs, qui pourra prouver la non-existence de l'oblitération anatomique par thrombose ou embolie de l'artère centrale.

Lorsque le malade est vu après la cessation de la crise, il ne persiste plus aucun trouble ophtalmoscopique. La pâleur de la papille a cependant été quelquefois notée mais ici encore, ce signe pour les mêmes raisons que j'ai données plus haut, ne doit être accepté comme le vestige d'un spasme qu'avec une très grande réserve. Le diagnostic rétrospectif de spasme se basera sur l'absence de symptômes objectifs, et sur l'affirmation par le patient d'une cécité plus ou moins passagère, mais suivie d'un rétablissement parfait ou à peu près parfait de la vision.

2⁰ *Les spasmes d'une branche de l'artère centrale.* — Il est fréquent que le spasme ayant d'abord frappé le tronc de l'artère centrale de la rétine se localise ensuite à une branche seule. Les signes subjectifs seront particulièrement nets si le rameau intéressé est un rameau maculaire. Quant aux symptômes ophtalmoscopiques, ils persistent comme le trouble visuel, c'est-à-dire plusieurs jours.

Un certain nombre d'observations nous renseignent nettement sur l'aspect du vaisseau, siège du spasme. Le calibre en paraît normal ou à peine diminué, mais tout autour de lui, l'engaînant d'un bout à l'autre de son parcours, on voit une traînée blanchâtre très nette.

M. L., 32 ans, est pris brusquement le 3 décembre 1920 au réveil d'un trouble visuel qui d'abord léger se transforme en une cécité relative occupant peu à peu la totalité des deux champs visuels. Le malade au cours de cette crise peut se diriger dans son appartement, mais il ne peut ni lire, ni écrire, et se sent absolument incapable de sortir. Aucun autre malaise n'accompagna ce trouble visuel. Douze heures après le trouble disparaît ; le lendemain matin l'œil gauche est redevenu tout à fait normal ; l'œil droit reste un peu trouble.

Nous voyons le malade le lendemain 4 décembre, soit plus de 24 heures après le début de la crise. L'œil gauche est absolument normal. A droite, la papille est normale, mais le long de la branche temporale supérieure, une traînée blanchâtre est nettement visible, accompagnant assez loin la branche artérielle qui paraît un peu plus petite que les autres branches d'égale importance. L'acuité visuelle est de 7/10 avec un rétrécissement net du champ visuel en bas et en dedans. Le tonus oculaire est, comme à gauche, de 22 mm. ; des deux côtés la pression artérielle locale est de 32-70. La pression artérielle générale est de 13,5-9.

Aucune lésion du cœur (Dr DONZELOT) W. — Pas d'albuminurie. Je prescris au malade du valerianate. Le trouble visuel va en diminuant ; la zone blanchâtre diminue peu à peu d'étendue ; le 12 décembre V = 10/10, champ visuel normal ; il persiste un très léger trouble le long de la branche artérielle supero-externe.

Par la suite le malade a complètement guéri.

Cette traînée blanchâtre qui rappelle le trouble rétinien généralement plus diffus de l'oblitération rétinienne est notée dans presque toutes les observations. Elle existait entre autres le long d'un rameau maculaire dans le cas de MM. VALUDE et J. GALLOIS, dans un cas de Marc. LANDOLT (inédit, cité par KOBY (1)).

Dans une observation de KOBY (1) les symptômes ophtalmoscopiques étaient encore plus nets. Le champ visuel de l'œil gauche montrait une hémianopsie à limite inférieure presque exactement horizontale ; les artères supérieures étaient extraordinairement amincies, quelques

(1) KOBY. Hémianopsie inférieure monoculaire avec altérations rétiniennes visibles surtout à la lumière anérythe. *Arch. d'ophtalmologie*, juin 1921.

unes oblitérées et réduites à l'état de mince filament
entourées d'une gaine blanchâtre. Cet aspect ophtalmoscopique, qui est celui de l'artérite oblitérante chronique,
est rapporté par Koby à un spasme vaso-moteur (son

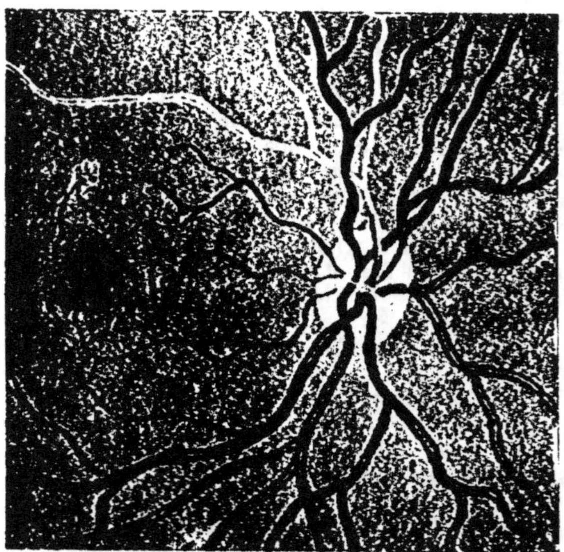

Fig. 24. — Spasme rétinien (Koby).

malade montrait une excitabilité marquée du système
sympathique.) Je pense qu'il faut considérer dans ce cas
que le spasme a porté sur des vaisseaux déjà atteints
d'artérite chronique et n'est qu'un phénomène surajouté
au cours d'une affection vasculaire. Le fait n'en est pas
moins fort intéressant ; nous en retrouverons des exemples en étudiant l'oblitération artérielle.

Il s'en faut d'ailleurs que ces signes ophtalmoscopiques,
aussi bien dans le spasme du tronc que dans celui de ses

branches, soient constants. Il est vraisemblable que plus l'on se rapproche de la période aiguë, plus leur fréquence est grande : il faut tenir compte aussi de l'intensité du phénomène. Si le spasme est assez fort pour amener une oblitération totale ou presque totale, les signes ophtalmoscopiques de cette oblitération apparaissent et durent quelque temps. Mais, sur nombre de malades se plaignant encore d'un trouble visuel dont l'histoire et l'évolution me prouvèrent bien qu'il s'agissait de spasmes, il n'existait aucun signe objectif visible. J'ai déjà rapporté l'histoire d'une malade qui, venue me consulter pour un trouble en secteur de son champ visuel pour lequel elle avait déjà vu plusieurs oculistes, sans aucun signe ophtalmoscopique, se trouva brusquement guérie après que j'eus appliqué mon dynamomètre pour mesurer la pression artérielle locale.

Influencée d'une part par la contraction de la paroi et par les modifications du calibre vasculaire qui en résultent, et d'autre part par la pression artérielle générale, la pression artérielle locale ne peut avoir d'intérêt que si on la rapproche de la pression générale. Si la vasoconstriction porte sur le tronc autant que sur les branches, la pression artérielle rétinienne paraît diminuée ; nous avons pu, MAGITOT et moi, le constater au cours de nos expérimentations sur le sympathique. Si elle porte surtout sur les branches, ce qui est le cas de la majorité des spasmes, la pression rétinienne, diastolique surtout, paraît légèrement accrue, ce qui tient sans doute à l'état de contraction des parois opposant leur résistance propre à l'écrasement de leur calibre. Rappelons-nous enfin combien, surtout chez ces malades, la pression artérielle générale et locale peut paraître instable.

Les conséquences du spasme artériel pour la rétine. — Nous venons de le voir, elles seront fort différentes suivant que le spasme ferme totalement ou partiellement le vaisseau atteint ; elles sont très différentes aussi suivant la durée du spasme ; dans le cas de BRUNER où l'arrêt de la circulation était total, mais ne durait que de 1 à 3 minutes, la vision put se rétablir complètement. Tout est une question de durée et de degré ; une oblitération complète ou presque complète provoque rapidement des lésions définitives ; nous le verrons en étudiant dans un autre chapitre l'oblitération rétinienne ; ce n'est d'ailleurs pas dans la grande majorité des cas le fait du spasme rétinien. Une oblitération incomplète mais prolongée amène au contraire à la longue des lésions durables ; mais ce n'est pas non plus en général le fait des spasmes rétiniens. Nous verrons cependant ABADIE rapporter certains cas d'atrophie optique à la contracture prolongée des vaisseaux rétiniens.

La durée de ces accès est essentiellement variable ; généralement très courte, de quelques minutes à quelques heures, la cécité peut persister en s'atténuant pendant plusieurs jours. Il est impossible de dire si l'accès, une fois terminé, sera suivi ou non par d'autres. Souvent il s'agit d'une crise unique ; dans d'autres cas les accès se répètent quelquefois tous les jours.

Mlle St., 22 ans, n'a rien présenté d'anormal dans ses antécédents jusqu'à l'âge de 18 ans. A ce moment à la suite d'une crise grave de rhumatisme articulaire aigu, elle aurait présenté des accidents choréiformes d'abord localisés à gauche, puis généralisés. Crise d'aphasie qui a duré quelques jours.

Depuis ce moment elle a eu presque chaque jour un trouble oculaire. La première crise s'est produite la première fois que la malade a voulu se lever ; elle a senti une légère douleur du côté des deux yeux, puis la vue s'est troublée ; la perte de la vision a été pendant un quart d'heure *presque* absolue.

Cette crise s'est produite depuis, presque chaque jour, allant peu à peu en s'atténuant. Ce qui amène la malade à notre consultation, c'est que depuis quelque temps, la cécité de l'œil droit restant pendant chaque accès légère, la cécité de l'œil gauche devient plus prononcée, presque complète.

A l'examen des pupilles, réactions normales ; la dilatation est peut-être un peu exagérée. Rien d'anormal au fond de l'œil. T. a. r. = 35-60 mm. Hg. Pouls veineux spontané qui s'éteint à la moindre pression. La tension oculaire étant de 20 mm. Hg, cela donne une pression veineuse de 22 mm. Hg, c'est-à-dire normale. V = 10/10.

Examen du cœur (Dr DONZELOT). Cœur normal. Pression humérale 12,5-7,75 (VAQUEZ-LAUBRY).

Pas d'albuminurie. Urée sanguine 0,28 par litre. W. — Nous prescrivons des pilules de MEGLIN, à raison de 3 par jour (extrait de valériane, extrait de jusquiame, oxyde de zinc de chaque 5 centigrammes) dans l'espoir d'agir sur l'élément spasmodique.

Après huit jours de ce traitement, la malade considère son état comme aggravé ; les troubles oculaires reviennent plusieurs fois par jour, et s'accompagnent de sensations vertigineuses. Elle continue cependant et peu à peu les accès s'espacent ; ils n'ont pas encore complètement disparu aujourd'hui.

A côté de cas de ce genre où la cécité se reproduit avec une régularité aussi frappante, il est beaucoup plus fréquent de rencontrer des cas où l'accès se produit une fois et ne se renouvelle pas, si bien que lorsque le sujet vient nous confier ses craintes, il est en réalité déjà guéri.

Autant il est facile de faire le *diagnostic* dans certains cas, autant il peut être difficile de le faire dans ceux où le trouble se reproduit avec la régularité et l'allure de chronicité dont nous avons parlé plus haut. Si on peut voir le malade au moment d'une crise, constater les symptômes ophtalmoscopiques dont nous avons signalé l'existence, l'hésitation n'est pas permise ; mais si un sujet se présente se plaignant d'un trouble intermittent de la vue, comment peut-on faire le diagnostic ? Soyons prudents. N'allons pas prendre une lésion vasculaire peu visible ou une névrite retro-bulbaire pour un spasme. Pour être autorisé à rapporter le trouble à un angio-spasme dont on ne constate pas les signes ophtalmoscopiques, il est indispensable que certaines conditions soient remplies : d'abord l'absence de toute lésion ophtalmoscopique (à l'exception des signes décrits plus haut du spasme vasculaire, signes qui feraient le diagnostic), ensuite la constatation d'une acuité visuelle normale et d'un champ visuel normal, en dehors des crises, même s'il persiste comme cela est fréquent une légère sensation de brouillard. Ce qui assurera encore le diagnostic, c'est la disparition immédiate du brouillard après l'inhalation de quelques gouttes de nitrite d'amyle.

En somme ce qui caractérise le spasme tel que nous l'étudions ici, c'est surtout qu'il est transitoire. Nous verrons cependant, en étudiant l'ischémie rétinienne quels accidents pourrait produire un spasme incomplet mais prolongé des vaisseaux rétiniens.

Nous avons vu que l'angio-spasme rétinien, avec la traînée blanchâtre périvasculaire avait pu être pris pour une embolie artérielle. Le diagnostic se fera naturellement dans la suite par l'évolution si différente des deux affections ; mais au moment même où le trouble est à son maximum, où la tache rouge maculaire peut être ébauchée, *les pulsations artérielles provoquées existent dans le vaisseau spasmé ; elles n'existent pas dans le vaisseau oblitéré.*

En interrogeant le malade, on trouvera souvent d'autres symptômes qui pourront encore éclairer le diagnostic ; il est rare que les spasmes soient uniquement rétiniens. On notera la trace de troubles analogues du côté des extrémités (doigts morts), du côté des membres (crampes, troubles vaso-moteurs divers), du côté de la circulation cérébrale (scotome étincelant, troubles fonctionnels de la parole, de l'idéation, dans un cas, hémiplégie passagère, etc...). L'existence de l'un ou de plusieurs de ces symptômes sera d'un grand secours, le cas échéant, pour affirmer le diagnostic.

L'étiologie des angio-spasmes rétiniens. Les cécités par spasme des vaisseaux corticaux, celles que l'on voit survenir dans le saturnisme par exemple, et qui s'accompagnent souvent ou de vertiges, ou d'aphasie (l'amaurose cérébrale de VAQUEZ) sont, nous l'avons vu, rapportées par M. VAQUEZ à l'hypertension artérielle paroxystique. PAL (de Vienne) a souvent aussi décrit les cécités (d'origine corticale ou rétinienne) comme accompagnant les « crises vasculaires » de l'hypertension artérielle.

Les angio-spasmes rétiniens peuvent avoir la même origine ; on les rencontre très fréquemment chez les hypertendus ne présentant aucune lésion rétinienne. Ces malades qu'il faut aller chercher dans les services spéciaux et qui ne viennent pas nous consulter, nous racontent qu'ils ont, de temps à autre, indépendamment de la vision de mouches noires dont nous avons déjà parlé, la sensation de brouillards passagers qui n'ont ni la forme hémiopique, ni la qualité de cécité absolue des spasmes corticaux. Comment en serait-il autrement ? Comment les vaisseaux cérébraux étant si fréquemment chez ces malades, atteints de spasme, les vaisseaux rétiniens sur l'origine cérébrale desquels nous avons si souvent insisté, ne seraient-ils pas eux-mêmes touchés par ces spasmes ?

L'hypertension artérielle est donc un des facteurs des

angio-spasmes rétiniens. Comment agit-elle ? Y a-t-il là un procédé de défense des vaisseaux se fermant pour lutter contre une pression exagérée qui menace leur intégrité ? N'est-ce pas la conséquence du développement anormal de la musculature de ces artérioles hypertendues ? Cela est possible ; c'est une hypothèse séduisante, mais ce n'est qu'une hypothèse.

On sait que les brightiques, les saturnins (DE LAPERSONNE), déjà atteints de lésions rétiniennes, présentent souvent des exagérations momentanées de leur trouble visuel ; un nouveau brouillard s'ajoute pour quelques instants à celui qu'ils éprouvaient. Ces accès qui durent peu, peuvent s'expliquer par des angio-spasmes dont l'origine est encore l'hypertension artérielle.

Mais il s'en faut de beaucoup, que les spasmes rétiniens ne se produisent que chez des hypertendus. En consultant mes observations, je les retrouve dans plus de la moitié des cas chez des sujets de pression artérielle normale ou même un peu basse. Si l'hypertension artérielle est donc une des causes fréquentes de l'angio-spasme rétinien, elle n'en est incontestablement pas la cause unique. On pourrait, il est vrai, admettre dans ces cas où la pression artérielle paraît normale, qu'elle est par moments brusquement exagérée, hypertension seulement passagère. En admettant cette explication très plausible on n'avancerait d'ailleurs pas la question, car il resterait à donner le pourquoi de cette hypertension passagère.

RAYNAUD avait observé le spasme rétinien chez quelque malades atteints de l'affection qui porte son nom, *l'asphyxie locale des extrémités*. PANAS (1) déclarait ne l'avoir

(1) PANAS. Traité des maladies des yeux. T. I, p. 619.

jamais constaté sur les malades que RAYNAUD lui envoyait
J'en ai observé cependant un cas très net.

La malade, une jeune femme de 22 ans, présentait depuis trois ans
à la suite d'une grossesse (terminée par une fausse couche) au cours
de laquelle elle aurait eu de l'albuminurie et des accés convulsifs, une
cécité intermittente des deux yeux apparaissant sous forme d'un
brouillard couvrant tous les objets plusieurs fois dans la journée.
Cet état allait en s'accentuant ; la malade dont la vision était normale
entre les accés, était arrêtée plusieurs heures chaque jour, pouvait
se conduire, mais était incapable de tout travail appliqué. Hospitalisée
pour un examen complet dans le service du Pr VAQUEZ, cette jeune
femme fut reconnue exempte de toute affection cardiaque. Pas
d'albuminurie. Wassermann négatif. Urée dans le sang 0,23 par litre.
Pression générale un peu élevée 16-10. État asphyxique assez net
des mains qui sont par moments, affirme la malade, tout à fait froides
et violettes.
A l'examen des yeux, légère dilatation pupillaire, réflexes normaux,
pouvoir accommodatif normal. Rien au fond de l'œil. La pression artérielle locale est cependant un peu augmentée 45-100 mm. Hg.
V = 10/10. Je n'ai jamais pu examiner la malade au cours d'une
crise.

Mais dans un grand nombre de cas, il est impossible
de trouver une affection à laquelle on puisse rattacher le
spasme rétinien comme les autres spasmes concomitants.
Un trouble du sympathique est évident ; c'est l'exagération de sa tonicité normale. Quelle est donc la cause
de cette hypertonie ?

On sait que les toxines peuvent avoir une action per-
tubatrice sur la fonction sympathique. En 1905, GRASSET
attribuait les spasmes des artérioles à une insuffisance de
l'appareil antitoxique ; c'est ce qui se produirait dans le
mal de Bright, dans l'artério-sclérose, l'insuffisance rénale.
Mais cette intoxication chronique qui produit le doigt
mort, les crampes nocturnes, qui produit aussi (peut-être
autant que l'hypertension), le spasme rétinien des brightiques, des saturnins, elle ne nous apparait pas dans le

plus grand nombre de nos observations ; pas d'albumine, pas d'urémie, pas d'infection chronique. Des sujets jeunes, en apparence bien portants, les femmes plus souvent que les hommes sont atteints.

Ce que nous savons de la pathologie du sympathique nous fait placer à l'origine de l'hypertonie sympathique un trouble dans la sécrétion endocrinienne ; mais quelle glande faut-il incriminer, et pourquoi sa sécrétion est-elle troublée ? En disant que nos malades présentent des phénomènes d'hypertonie sympathique, ce qui est incontestable, nous laissons encore une bien grande place à l'inconnu.

Signalons enfin que dans le *glaucome chronique* les angio-spasmes rétiniens interviennent quelquefois pour exagérer, momentanément le trouble visuel. Nous les retrouverons en étudiant la circulation rétinienne dans le glaucome.

M. B., 62 ans, horloger, sans antécédents notables, vient à la consultation de Lariboisière le 12 novembre 1920, racontant que deux jours auparavant il se serait aperçu en se levant que l'œil gauche était presque complètement aveugle ; cette cécité relative aurait duré cinq à dix minutes, puis aurait disparu ; mais dans la même journée sont survenus plusieurs accès de cécité transitoire toujours d'assez courte durée. Le lendemain l'état est le même ; pour quelques instants la cécité a encore été presque totale à gauche ; en même temps le malade aurait éprouvé une sensation de « resserrement » dans le fond de l'œil.

Le 12 novembre (c'est-à-dire deux jours après la première crise) l'accès de cécité se produit pendant qu'on prend son champ visuel. A ce moment on note une inégalité pupillaire, la pupille gauche étant plus dilatée. La crise terminée, on trouve un rétrécissement nasal des deux champs visuels.

Je n'ai examiné le malade que quelques jours après. Les accès ont été en s'espaçant. Le fond de l'œil montre à droite comme à gauche une excavation papillaire des plus nettes. Les vaisseaux sont petits ; il n'y a pas de mouvements veineux ni spontanés, ni provoqués. OD V = 2/3. O G V = 1,2.

La tension oculaire est pour l'œil droit de 26 mm. et de 38 mm. pour l'œil gauche. La pression artérielle rétinienne est de 35-65 à droite et de 40-63 à gauche. La pression artérielle générale est de 16-9 (VAQUEZ-LAUBRY).

Voici donc un cas très net de glaucome chronique où le premier symptôme subjectif, celui qui a décidé le malade à venir consulter a été l'angio-spasme rétinien.

Notons enfin la très grande fréquence du spasme de l'artère centrale comme symptôme prémonitoire de l'occlusion par thrombose de cette artère. C'est un point de grande importance qui sera traité au chapitre de l'oblitération de l'artère centrale. Bien souvent le spasme est le signal du début de la lésion artérielle locale.

En résumé les angio-spasmes rétiniens, trop souvent méconnus, nous paraissent tenir une place importante dans les troubles fonctionnels de la circulation artérielle rétinienne.

TROISIÈME PARTIE

Les lésions des vaisseaux rétiniens.

———

CHAPITRE VIII

Aspects anormaux des vaisseaux rétiniens.

En étudiant les lésions des vaisseaux rétiniens, nous resterons autant qu'il nous sera possible sur le terrain des renseignements fournis par l'examen ophtalmoscopique ; nous insisterons moins sur l'anatomie pathologique ; non pas que nous estimions qu'elle puisse être négligée, ou seulement mise au second plan ; mais d'une part, nous n'aurons rien, au point de vue microscopique, à ajouter à ce que d'autres ont si bien décrit, et d'autre part, nous ne perdons pas de vue que notre étude, déjà trop vaste, doit s'inspirer avant tout des enseignements cliniques. Dans son rapport classique sur la rétinite albuminurique, Rochon-Duvigneaud écrivait : « L'ophtalmoscopie, disait Charcot, c'est l'anatomie pathologique faite sur le vivant. Mieux encore, c'est l'anatomie pathologique vivante. Si le microscope ne peut jamais nous montrer que des lésions à un moment donné, définitivement arrêtées dans leur évolution, et par là peu compréhensibles, l'ophtalmoscope nous permet au contraire d'en voir les aspects successifs et, si l'on peut dire, la vie... Mais l'ophtalmoscopie n'a pas encore à l'époque actuelle toute sa portée ; nous ne savons pas encore, ou tout au moins nous sommes loin de bien savoir, ce que sont, histologiquement, les modifications aperçues au fond de l'œil. » Voilà tracé le programme idéal, mais combien difficile à remplir. Tant d'aspects quelquefois fugitifs des vaisseaux rétiniens, tant de lésions vasculaires sur des yeux qui ne seront jamais énucléés et chez des sujets qui nous échappent avant leur mort, n'ont pas encore reçu la consécration de l'anatomie pathologique ! Il en résulte que très souvent nous en sommes réduits à dire ce que nous voyons, à essayer d'après cette constatation et d'après les symptômes fournis par chaque cas, de trouver des analogies avec les faits mieux établis de la pathologie générale, et de fixer ainsi les raisons d'un aspect ophtalmoscopique.

Anomalies des vaisseaux rétiniens.

Nous ne décrirons pas ici les multiples façons dont peuvent se bifurquer les vaisseaux rétiniens à la sortie de la papille ; en signalant les types les plus classiques, nous avons suffisamment laissé comprendre que artères et veines rétiniennes pouvaient à ce point de vue différer d'un sujet à l'autre ; leur mode de distribution est si variée que l'on a pu chercher à en faire un signe d'identification anthropométrique.

Une anomalie, souvent rencontrée, montre l'existence d'une anse artérielle émanant de la papille, le plus souvent du tronc de l'artère centrale, et pénétrant le vitré. Ce type constamment rencontré chez certains vertébrés, le gardon par exemple (1) est rare chez l'homme. Il paraît s'agir d'une anomalie congénitale ; elle a été signalée par HIRSCHBERG, WACHTLER, GUNSBURG, BONDI, HIRSCH (2), par ALEXANDER (3), VAN GEUNS (4), et par KIPP (5).

La figure que nous donnons ci-contre d'après le schéma de GUNSBURG vaut mieux que toute description ; une branche artérielle de moyen calibre vient faire saillie au devant de la papille dessinant une boucle, dont les deux branches entortillées en forme de vrille sont étroitement accollées l'une à l'autre. Dans le cas de KIPP (observé comme de règle sur un sujet par ailleurs normal), il s'agissait d'une branche artérielle pénétrant de 2 mm. environ dans le vitré, s'enroulant quatre fois autour

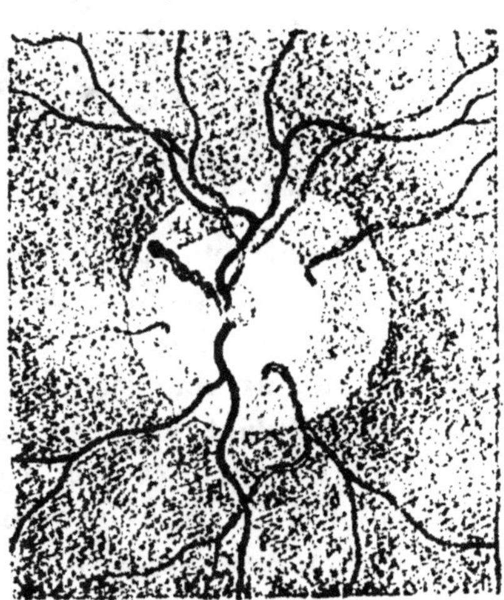

Fig. 25. — Anse artérielle pénétrant dans le vitré (GUNSBURG).

(1) VAN DUYSE. Encycl. fran. ophtalm., t. II, p. 425.
(2) Cités par VAN DUYSE.
(3) ALEXANDER. *in Ann. d'oculistique* t. 132. p. 137 I, Astérioles dans le corps vitré.
(4) VAN GEUNS. *Soc. néerlandaise d'ophtalm.*, 1900.
(5) KIPP. *Archives of Ophthalmology*, 1905.

d'elle-même, puis retournant au disque optique pour suivre son cours habituel. Il est noté dans ce cas comme dans plusieurs autres, que la pression digitale amenait l'apparition de pulsations.

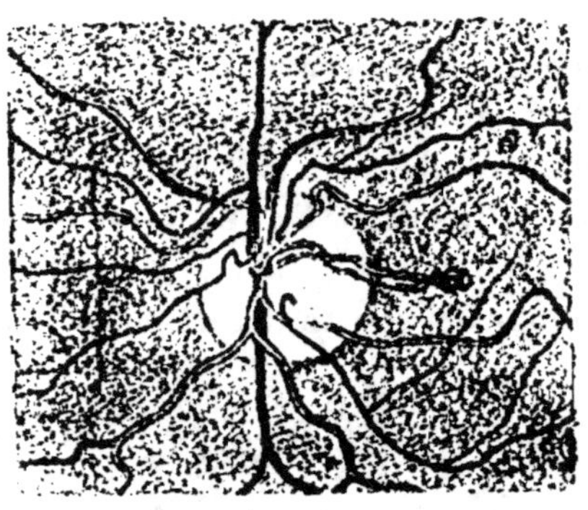

Fig. 26. — Anse d'artère rétinienne pénétrant dans le vitré (C. Hinsen).

Ce qui caractérise ces *anses vasculaires rétiniennes saillant dans le vitré*, c'est que le vaisseau qui leur a donné naissance, revenu sur le plan de la papille reprend son cours normal. Par là elles diffèrent totalement d'autres vaisseaux qui, partis eux aussi de la papille, viennent également faire saillie au devant du plan rétinien, et qui sont les reliquats plus ou moins complets des *vaisseaux hyaloïdiens*. On sait que pendant la vie fœtale, l'artère hyaloïdienne, quittant la papille, traverse d'arrière en avant le vitré et vient s'étaler à la face postérieure de la cristalloïde postérieure. A la fin de la vie fœtale ce réseau vasculaire disparaît en s'oblitérant à partir de la membrane pupillaire.

Cette disparition complète n'est pas constante. C'est ainsi que TERNIEN (1) en examinant les yeux de 16 enfants nouveau-nés ou âgés de moins d'un an, l'a constamment rencontré, sous la forme d'un petit filament artériel long

____

(1) TERNIEN. Constance chez l'homme de la persistance d'un vestige de l'artère hyaloïde dans les premiers mois de l'existence. *Arch. d'ophtalmologie*, 1897.

de 1 mm. à 1 mm. 1/2, saillant dans le vitré et situé sur le côté nasal de la papille.

Si ces reliquats hyaloïdiens constamment rencontrés chez l'enfant ne sont plus vus chez l'adulte, cela ne veut pas dire qu'ils n'existent jamais. Ces corps flottants effilés, adhérents à la papille et le plus souvent nettement reliés à un vaisseau central, que nous pouvons voir à l'ophtalmocope et qui occasionnent au sujet chez lequel ils apparaissent *brusquement* devant l'œil, (la sensation d'un cheveu) une gêne marquée pour laquelle nous sommes si souvent consultés, ne sont-ils pas eux aussi des vestiges des vaisseaux hyaloïdiens ? C'est entre 45 et 60 et surtout chez les femmes que pareil accident survient. On peut admettre qu'il s'agit d'un débris hyaloïdien qui jusque là tendu entre la papille et la cristalloïde postérieure demeurait invisible, puis qui, perdant son adhérence cristalloïdienne, se rétracte et devenu à la fois plus épais et mobile est brusquement visible.

A côté de ces vestiges rudimentaires, il faut signaler des cas de persistance beaucoup plus complète du réseau hyaloïdien. De nombreux cas en ont été rapportés ; on a signalé l'existence de cordons opaques étendus de la papille à la cristalloïde postérieure, ou d'opacités partant de la papille ou de la cristalloïde postérieure et visibles sur un parcours plus ou moins long dans le corps vitré. DANIS (1) en a récemment signalé un bel exemple. RUHLWANDL (2) a rapporté un cas où ces reliquats des vaisseaux hyaloïdiens étaient particulièrement prononcés. Ils se présentaient sous la forme d'un cordon épais d'ou

(1) DANIS. Persistance de l'artère hyaloïde et du canal de CLOQUET. *Soc. belge d'ophtalmologie*, 28 novembre 1920.

(2) RUHLWANDL. *Zeitschrift für Augenheilk*, avril 1906.

partaient deux fins prolongements que l'auteur considérait comme des vestiges des vaisseaux du vitré. La cristalloïde postérieure était parcourue d'un réseau filamen-
teux très complet représentant les ramifications de l'artère
hyaloïde.

C'est une origine analogue qu'il faut donner au cas
rapporté par Félatow (1). Il s'agissait d'un malade dont
le corps vitré était traversé d'arrière en avant par une
membrane demi-transparente en forme de triangle dont
le sommet était fixé au cristallin et la base à la papille, et
sur le tissus rétinien peripapillaire. Les rameaux de l'artère
centrale couraient à la surface de cette membrane ; les
uns s'étendant jusqu'au cristallin, les autres ayant un
trajet plus court.

On connaît d'autre part l'observation rapportée par
Vassaux (2) d'un malade qui fut énucléé par Panas pour
une tumeur de l'œil et qui en réalité présentait une persistance de l'artère hyaloïdienne, avec, à la face postérieure
du cristallin, atteint de dégénérescence kystique, une
masse fibreuse vascularisée qui pouvait donner l'aspect
d'un gliome rétinien. Pour Don (3) il n'est d'ailleurs pas
douteux « qu'il existe une série d'affections du cristallin
qui relèvent de la persistance anormale de vaisseaux
hyaloïdiens, ceux-ci étant en général atteints de péri-
vasculite ».

Chez un jeune homme après une forte attaque de cette
affection sur laquelle nous aurons à revenir, connue sous
le nom d' « hémorragies rétinienne des adolescents » j'ai

(1) Félatow. Anomalie congénitale des vaisseaux rétiniens (*Soc. des
oculistes de Moscou*, janvier 1901), analysé dans *Ann. oculistique*, t. 127,
p. 227.

(2) Vassaux. *Archives d'ophtalmologie*, 1883.

(3) H. Don. Encyclopédie française d'ophtalmologie, t. VII, p. 47.

constaté, flottant à quelque distance au-devant de la papille, du centre de laquelle il partait ainsi qu'une vaste traînée blanchâtre aboutissant à des lésions chorio-rétiniennes, un rameau d'aspect artériel, de calibre apparent aussi large que celui des branches de division de l'artère centrale. Après un très court trajet, ce rameau se divisait en trois branches qui elles-mêmes se terminaient bientôt par un renflement légèrement blanchâtre. Cette terminaison par renflement rappelle un cas assez analogue signalé par DE BECK (1). Il semble bien qu'il s'agissait dans mon cas de reliquats particulièrement développés de vaisseaux hyaloïdiens. Quel rôle ont-ils pu avoir dans la production des hémorragies profuses dont fut atteint le malade ? c'est ce qu'il est impossible de dire.

Il serait très long et inutile de reproduire toutes les anomalies qui ont pu être observées du côté des vaisseaux rétiniens ; signalons comme une des plus curieuses, celle décrite par COPPEZ (2) sous le nom d' « anneau vasculaire péripapillaire anormal ». Nous reproduisons la figure qu'il en donne (fig. 27). Il s'agissait d'une femme de 39 ans qui, sans autre trouble de la vue, présentait autour des deux papilles un réseau veineux remarquablement développé.

LEVIN (3) a le premier décrit en 1899 un aspect anormal des vaisseaux rétiniens qui, par les sinuosités qu'ils décrivent rappellent les spires d'une vrille. Plus récemment DOR (4), puis DUCAMP (5) ont rapporté chacun un cas *d'état hélicoïdal des vaisseaux rétiniens*. Dans le cas de

(1) DE BECK. Persistent remains of the foetal hyaloïd artery. *American ophtalm. Monogr.* Cincinnati 1890, cité dans Encycl. franç. ophtalm., t. II, p. 410 par VAN DUYSE.

(2) COPPEZ. *Archives d'ophtalmologie*, 1908, p. 453.

(3) LEVIN. *Arch. für Augenheilk*, 1899, p. 257.

(4) DOR. *Clinique ophtalmologique*, décembre 1911.

(5) DUCAMP. *Soc. ophtalm. de Paris*, 2 janvier 1912.

Ducamp, non seulement les vaisseaux ont les sinuosités ci-desuss décrites, mais encore l'artère temporale infé-

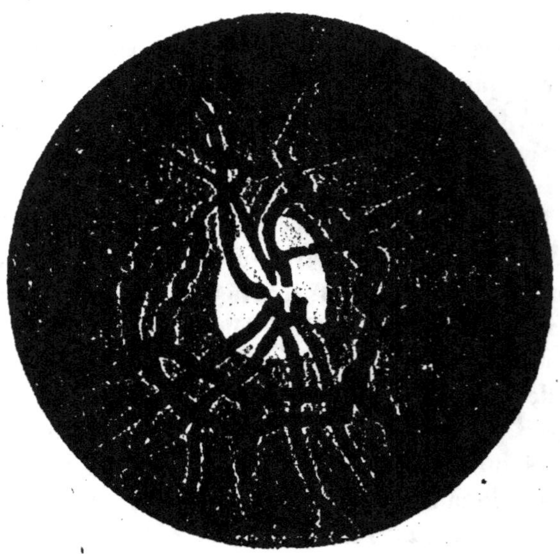

Fig. 27. — Anneau vasculaire péripapillaire anormal.
(Coppez).

rieure « décrit un trajet hélicoïdal autour de la veine correspondante, montrant que les vaisseaux, veines et artères, sont non seulement sinueux, mais encore enroulés en vrille les uns autour des autres ».

H. Don admet que cet aspect anormal des vaisseaux rétiniens serait dû à une large communication entre les veines et les artères, communication due elle-même à la polycythémie. Je crois beaucoup plutôt comme Ducamp qu'il s'agit d'un état congénital ; comme tel il est intéressant à noter, mais sans grande valeur au point de vue du diagnostic et du pronostic.

Rapprochons de cet aspect sans l'identifier avec lui, celui que présentent certaines papilles d'hypermétropes dont les vaisseaux nous apparaissent souvent congestionnés et tortueux. E. LANDOLT a donné comme explication possible de cet état anormal de la circulation rétinienne chez les hypermétropes, le faible développement de la cupule optique réduisant l'étendue du parcours des vaisseaux rétiniens et leur donnant ainsi cette allure serpentine.

Dilatations localisées des vaisseaux rétiniens.

Varices rétiniennes. — Avec DUFOUR et GONIN (1) « nous entendons par varicosités veineuses, des altérations anatomiques localisées ayant pour effet le relâchement de la paroi veineuse et par conséquent des inégalités plus ou moins définitives dans le calibre du vaisseau ».

Les varices rétiniennes sont très rares ; pour ma part je n'en ai jamais observé. Cette rareté s'explique ; admirablement soutenues sur tout leur parcours, n'ayant pas (ou presque pas) à lutter contre les lois de la pesanteur, les veines rétiniennes n'ont aucune tendance à se laisser dilater comme le font si facilement, et pourtant de raisons, les veines des membres inférieurs.

C'est à tort que l'on a décrit sous le nom de varices de la papille, l'apparition de vaisseaux dilatés et tortueux après thrombose des vaisseaux centraux, sur le disque du nerf optique (KNAPP (2), FUCHS (3)). Si nous nous reportons

(1) DUFOUR et GONIN. Encyclopédie franç. d'ophtalmologie, t. VI, p. 700.
(2) KNAPP. Ein Fall von Varicenbildung auf der Papille *Zeitsch. f. Augenh.*, 4 avril 1910.
(3) FUCHS. Varicenbildung auf der Papille. *Zeitschr., fur Augenheilk*, 6 juin 1910.

à la définition qui vient d'être donnée plus haut, et qui est la bonne, ce ne sont pas là des varices rétiniennes.

Tout au plus pourrait on parler dans ces cas avec Marc Landolt (1) de *varicosités rétiniennes*. Dans un cas que rapporte notre confrère, il existait en même temps

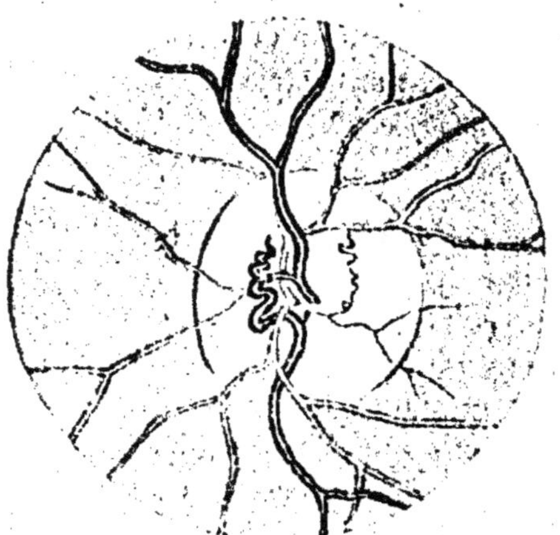

Fig. 28. — Varicosités de la papille (Marc Landolt) (*Archives d'ophtalmologie*, 1911).

qu'une très mince anastomose entre deux artères, à côté des veines rétiniennes et communiquant avec elles, sur le champ de la papille, une véritable ampoule veineuse, tourbillonnée et terminée en cul de sac. Marc Landolt explique avec raison cet aspect par l'existence «d'un obstacle à la circulation situé dans la continuité du nerf optique, au voisinage immédiat du globe, entre la papille et le point de réunion des deux branches de la veine ». C'est un aspect sur lequel nous aurons à revenir en étudiant les *vaisseaux de nouvelle formation*.

Liebreich (2) et Schoebl (3) ont rapporté des cas où les veines rétiniennes présentaient une série de petits

(1) M. Landolt. Varicosités de la papille. *Archives d'ophtalmologie*, 1911, p. 103.

(2) Liebreich. Atlas d'ophtalmoscopie, 1863.

(3) Schoebl. Dilatation of the retinal veins. System of diseases of the eye (Nortis and Olliver), t. III, p. 428, 1900.

renflements leur donnant l'aspect d'un chapelet. Ce sont là des cas tout à fait exceptionnels (fig. 29).

Anévrysmes artériels. — Les anévrysmes artériels sont des dilatations localisées apparaissant sur le trajet des artères, dues à l'amincissement de la paroi qui cède devant la pression artérielle. Ces anévrysmes peuvent

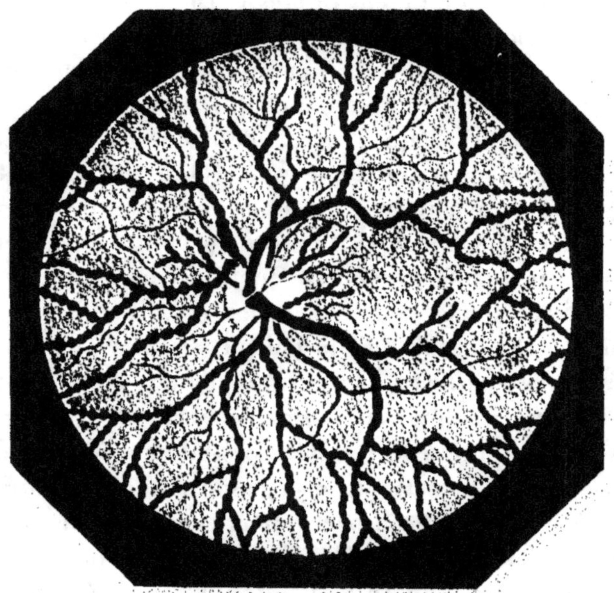

Fig. 29. — Veines rétiniennes moniliformes (d'après Schoeler).

survenir sur les artères rétiniennes ; ils sont cependant infiniment rares.

On a dit que les hémorragies rétiniennes étaient souvent précédées de la formation d'anévrysmes miliaires (comme on en rencontre sur le trajet des artères cérébrales) des artères rétiniennes. Je considère ce fait comme tout à fait exceptionnel ; deux fois cependant j'ai vu ces petits grains rouges, accolés aux artérioles, qui peuvent passer, sans que la démonstration en ait été faite, pour des anévrysmes miliaires.

De véritables anévrysmes peuvent être rencontrés dans le domaine du réseau rétinien, qu'ils soient *primitifs*, ou qu'ils soient *secondaires* à une oblitération artérielle survenue en aval du point intéressé. On constate généralement sur la papille ou à son contact immédiat, une dilatation artérielle, de dimensions variables, mais ordinairement très minimes, animée de pulsations dans les mêmes conditions que l'artère elle-même ; la coloration de ce renflement artériel est plus claire que celle des parois saines de l'artère. Dans un cas remarquable de Francisco Fernandez (1), il existait un véritable chapelet de dilatations anévrysmales. Quarante jours après le malade succombait.

Dans les deux seuls cas où j'ai pu observer l'existence d'anévrysmes rétiniens, il s'agissait d'anévrysmes secondaires à une oblitération artérielle. Dans le premier, qui a été présenté à la société d'ophtalmologie de Paris par Lavat et Masselin (2), il s'agissait d'une oblitération de l'artère centrale, et la poche artérielle siégeait en plein centre papillaire. Dans un deuxième cas (planche I, fig. 1) l'anévrysme était apparu à la suite d'une oblitération (3) de la temporale inférieure sur le champ de la papille.

(1) Francisco Fernandez. *Améric. Journal of. Ophthalmology* sep. 1920.

(2) Lavat et Masselin. Embolie de l'artère centrale de la rétine, suite d'endocardite rhumatismale. *Soc. d'ophtalmologie de Paris*, 16 octobre 1920.

(3) Je viens d'en observer nr nouveau cas remarquable avec le Dr P. Charon. Il s'agit d'une jeune fille, atteinte de sténose mitrale insoupçoannée, qui perdit brusquement la vision dans tout le champ visuel supérieur droit. Huit jours après, lors de mon premier examen, il existait sur la papille, englobant la bifurcation inférieure de l'artère, une dilatation blanchâtre, qui s'allongea peu à peu.

On se rend facilement compte du mécanisme de formation de ces anévrysmes secondaires ; en amont du point oblitéré, l'artère, supportant une pression accrue du fait de cette oblitération, se laisse dilater.

Quant aux anévrysmes *primitifs* qui paraissent être tout à fait rares, ils sont dus à la dilatation des parois artérielles malades ; la syphilis doit être avant tout soupçonnée. Dans le traité de DE WECKER et LANDOLT (1) on en trouve signalés deux cas intéressants, l'un de SCHMIEDLER (de Fribourg) (2) et l'autre de SOUS (de Bordeaux) (3).

Anévrysmes artérioso-veineux. — Les anévrysmes artérioso-veineux vrais, c'est-à-dire ceux qui sont constitués par l'ouverture d'une poche anévrysmale dans une veine n'ont jamais été rencontrés au niveau des vaisseaux rétiniens, mais sous ce nom on a rangé d'une part des *anastomoses artérioso-veineuses*, et d'autre part une affection rare mais bien étudiée aujourd'hui qui semble avoir été décrite pour la première fois par VON HIPPEL.

Les anastomoses artérioso-veineuses signalées par quelques auteurs, notamment par GALEZOWSKI, sont tout à fait exceptionnelles ; nous n'en connaissons aucun cas vraiment caractéristique. Cependant le cas classique de NAGEL, publié et dessiné par SCHLEICH, semble devoir être rapporté à une communication congénitale entre artères et veines rétiniennes.

La maladie de Von Hippel. — VON HIPPEL a décrit en 1903 pour la première fois une affection connue sous les différents noms de « maladie de VON HIPPEL, de

(1) DE WECKER et LANDOLT. Traité d'ophtalmologie, t. IV, p. 60.
(2) SCHMIEDLER. Dictionnaire des sciences médicales, 1814, t. 35, p. 20.
(3) SOUS. *Annales d'oculistique*, 1865, t. LIII, p. 211.

nœvus capillaire de la rétine (Treacher-Collins), angio
matose capillaire de la rétine (Frenkel), angiomatose
(Vossius), gliose diffuse telangiectode (Meller), angio-
gliomatose (Ginsberg).

Il s'agit d'une affection fort rare dont 20 à 30 cas seulement paraissent avoir été publiés jusqu'ici ; parmi les plus
récents nous citerons celui rapporté par Frenkel (1) qui
nous a donné une description parfaitement claire de la
maladie, et ceux présentés par Polack et Frogé (2) à la
Société d'ophtalmologie de Paris (février 1921).

L'aspect ophtalmoscopique est bien typique. Les éléments caractéristiques sont de petits globes, véritables
ballons, plus ou moins saillants au-dessus du plan rétinien,
atteignant parfois deux diamètres papillaires, souvent
moindres. Presque toujours rouges, ils peuvent avoir
une teinte plus atténuée allant jusqu'au gris, par suite
d'un trouble du tissu rétinien qui les recouvre, mais la
couleur caractéristique est rouge. Leur nombre est fort
variable, et ils apparaissent indifféremment en n'importe
quel point de fond de l'œil. Ces « ballons » (G. M. Van
Duyse) s'effacent pendant la compression du globe.

Ces éléments déjà si caractéristiques prennent encore
une physionomie très spéciale de ce fait qu'ils sont intercalés
entre une branche artérielle et une branche veineuse.
Artérioles et veinules, aboutissant à ces globes ou en
émanant, présentent un trajet nettement sinueux ; la
différence de coloration entre les vaisseaux est quelquefois si faible qu'il peut paraître à première vue difficile de

(1) Frenkel. Augiomatose capillaire de la rétine. *Annales d'oculistique*,
t. CXLVII, p. 161.

(2) Je dois à l'obligeance de MM. Polack et Frogé la figure 2 de la
planche I, qui reproduit l'aspect du cas présenté par eux.

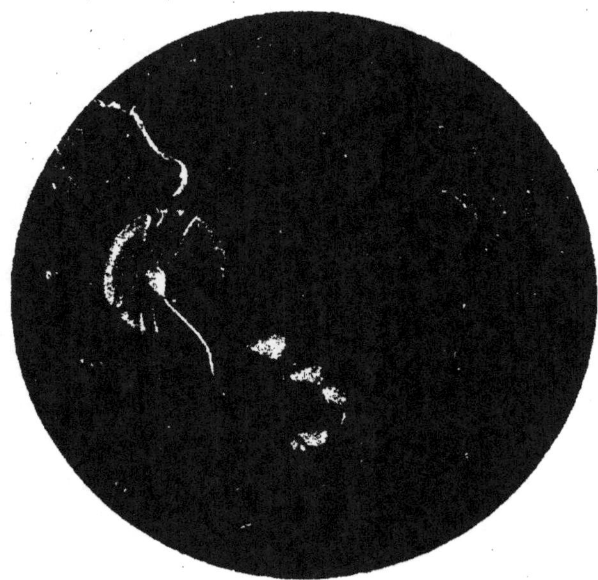

Fig. 1

Anévrysme secondaire à une thrombose de l'artère temporale inférieure
(Lésions d'artérite au delà de la saillie anévrysmale. Œdème de la région papillo-maculaire)

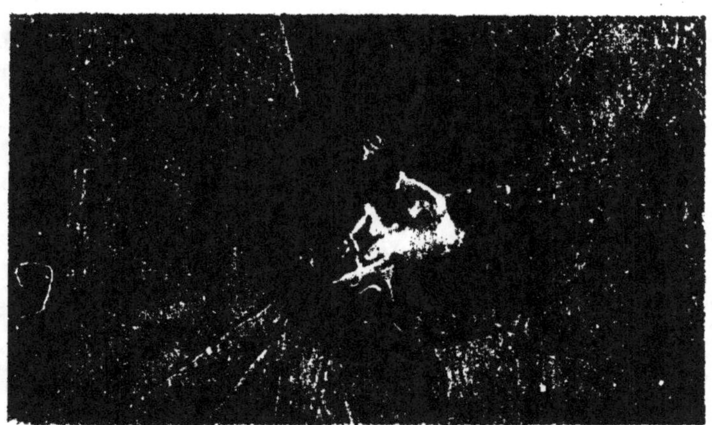

Fig. 2
Maladie de Von Hippel
(Cas de Pulack et Frogé)

les différencier. La compression du globe, en faisant apparaître les pulsations artérielles, permettra de reconnaître à leur sortie de la papille les artères des veines, s'il était besoin de ce signe.

A côté de ces éléments vasculaires caractéristiques, il faut signaler l'existence de taches blanches, qui surviennent à une phase plus avancée de l'affection, et souvent d'hémorragies rétiniennes qui peuvent manquer.

Secondairement, surviennent des altérations rétiniennes donnant l'aspect de la rétinite proliférante, aboutissant souvent au décollement de la rétine, en même temps que des troubles du corps vitré.

C'est de cette façon qu'à la période ultime de l'affection, l'examen ophtalmoscopique devient impossible. On voit que le pronostic en est tout à fait redoutable : la terminaison fatale est la cécité avec ou sans troubles du tonus oculaire (glaucome secondaire ou hypotonie).

Dans un récent et intéressant travail, G. M. VAN DUYSE (1) a étudié l'affection surtout au point de vue histologique. Deux opinions existent à ce point de vue, les uns plaçant au premier plan les modifications vasculaires, et les autres une prolifération gliale anormale C'est à cette dernière opinion que paraît se ranger G. M. VAN DUYSE. Pour le Dr ARGANARAZ (2) la maladie de VON HIPPEL est bien une gliose rétinienne diffuse telangiectoïde.

Ni la tuberculose, ni la syphilis, ni tout autre infection n'ont pu être sérieusement incriminées comme cause de cette angiomatose capillaire. Il paraît très nettement

(1) G. M. VAN DUYSE. La gliose des rétines inverties. *Archives d'ophtalm.* déc. 1920.

(2) ARGANARAZ. *Archives d'ophtalmologie hispano-américaines* 1921.

s'agir d'une affection congénitale dont les symptômes éclatent tardivement de 20 à 30 ans. Le fait que cette maladie **est** souvent familiale, se rencontrant chez plusieurs membres de la même famille (TREACHER COLLINS, FRENKEL, POLAK et FROGÉ) est encore en faveur de cette origine congénitale. Aucun traitement ne peut dans ces conditions agir sur l'affection constituée, ni même en prévenir l'éclosion.

Anastomoses artérielles. --- Il est inutile de rappeler qu'à l'état normale les artères rétiniennes sont privées d'anastomoses. LEBER (1) cependant a décrit l'existence de rameaux, visibles au microscope, non à l'ophtalmoscope, établissant une communication entre le domaine de l'artère centrale et le cercle artériel de Zinn.

L'examen ophtalmoscopique n'a jamais, au moins à notre connaissance, révélé sur un sujet normal l'existence de véritables anastomoses rétiniennes. Dans le cas déjà cité d'anévrysme artérioso-veineux de SCHLEICH (2), en même temps qu'un vaste anévrysme artérioso-veineux, il y avait de nombreuses anastomoses entre les artères temporales supérieure et inférieure. L'auteur pensait à une malformation congénitale. Dans l'observation de SEYDEL (3) il s'agissait aussi d'un anévrysme artérioso-veineu:x et il existait une communication anas tomotique entre la branche principale de l'artère temporale supérieure et une petite branche maculaire. Origine congénitale suppose SEYDEL.

(1) LEBER. Manuel de GRAEFE-SAEMISCH. *Archives d'ophtalmologie,* décembre 1920, 1877. Vol. 5, p. 548.

(2) SCHLEICH. Aneurysmo arterio-venisme. *Mitth. Aus. d. Oph. K. Tubingen,* t. II, 2, p. 202, 1885.

(3) SEYDEL. Ein Aneuvrysmo artérioso-venosum dez Netzhaut. *Arch. f. Augenheilk,* 1898.

Nombreux sont les cas d'anastomoses artérielles signa·
lées après l'oblitération du tronc de l'artère centrale.
Dans un travail de GONIN (1), on trouvera l'état des connaissances sur la question jusqu'en 1905 ; depuis, quelques cas ont encore été publiés, notamment celui de Marc
LANDOLT (2) dont nous avons déjà eu l'occasion de parler.
Chez son malade à la suite «sans aucun doute d'un obstacle
à la circulation situé dans la continuité du nerf optique »
il note l'existence d'un petit rameau artériel joignant une
artère temporale supérieure normale, et un fin rameau
temporal inférieur où la circulation était manifeste-
ment minime. Dans l'observation de COATS (3), on voit
un double réseau anastomotique tendu d'une part entre
l'artère nasale supérieure et l'artère nasale inférieure,
et d'autre part entre les nasale et temporale supérieures. Ces anastomoses existaient déjà un mois après
l'obstruction de l'artère centrale.

Enfin HARMS (4) a publié trois cas d'anastomoses
artérielles, survenus tous trois après obstruction de
l'artère centrale.

Quant à l'explication à donner de l'apparition de ces
anastomoses artérielles, l'accord n'est pas fait. Faut-il
admettre réellement l'apparition de vaisseaux nouveaux,
comme le croit MARC LANDOLT, comme l'admet aussi HARMS
au moins pour certains cas ? Avec GONIN et COATS, je

(1) GONIN. Rétablissement de la circulation rétinienne par des anastomoses à la suite d'une obstruction de l'artère centrale. *Annales d'Oculistique*,
t. CXXXIII, p. 167, 1905.

(2) LANDOLT, Varicosités de la papille (double anastomose veineuse et
artérielle). *Archives d'ophtalmologie*, février 1911.

(3) COATS. Visible anastomoses on the Papille after obstruction of the
central Artery. *The Royal London Ophth. Hosp. Reports*, vol. XIX.

(4) HARMS. Artérielle Anastomosen bildung in der Netzhaut. *Von Graefe's
Archiv.* Bd. LXXXVII, p. 331.

crois bien plutôt que des vaisseaux déjà existants se développent et deviennent visibles à l'ophtalmoscope. Lorsqu'il 'agit, comme dans la grande majorité des cas, de vaisseaux apparaissant sur la papille ou près d'elle, on doit penser à la dilatation du réseau anastomotique de LEBER ; mais cette origine ne peut pas s'appliquer aux cas, comme le premier de HARMS, où l'anastomose apparaît assez loin de la papille (deux diamètres papillaires). C'est un point sur lequel nous aurons l'occasion de revenir.

Anastomoses veineuses. — Les anastomoses veineuses sont beaucoup plus fréquentes que les anastomoses arté-rielles, dans la circulation rétinienne. Presque toujours ces anastomoses anormales sont consécutives à une obstruction totale ou partielle de la veine centrale. Si l'on y regarde de près, on voit que, dans la majeure partie des cas, elles se font par l'intermédiaire d'un lacis capil-laire anormalement dilaté. Il semble que deux branches veineuses viennent aboutir à un même groupe de capil-laires qui, dilatés, assurent la fusion entre elles.

AXENFELD(1) aurait une fois, à la suite d'une obstruc-tion partielle de la veine centrale, noté l'anastomose d'une veine rétinienne avec le réseau veineux choroïdien, et DRUNN (2) celle d'une veine rétinienne et d'une cilio-rétinienne.

Vaisseaux néoformés. — Il est très fréquent, et les observations qui en ont été déjà publiées sont nom-breuses, de voir à la suite d'une thrombose de la veine centrale ou de l'une de ses branches, apparaître soit sur la papille, soit sur le plan rétinien, de véritables lacis de

---

(1) AXENFELD. Seltene circulations anomalie der Netzhaut. *Kl. Monatsbl. fur Augenheilk.* XXXII, p. 11, 1894.

(2) DRUNN. *Archiv. of Ophthalmology*, 1918.

petits vaisseaux plus ou moins contournés et entortillés. En réalité il ne s'agit pas de la formation de nouveaux vaisseaux, mais bien de l'établissement d'une circulation collatérale par la dilatation anormale de pelotons capil-

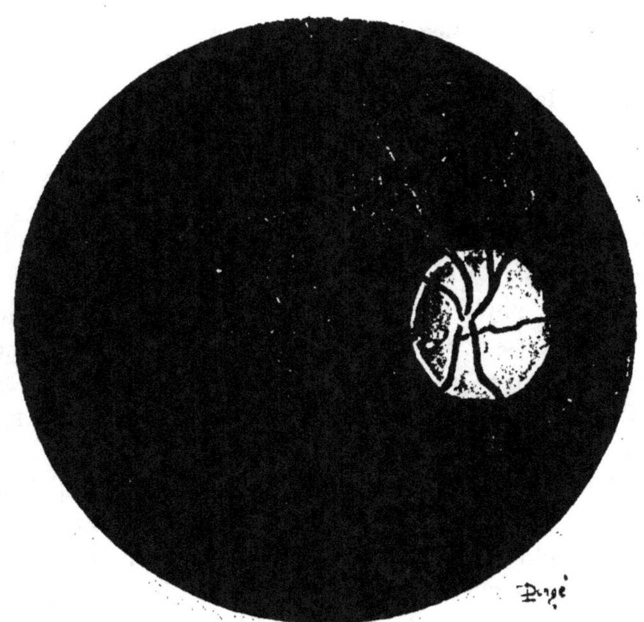

Fig. 30. — Anastomose veineuse à la suite d'une thrombose partielle de la veine centrale.

laires devenus ainsi visibles. C'est de la même façon (dilatation de capillaires préexistants ou de petites branches veineuses) qu'il faut expliquer l'apparition d'anses veineuses nouvelles comme celles dont je donne ici un exemple.

Nous mentionnerons ici quelques cas signalés dans la littérature de *télangiectasie* des vaisseaux rétiniens.

CARLOTTI (1) a montré à la Société d'ophtalmologie de Paris un enfant de 11 ans qui en même temps qu'une dilatation très marquée du réseau veineux palpébral et sous-conjonctival, présentait une vascularisation rétinienne un peu anormale. Les quatre veines principales étaient larges et flexueuses ; elles disparaissaient avant d'arriver au contour papillaire. Enfin la papille était traversée dans sa partie nasale par trois petits vaisseaux à trajet spirillaire qui se terminaient brusquement par un petit renflement en bouton. Les artères étaient normales. Cette anomalie n'existait que du côté droit.

Parmi d'autres, épars dans la littérature ophtalmologique, le cas de DE WECKER (2) est le plus intéressant. « Toutes les parties avoisinantes de la papille, ainsi que celle-ci, paraissaient n'être qu'un lacis serré de veines et d'artères, avec un enchevêtrement tel qu'il n'était guère possible de suivre les vaisseaux, artères et veines, du point de leur émergence au delà d'une distance équivalente à un diamètre papillaire. Veines et artères avaient le double de largeur de celles du côté droit, et la richesse des circonvolutions qu'elles faisaient étaient telle qu'on avait peine à constater, dans une zône équivalente à deux diamètres papillaires, autour de l'entrée du nerf optique, une partie de la rétine non recouverte de vaisseaux. Comme en général la dilatation vasculaire seule ne produit aucun trouble visuel, cet œil à aspect si étrange jouissait d'une acuité parfaite. Le père de l'enfant nous affirmait que son fils avait déjà été examiné à l'âge de huit ans par un confrère qui avait été frappé comme nous de l'étrangeté d'aspect de l'œil ».

<hr>

(1) CARLOTTI. Télangiectasie de la paupière, de la conjonctive et de la rétine. *Soc. d'ophtalmologie de Paris*, mars 1909.

(2) DE WECKER et LANDOLT. Traité d'ophtalmologie, t. IV, p. 59.

CHAPITRE IX

Renseignements fournis par l'examen
des vaisseaux rétiniens.

Nous l'avons dit et il faut le redire ; pour connaître
exactement l'état des vaisseaux rétiniens, le grossissement de l'image renversée est insuffisant. Nos grands
ophtalmoscopes fixes sont très précieux pour cet examen;
ils ne sont pas indispensables. L'image droite constamment
utilisée à l'étranger, un peu moins couramment employée
en France, et il faut le regretter, permet de voir sans
difficulté tous les aspects dont nous allons parler ; l'ophtalmoscopie électrique, si simple, si lumineuse, est préférable aux anciens procédés ; à ceux qui tout de même,
pour une raison ou pour une autre, ne veulent pas appro-
cher de trop près le malade, la loupe de Polack ou l'ophtalmoscope électrique à main de Gullstrand donnent
une image suffisamment grossie. Ce procédé qui oblige à
tenir une loupe ne leur permettra pas cependant de
palper les vaisseaux rétiniens ni de mesurer, sans le secours
d'un aide, leur pression.

On sera vite convaincu de l'importance d'une telle
observation si l'on veut bien avoir toujours présent à
l'esprit, qu'observer les vaisseaux rétiniens c'est observer

les vaisseaux cérébraux, de telle sorte que l'ophtalmologiste peut obtenir ainsi des renseignements d'une importance primordiale qui, nulle part ailleurs dans l'organisme, ne pourraient être obtenus.

Ce que nous voyons des vaisseaux rétiniens. — Lorsqu'examinant à l'ophtalmoscope le fond de l'œil nous fixons les artères et les veines rétiniennes, nous ne voyons en réalité que le contenu de ces vaisseaux. Alors que l'examen microscopique, nous permet de voir à la coupe, surtout la paroi des vaisseaux et fort peu de leur contenu, l'examen des vaisseaux rétiniens est en réalité l'examen de leur contenu, de la colonne sanguine veineuse ou artérielle ; les parois à l'état normal sont transparentes et pour nous invisibles. Mais viennent des troubles pathologiques de ces parois, elles s'épaississent et arrivent à être plus ou moins opâques. Souvent même, avant qu'elles ne deviennent visibles, l'épaississement des parois, surtout s'il porte sur l'endartère, rétrécit uniformément ou par places la colonne sanguine, et ces rétrécissements vasculaires, nous révèlent des lésions que directement nous ne pouvons pas voir. Nous aurons donc à étudier pour connaître l'état pathologique des vaisseaux rétiniens les modifications de la colonne sanguine et lorsqu'elles sont visibles, celles des parois.

Modifications dans l'aspect des reflets vasculaires. — Il est très vraisemblable que c'est à la réflexion de la lumière sur les parois vasculaires qu'est dû le reflet ; il est en général plus net sur les artères, sans doute parce que les veines, plus aplaties, moins tendues, offrent une surface réfléchissante plus large. Pour DIMMER (1) ce serait sur les globules sanguins qui se ferait la réflexion dans les

(1) DIMMER. Die ophtalmoscopische Lichtreflex der Netzhaut, 1891.

artères, et à la surface de la colonne sanguine dans les veines. Cette explication nous satisfait d'autant moins qu'il est facile de s'assurer comme ELSCHNIG paraît l'avoir montré le premier, qu'en arrêtant la circulation artérielle, on en supprime pas le reflet vasculaire.

On a voulu donner une certaine importance diagnostique aux modifications que peut présenter ce reflet des artères et des veines rétiniennes. Nous avons déjà vu qu'on avait prétendu que son élargissement signifiait un état d'hypertension vasculaire. ADAM soutient exactement le contraire (1) ; en réalité ce signe n'a, à ce point de vue, aucune valeur réelle.

Il en est de même quant à l'état de la paroi artérielle ; il est vrai que chez le vieillard le reflet diminue d'intensité mais il est bien difficile de juger de l'état de l'intégrité ou de l'atteinte de la paroi d'après l'aspect du reflet. Notons cependant qu'on le voit disparaître dans les formes avancées de sclérose vasculaire et qu'un œdème, même très léger, en un point quelconque du trajet, du vaisseau peut le masquer.

Modifications dans le trajet des vaisseaux. — A l'état normal les vaisseaux rétiniens décrivent à la surface de la rétine un trajet plus ou moins régulièrement curviligne. Au cours de ce trajet, ils font sans doute quelques crochets et modifient leur courbure sans qu'aucune règle paraisse présider à ces modifications dans leur direction. Nous avons déjà noté, à propos de l'état hélicoïdal des vaisseaux rétiniens, les sinuosités qu'ils peuvent présenter.

Dans le télangiectasie des vaisseaux dont il a été question plus haut, l'aspect des vaisseaux peut apparaître très

(1) ADAM. Diagnostic ophtalmoscopique trad. franç. par BOURDIER, 1914, p. 113.

modifié, non seulement dans leur développement et dans leur dilatation, mais aussi dans leur sinuosité. Le cas de DE WECKER déjà cité, en était un bel exemple (1).

Mais, à côté de ces états congénitaux, il est infiniment plus intéressant d'observer les tortuosités acquises des vaisseaux rétiniens.

Seules les très fines artères peuvent, de plus ou moins rectilignes qu'elles étaient, devenir franchement sinueuses. Les artérioles de premier et de deuxième ordre gardent généralement quoi qu'il arrive, leur direction primitive. Il n'en va pas de même pour les plus petites artères et notamment pour les rameaux maculaires. Lorsqu'en un point ces petits rameaux artériels sont oblitérés, soit par thrombose, soit par destruction, entre leur origine centrale et le point oblitéré, ils prennent un aspect tortueux qu'il importe de connaître. Souvent on voit ces artérioles à trajet sinueux aboutir à un foyer hémorragique (fig. 39 p. 210).

Mais ces tortuosités anormales sont encore plus nettes dans certaines circonstances, sur le trajet des veines. Nous les retrouverons à propos des oblitérations veineuses ; il est incontestable que la tortuosité de la veine est un signe précoce du trouble veineux circulatoire. A ce point de vue, il est intéressant de noter les sinuosités des vaisseaux rétiniens dans le décollement de la rétine, non seulement dans l'étendue du décollement, ce qui s'explique bien facilement, mais, au moins pour les veines, au delà de la zône atteinte. Dans la majorité des cas, si l'on examine sur la papille même les vaisseaux rétiniens on reconnaît une veine principale dont le trajet paraît sinueux ;

(1) Dans l'érythrémie (maladie de VAQUEZ) sur laquelle nous aurons l'occasion de revenir la tortuosité des petits vaisseaux est souvent nettement exagérée.

c'est celle qui provient de la zône décollée. Ce signe n'a pas encore, au moins à ma connaissance, été noté.

Il est à peine besoin de dire que pour la veine aussi bien que pour l'artère c'est en *amont* du point où la circulation est arrêtée ou troublée que se produisent ces modifications de trajet vasculaire. Dans l'oblitération d'une artériole maculaire par exemple, les sinuosités apparaîtront entre la papille et la macula ; dans l'oblitération d'une branche veineuse, c'est entre la périphérie de la rétine et le point lésé qu'elles apparaîtront.

Il ne faudra d'ailleurs pas prendre pour un aspect pathologique l'état « tourmenté » d'un vaisseau qui peut aller avec une circulation normale. L'aspect qui vient d'être décrit ne caractérise pas une lésion, il l'accompagne et quelquefois la précède ; reconnu à l'ophtalmoscope, il doit servir surtout à fixer l'attention sur le vaisseau, et à rechercher les autres symptômes d'une lésion probable sur lui-même, une de ces branches ou sur les capillaires qui en dépendent. Quelquefois un œdème rétinien très léger, soulevant inégalement les vaisseaux, en est seul la cause.

Les modifications dans la coloration de la colonne sanguine. Nous avons déjà parlé de la différence de coloration qui existe normalement entre les artères et les veines sur le plan de la papille.

Mais n'y a-t-il pas là un signe qui puisse être utilisé dans les affections vasculaires de la rétine ? Nous nous rappelons que la différence de coloration entre le sang artériel et le sang veineux tient avant tout à ce qu'au travers des capillaires, les globules sanguins abandonnent une partie de l'oxygène dont ils s'étaient chargés dans la circulation pulmonaire ; nous nous rappelons aussi que

tous les sangs veineux n'ont pas, par rapport au sang
artériel, la même différence de coloration ; que plus un
organe travaille, plus est grande la différence de coloration
entre le sang artériel et le sang veineux, que si le sang
stagne au sein des tissus, il y perd davantage d'oxygène
et se charge plus en acide carbonique, exagérant ainsi la
teinte bleuâtre du sang veineux ; nous savons enfin que
dans un réseau vaso-dilaté, le sang sortant du réseau
veineux a gardé son aspect artériel qu'une traversée trop
rapide des capillaires ne lui a pas laissé le temps de
perdre.

Appliqués à la circulation rétinienne, ces faits que nous
enseignent la physiologie générale et le simple raison-
nement, peuvent-ils avoir quelque intérêt ? Il est bien
évident que plus la différence de coloration sera forte au
centre de la papille entre la colonne artérielle et la colonne
veineuse (la coloration artérielle restant toujours sensiblement la même), plus nous pourrons en conclure que le
sang dans sa traversée rétinienne a perdu d'oxygène et
gagné d'acide carbonique. Nous avons ainsi une indication sur une gêne circulatoire possible dans le réseau
rétinien. Le fait est qu'il est facile dans les cas où la
stase sanguine est au maximum, comme dans la thrombose
de la veine centrale, de reconnaître que la coloration des
veines est par rapport à celle des artères beaucoup plus
sombre qu'à l'état normal. Il est à peu près constant aussi
dans l'atrophie optique de constater un état opposé, à
savoir que le sang artériel et le sang veineux ont sensiblement la même coloration.

Il resterait à établir, ce qui d'ailleurs n'est nullement
impossible, des étalons colorimétriques avec lesquels on
pourrait comparer la coloration du sang à l'entrée et à

la sortie du réseau rétinien, ce qui permettrait certainement de se faire une idée sur l'étendue des échanges circulatoires dans divers cas pathologiques à l'intérieur du réseau rétinien. Il y a cependant une difficulté à laquelle on se heurte dans la pratique ; c'est l'épaisseur de la colonne sanguine considérée. Deux solutions ayant le même indice colorimétrique ne donneront pas l'impression d'être également colorées si elles sont examinées sous des épaisseurs différentes. La question n'est donc pas encore résolue, mais des recherches dans ce sens pourraient nous donner d'utiles renseignements.

Rappelons ici que dans l'*erythrémie* ou *maladie de* Vaquez la différence entre les artères et les veines s'accentue du fait de la coloration vraiment noirâtre, si caractéristique des veines rétiniennes, qu'au contraire cette différence s'atténue, dans la *cyanose congénitale*, les veines gardant leur coloration normale et les artères paraissant plus foncées, et dans la *leucémie*, les artères paraissant normales, mais les veines beaucoup plus claires qu'à l'ordinaire. On sait également que dans le *décollement de la rétine* les vaisseaux rétiniens, les veines surtout, prennent dans la zône décollée une teinte très foncée qu'on explique généralement par le contraste entre le vaisseau dont la coloration serait normale et la rétine devenue plus claire. En réalité, il est certain que, comparée à celle des autres veines rétiniennes, la coloration des veines au niveau de la zône décollée et même au delà de cette zône, est anormalement foncée. Nous avons vu que sur le champ de la papille où à ses abords immédiats, alors même que le décollement est assez périphérique, la veine provenant de la zône atteinte présente souvent des tortuosités que n'offrent pas ses congénères ; nous dirons la même chose quant à sa coloration, ce qui tend bien à prouver que, primitive ou secondaire, il existe une gêne de la circulation de retour dans le décollement de la rétine.

Les modifications du calibre des vaisseaux rétiniens. — Lorsque nous examinons à l'ophtalmoscope le calibre des vaisseaux rétiniens, il faut ne pas perdre de vue ainsi qu'il a été dit plus haut, qu'en réalité c'est le calibre *intérieur* que nous pouvons discerner. Transparentes à l'état normal, les parois nous sont invisibles, et lorsqu'un vaisseau nous apparaît étroit, cela veut dire seulement (du moins c'est le seul signe qu'à ce point de vue nous fournisse l'examen ophtalmoscopique) que la colonne sanguine est étroite à son intérieur, cette insuffisance circulatoire pouvant être produit ou par un état général diminuant la masse sanguine (anémies graves, shock, hémorragies, etc...) ou par un spasme du vaisseau, ou encore par un épaississement des parois artérielles comprimant la colonne sanguine et la réduisant.

L'étroitesse des vaisseaux rétiniens dans un grand nombre de cas d'atrophie optique est trop bien connue pour qu'il soit utile d'y insister ici. C'est dans l'intoxication quininique que cette étroitesse est au maximum.

Lorsqu'il s'agit d'un simple spasme, le rétrécissement est beaucoup plus faible, tellement que sur les gros troncs, il est à peine apparent ou ne l'est pas du tout. Nous renvoyons à ce sujet à ce que nous avons dit des vasomoteurs et des spasmes rétiniens.

Le rétrécissement des vaisseaux peut porter sur tous les vaisseaux, artères et veines (atrophie optique). Il est alors bien facile de le reconnaître. Quelquefois seules les artères sont atteintes, ou un seul rameau artériel, ou même un segment seulement d'un rameau artériel. Pl. II fig. 1.

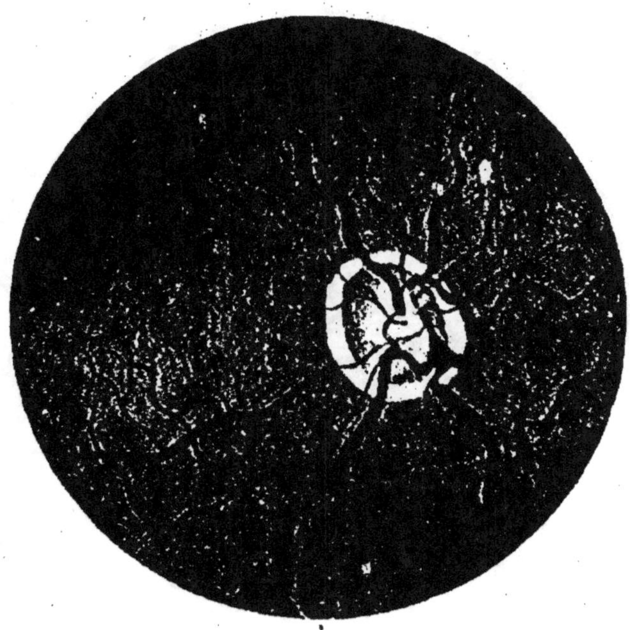

Fig. 31. — Rétrécissement des artères rétiniennes dans un cas d'artério-sclérose.
(HIRSCHBERG. *Soc. franç. ophtalm.*, 1906).

Image renversée. La branche supérieure émerge au centre du disque comme un mince filet à double contour et forme une ampoule qui se divise en deux filets artériels.

Les artères présentent parfois ce que l'on a appelé l'*état moniliforme* ; le calibre du vaisseau est irrégulier ; l'artère généralement sur un court trajet, présente une série de rétrécissements entre lesquels son calibre est resté normal (fig. 32) ; quelquefois il existe un seul rétrécissement.

Cet aspect est nettement pathologique ; je ne l'ai jamais

rencontré sur des sujets normaux; lorsqu'on en constate l'existence, il y a déjà des troubles de la vision, quelquefois légers et localisés au seul secteur rétinien irrigué

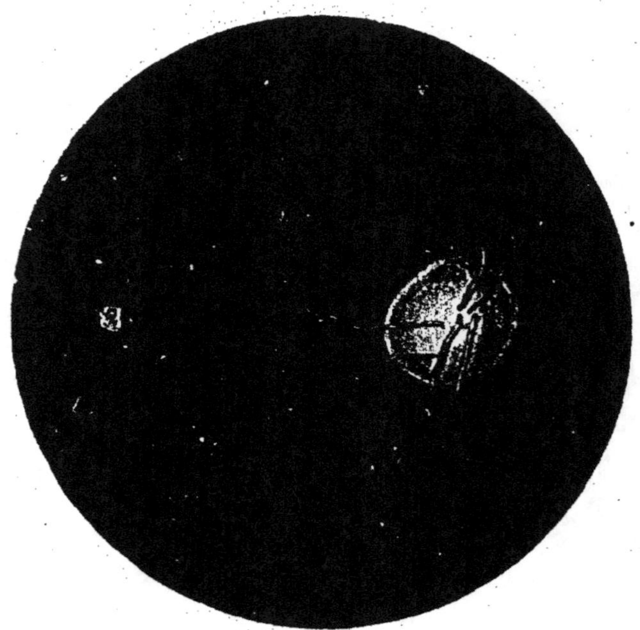

Fig. 32. — Artérite d'une branche nasale.
Aspect moniliforme sur la papille ; à la périphérie deux autres points d'artérite.

par la branche malade. On doit le tenir pour un signe important d'artérite, et autant que nous puissions déduire de cette compression de la colonne sanguine, d'endartérite. Nous verrons combien des états de ce genre peuvent prédisposer à de nouvelles complications vasculaires ultérieures.

Nous ne parlerons pas des dilatations artérielles constituées par les anévrysmes puisque il en a déjà été question

plus haut (v. page 170). Il faut cependant au point de vue
de leur étiologie et de leur signification les rapprocher des
rétrécissements que nous venons de signaler. Nous avons

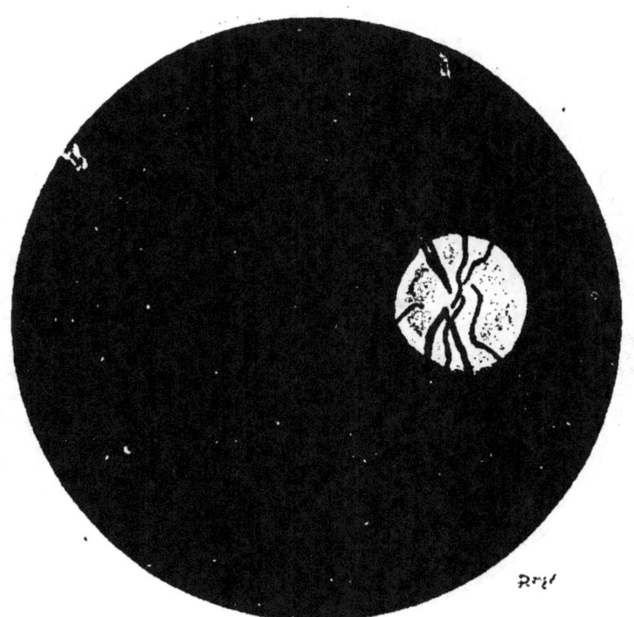

Fig. 33. — Thrombose de la veine temporale supérieure.
Aspect de « sangsue » de la veine.

même dit que les anévrysmes pouvaient être secondaires
à des oblitérations artérielles ; ne serait-il pas plus juste
de penser qu'anévrysme et oblitération sont les deux
manifestations différentes d'un même processus d'artérite ?

Du côté des veines, les modifications du calibre vasculaire sont plus fréquentes : nous les retrouverons à propos
des phlébites rétiniennes Notons cependant dès maintenant l'élargissement que peuvent présenter certaines

portions de la veine surtout près de la papille. Ces dilatations du rameau veineux s'ajoutant à la teinte plus sombre que prend le sang veineux, donnent au tronçon

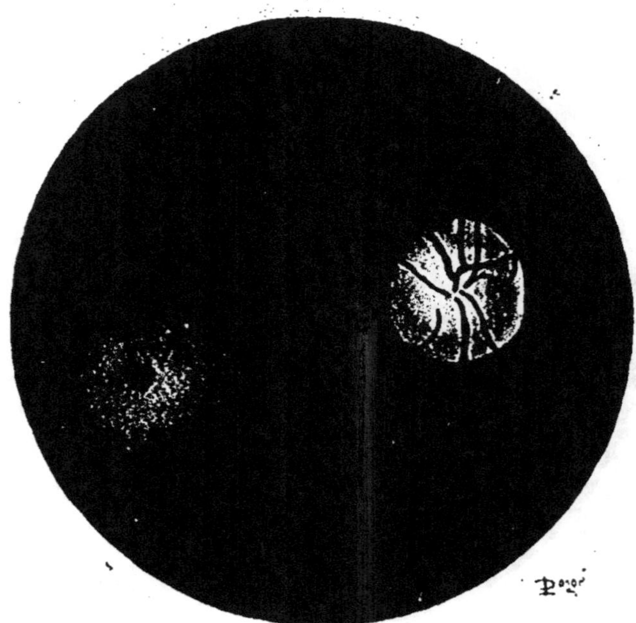

Fig. 34. — Thrombose de la veine temporale inférieure.
Dilatation « en chapelet » de la veine.

ainsi dilaté l'aspect d'une sangsue gorgée de sang. Par place la veine reprend son calibre normal, ou paraît le reprendre ; de telle sorte qu'on a souvent, dans le cas d'une oblitération d'une branche veineuse importante, l'impression que la dilatation veineuse n'est pas uniforme, mais segmentaire.

Le changement d'aspect des parois. — A l'état normal les parois des vaisseaux rétiniens sont invisibles parce que transparentes ; à l'état pathologique, elles peuvent perdre cette transparence. Le vaisseau paraît alors entouré d'une gaîne blanchâtre, qui tantôt l'enveloppe complètement et tantôt le recouvre seulement sur une de ses faces, comme si cette face avait été recouverte d'un enduit blanchâtre. Chez une malade artério-scléreuse, très hypertendue, venant consulter pour une baisse progressive de la vue, que j'ai observée avec M. KALT, on aurait dit vraiment que certaines parties d'une branche artérielle avaient été passées au ripolin gris. M. KALT vit dans des examens successifs cet aspect naître sur d'autres vaisseaux. On devine facilement qu'il peut être localisé en un point du vaisseau ou s'étendre à tout son trajet, qu'il peut frapper un ou plusieurs vaisseaux. Le plus souvent, il n'est visible qu'au delà des limites de la papille.

Plus fréquemment, le vaisseau (artère généralement) paraît accompagné sur ses deux bords d'un petit fil blanc ; plus l'on se rapproche de la périphérie, plus les fils prennent d'importance par rapport à la colonne sanguine qui semble disparaître. Le vaisseau tout entier peut être masqué par ce cordon blanchâtre.

Ces différents aspects caractérisent surtout des lésions de *périartérite* qui peut exister longtemps, même lorsque le vaisseau paraît remplacé par un simple cordon fibreux avant que la circulation ne soit complètement arrêtée.

De tels aspects sont beaucoup plus rares du côté de veine. Il est exceptionnel de voir les veines s'entourer de la gaîne blanchâtre qui si souvent accompagne les artères. On en trouve cependant une très intéressante observation rapportée par HARMS (1) (périphlébite réti-

(1) HARMS. Seltene Hintergrunsbefunde bei Jugendlichen. *Graef's Archiv.* Bd. 87, p. 458.

nienne juvénile). Plus souvent, bien que le fait soit plus
rare que pour les artères, on peut voir le trajet veineux
remplacé sur un court trajet par un cordon blanchâtre.
(Pl. IV fig. 2).

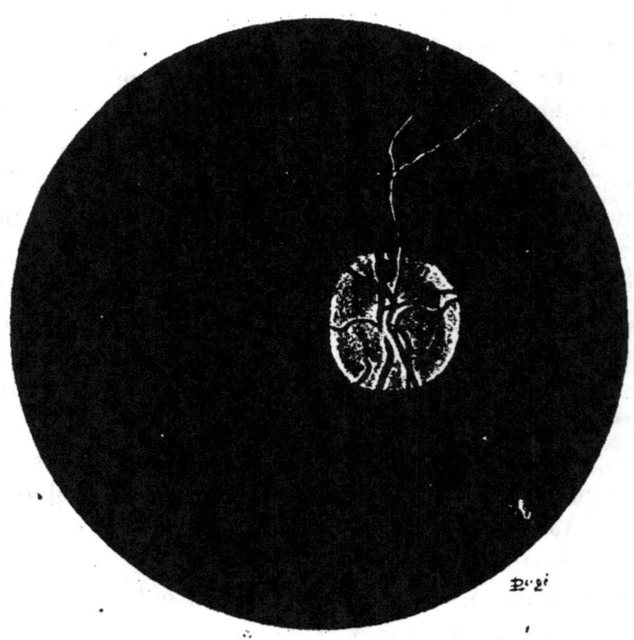

Fig. 35. — Artérite rétinienne (aspect de péri-artérite).

Il faut signaler aussi les points blancs ou jaunes, très
limités, à bords très nets, que l'on rencontre parfois sur
le trajet des vaisseaux, beaucoup plus souvent sur les
artères que sur les veines. Il s'agirait pour certains
auteurs (ADAM) de concrétions calcaires. Toutes les
taches blanches limitées des vaisseaux n'ont certainement
pas cette origine ; au moins dans un cas j'ai pu me rendre

compte que ces taches limitées des parois étaient parfaitement transparentes.

Il faudrait peut être penser plutôt à une dégénérescence

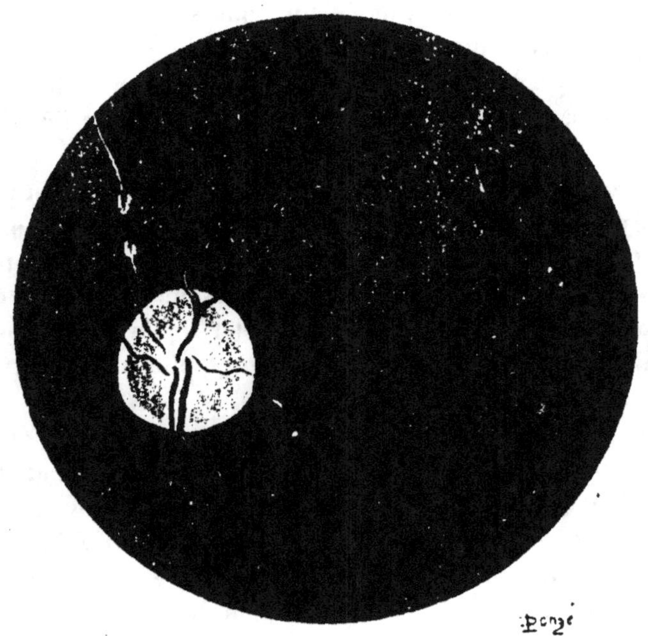

Fig. 36. — Artérite de la branche nasale supérieure.
Deux points blancs très réfringent entourent l'artère, presque invisible entre eux
et la papille, et accompagnée au-delà par un filet blanc.

graisseuse (MANZ), ou rapprocher cet aspect de celui que l'on constate dans une variété d'artérite assez rarement rencontrée (jamais signalée jusqu'ici du côté des artères rétiniennes, et rarement du côté des artères cérébrales) décrite sous le nom d'*artérite noueuse*. On trouve à l'autopsie sur l'artériole atteinte « de petits épaississements nodulaires, généralement fusiformes, de couleur blanc grisâtre ou jaunâtre, du volume d'une tête d'épingle à un grain de chénevis, parfois à peine visibles ou même invisibles à l'œil nu, et que l'on a comparés à des grains de plomb ou à des tubercules miliaires (1) ». A l'examen histologique on reconnaît un épaississement de la tunique interne, une dégénérescence hyaline des éléments de la tunique moyenne, et une infiltration embryonnaire de la tunique externe pouvant en décupler l'épaisseur.

L'examen systématique des vaisseaux rétiniens. — Toutes les lésions, tous les aspects anormaux que nous venons de passer en revue avant l'étude des artérites et des phlébites rétiniennes doivent être rigoureusement recherchés si l'on veut faire un examen complet de la circulation rétinienne, c'est-à-dire un examen ophtalmoscopique sérieux.

L'examen à l'image renversée nous permet de voir l'ensemble de la circulation rétinienne et c'est par là qu'il faut commencer. Puis, systématiquement, les vaisseaux seront suivis de la papille à la périphérie ; il est rare d'ailleurs que, sur le disque même, une lésion ou un aspect anormal soit dans le calibre, soit dans la coloration, n'attire pas déjà l'attention sur le vaisseau malade, même si les lésions apparaissent surtout au delà de la papille. La lumière privée de rouge que les travaux de Vogt, Koby, Cantonnet, Ginestous ont mise ou remise en honneur pourra aussi être d'un grand secours pour déceler certainement des œdèmes ou des hémorragies. Enfin comme je l'ai déjà dit, de même qu'un médecin explorant la radiale ne se contente pas de la regarder, mais la palpe,

(1) Roger et Gouget, Maladies des artères (Collection Gilbert et Thoinot) 1915, p. 44.

recherche l'état de ses parois, mesure sa pression, de même, si privilégiés que nous soyions quant à l'observation directe des vaisseaux rétiniens, ne nous bornons pas à les regarder, palpons-les au travers du manchon transparent qu'est le corps vitré, notons, à leurs réactions à la compression l'état de souplesse ou de dureté des parois, mesurons leur pression et comparons la à celle de l'humérale. Alors nous aurons des renseignements complets dont l'interprétation deviendra facile.

CHAPITRE X

Les affections des vaisseaux rétiniens.

Les vaisseaux rétiniens n'ont pas d'affections qui leur soient propres ; les lésions qui les atteignent sont celles de toutes les artères et de toutes les veines. Il convient cependant que nous les étudiions ici.

Nous avons vu par quelles modifications dans le trajet, dans l'aspect de la paroi et de la colonne sanguine se manifestent ces lésions. Nulle part ailleurs, elles ne sont reconnues avec la même facilité. Ni les artères des membres, ni les artères viscérales, encore moins les artères cérébrales ne peuvent révéler sur le vivant les modifications que nous avons décrites ; sans doute pour certaines grosses artères, l'exploration digitale révèlera certaines modifications des parois, « la radiale en tuyau de pipe » par exemple ; la radiographie pourra montrer certains aspects anormaux de grosses artères ; mais c'est à cela que se borneront les symptômes physiques fournis par les vaisseaux qui échappent à notre vue. Même à l'autopsie, ces aspects ne se retrouveront pas ; examinerait-on à la loupe l'état des parois d'artérioles cérébrales du même ordre de grandeur que les artères rétiniennes, l'aspect vivant de ces vaisseaux échapperait, et ni les troubles de la transparence de leurs parois, ni les modifications de la colonne sanguine ne pourraient être reconnus. En fait l'examen microscopique seul nous renseigne sur l'état de ces petits vaisseaux. Les vaisseaux rétiniens nous révèlent au contraire d'abord leur anatomie pathologique vivante.

Mais si nous restons surtout sur le terrain clinique, ce qui motive cette étude des lésions vasculaires rétiniennes, c'est leur retentissement sur la fonction visuelle. Dufour et Gonin ont bien mis en évidence l'influence des troubles circulatoires sur la genèse des maladies de la rétine : « Si l'on considère les affections rétiniennes au point de vue de leur nature anatomique et de leur pathogénie, on voit qu'elles consistent pour la plupart en des troubles de la circulation, mais il est souvent difficile d'établir si, dans la genèse de ces troubles circulatoires, le rôle principal revient à des altérations primitives des parois vasculaires ou bien à une modification de la composition du sang (1) ». Sans vouloir subordonner aux lésions vasculaires toutes les lésions rétiniennes, on peut affirmer, nous en avons vu les preuves en étudiant la physiologie de la circulation rétinienne et nous en trouverons d'autres, que cette circulation a une importance considérable dans la vision. La rétine comme le cerveau voit la vie de ses cellules s'arrêter, sans délai, au moment même où s'arrête la circulation artérielle ; les artères sont donc au premier plan et c'est par l'étude de leurs lésions que nous commencerons.

(1) Dufour et Gonin. Encycl. franç. d'ophtalmologie, t. VI, p. 692.

Les affections des artères rétiniennes.

Sous le terme d'*artérite*, on ne désigne pas seulement l'inflammation des artères, mais en fait toutes les lésions artérielles « lésions qui reconnaissent des origines mul-tiples ; à côté de celles qui sont le fruit de l'inflammation, il faut faire une place à d'autres de nature toxique, à certaines de nature dystrophique, sans compter celles d'origine mécanique hypertensive dont l'existence paraît de plus en plus vraisemblable » (CASTAIGNE et ESMEIN) (1).

On a beaucoup discuté sur l'importance des artérites les uns les mettant au premier plan, faisant dériver les scléroses et les cirrhoses viscérales des lésions artérielles ; mal nourris par suite de l'insuffisance artérielle, les organes seraient envahis par le tissu conjonctif. BRAULT a réagi contre cette conception, et soutenu que les lésions parenchymateuses ne sont pas secondaires aux lésions artérielles, mais leurs sont contemporaines, qu'une même cause produit, sans doute dans le même moment, les unes et les autres. Dans une telle lutte de doctrines, nous n'avons pas à prendre parti, et le fait d'ailleurs nous importe peu. Nous cherchons à étudier les conséquences, non pas anatomo-pathologiques, mais fonctionnelles des troubles de la circulation artérielle rétinienne ; ces con-séquences nous les connaissons déjà : la fonction réti-nienne ne peut pas rester normale en face d'une circulation artérielle défectueuse ; parce qu'elle est plus noble, elle ressent plus un trouble que ressentent tous les tissus. « Les conséquences histo-pathogéniques des artérites

(1) CASTAIGNE et ESMEIN. Maladies des artères et des veines, 1914, p. 134.

chroniques, écrivent LETULLE et NATTAN-LARRIER (1), sont des plus précises ; tant que le calibre du vaisseau demeure suffisant, aucun trouble nutritif ou dégénératif du parenchyme ne se réalise et les phénomènes dus à la méiopragie restent malgré leur gravité, de simples troubles fonctionnels. » Voilà ce qui suffit à nous faire attacher une importance considérable aux artérites rétiniennes.

Mais existe-t-il des artérites localisées ? Les artères rétiniennes peuvent-elles être malades sans que tout l'arbre artériel le soit également ? Incontestablement oui, mais encore faut-il retenir, et cela ajoute à l'intérêt de la question, que ces lésions des artères rétiniennes peuvent, il faudrait peut-être dire doivent, ne pas s'arrêter exactement à la papille du nerf optique, qu'elles témoignent selon toute vraisemblance de lésions plus ou moins discrètes, plus ou moins localisées, de tout le réseau carotidien interne ou d'une partie de ce réseau, et par conséquent du réseau cérébral. Pour BRAULT et beaucoup d'autres à sa suite, seules existeraient ces artérites locales L'artério-sclérose généralisée de LANCEREAUX, de PETER, de HUCHARD, l'artério-capillary fibrosis de GULL et SUTTON, si longtemps placée à la base de troubles variés, est aujourd'hui discutée. « Cependant on peut d'abord faire remarquer qu'a priori il n'y a rien d'illogique à supposer l'existence d'une maladie qui se localiserait électivement, ou presque, sur le système artériel... Reste à savoir si cela existe en fait. C'est ce qui nous paraît également incontestable. A la suite de l'intoxication alcoolique chronique ou du saturnisme notamment, on

(1) LETULLE et NATTAN-LARRIER. Précis d'anatomie pathologique, 1912, t. I, p. 547.

voit fréquemment des malades être atteints d'une manière presque exclusive dans leur système artériel, et présenter d'abord des troubles fonctionnels simples de cet appareil, puis des lésions chroniques à prédominance scléreuse de leurs artères. » (CASTAIGNE et ESMEIN) (1).

S'il en est ainsi, les lésions des artères rétiniennes pourront être ou bien isolées comme des accidents locaux, ou au contraire la manifestation d'un trouble portant sur une étendue plus ou moins importante de l'arbre artériel, de cette artério-sclérose plus ou moins généralisée à laquelle ROHMER a consacré dans son rapport de 1906 à la Société française d'ophtalmologie une si remarquable étude.

Symptômes physiques. — Ce que nous en avons dit dans le chapitre précédent (v. pages 179 et suivantes) nous permettra d'être très bref. Les lésions qui touchent les parois artérielles (endartérite, périartérite) font que ces parois, d'invisibles à l'état normal deviennent visibles ; scléreuses, elles prennent tantôt sur tout leur parcours, tantôt par secteurs ou par îlots cet aspect blanchâtre que nous connaissons si bien. Quelquefois ce sont de petites taches blanches (une ou plusieurs) qui semblent couvrir par places le vaisseau. L'artérite progresse-t-elle, rétrécissant le calibre du vaisseau, l'artère nous apparaît petite, atrophiée. La paroi artérielle vient-elle au contraire à céder et à se laisser distendre, nous avons l'aspect de la poche anévrysmale. Et si l'endartère, particulièrement atteinte, prolifère, rétrécit par places le calibre du vaisseau, l'aspect *moniliforme* apparaît ; nous ne voyons pas l'endartère épaissie, mais nous voyons le résultat

---

(1) CASTAIGNE et ESMEIN. Maladies des artères et des veines, p. 15.

de cet épaississement, le rétrécissement, l'étranglement de la colonne sanguine.

On voit quels renseignements importants nous donne le seul examen des artères rétiniennes ; mais de même que le médecin peut palper les grosses artères des membres, nous pouvons, au travers du corps vitré, palper les artères rétiniennes, palpation indirecte mais utile cependant. Lorsque nous appuyons sur le globe, tout en regardant à l'ophtalmoscope les artères rétiniennes, nous voyons leurs réactions ; énergiques chez l'enfant et le jeune sujet, l'artère bondissant à la compression sur toute l'étendue de la papille, battant au contraire faiblement, souvent · n un point chez le vieillard. *Plus un vaisseau est scléreux, plus ses réactions sont faibles et limitées.* Ainsi, aussi bien que par la palpation directe de la radiale, nous pouvons nous renseigner sur l'état de souplesse des parois artérielles rétiniennes. Enfin, du même coup, nous pouvons mesurer la pression artérielle dans le tronçon que nous examinons.

Signes fonctionnels. — Les signes fonctionnels des artérites rétiniennes varient très naturellement avec la localisation et la

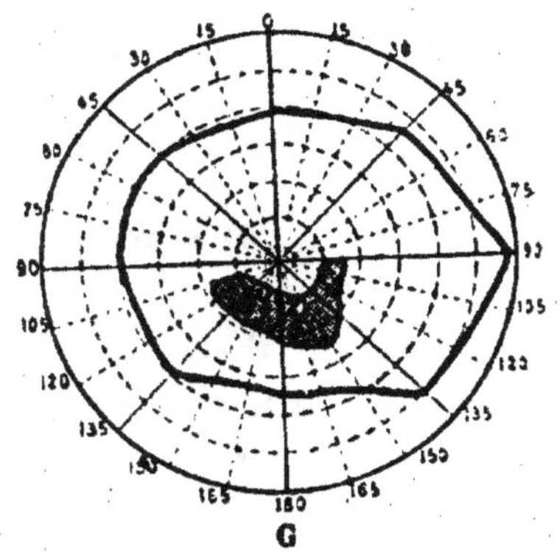

Fig. 37. — Scotome paracentral dans un cas d'artérite rétinienne.
(Le champ visuel du malade dont les lésions sont représentées dans la figure 36).

nature de la lésion ; une artérite même partielle du tronc de l'artère centrale aura des conséquences fonctionnelles plus graves qu'une oblitération d'une artériole périphérique. Lorsque les lésions sont localisées, le malade accuse souvent un trouble visuel qui ne paraît pas en rapport avec l'état de l'acuité visuelle centrale restée bonne; un scotome périphérique ou para-central, un rétrécissement du champ visuel en secteur traduisant le trouble dans la zône irriguée par le vais-seau malade, expliquent alors les sensations accu-sées par le patient.

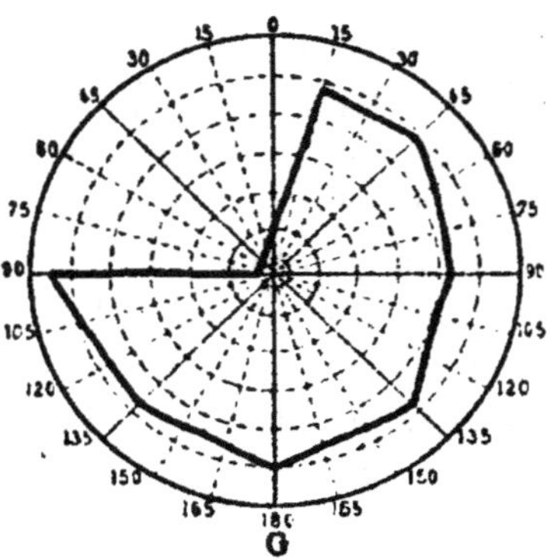

Fig. 38.— Artérite oblitérante de l'artère nasale inférieure. (Champ visuel).

C'est surtout en étudiant les complications des artérites que nous aurons à décrire les conséquences fonctionnelles des lésions des artères rétiniennes.

Anatomie pathologique.

Les lésions des artères rétiniennes n'ont au point de vue histologique aucun caractère spécial digne d'être noté ; ce sont les lésions de toutes les artérites chroniques des petites artères.

Il est tout à fait exceptionnel que les modifications pathologiques se limitent à une seule couche artérielle ; en général les trois tuniques sont touchées, mais surtout la périartère et l'endartère (1). Du côté de la périartère, les lésions de sclérose sont évidentes ; l'adventice est le siège d'un épaississement fibreux. Du côté de l'endartère

(1) LETULLE et NATTAN-LARRIER. Anatomie patholog., t. I, p. 545.

on trouve un épaississement parfois considérable rétrécissant la lumière du vaisseau ; l'endothelium est généralement atrophié et lamellaire. Enfin du côté de la
tunique moyenne, on constate une hyperplasie des couches
musculaires qui peuvent être dissociées par du « tissu
fibroïde (mésartérite fibreuse) dense et d'ordinaire hyalin ».

En étudiant les complications des artérites, nous verrons à quelles modifications anatomiques peuvent aboutir
en définitive ces lésions. Notons dès maintenant que
l'athérome, les plaques calcaires si souvent rencontrées
sur les grosses ou moyennes artères malades ne se rencontrent guère sur les petites. L'endo-mésartérite
aboutit pour elles à la dégénérescence hyaline. Les petites
artères, celles du cerveau, de la choroïde, de la rétine
(ROGER et GOUGET) en sont particulièrement atteintes.
« La paroi artérielle s'épaissit ; ses fibres se gonflent et
fusionnent en une masse homogène et réfringente d'aspect
vitreux. En général l'endothélium et la lumière vasculaire restent conservés ; toutefois, sur les plus petites
artérioles, le travail pathologique peut aboutir au rétrécissement et même à l'oblitération par des masses hya-
lines. Il pourrait aussi, et inversement, par affaissement
de la paroi artérielle, amener la rupture ce celle-ci (avec
ou sans ectasie) et par suite une hémorragie (1). »

Cette dégénérescence frappe aussi les capillaires dont la
lumière peut être rétrécie jusqu'à l'effacement complet.
Les vaisseaux ainsi atteints finissent par ne plus être que
des cylindres rigides et pleins.

Tel est le processus qui caractérise les artérites chroniques en général. C'est aussi celui de l'artérite syphilitique. Cependant la prolifération endothéliale paraît être

(1) ROGER et GOUGET. Maladies des artères, p. 122.

plus active, amenant plus rapidement l'obstruction vasculaire et les complications de la *thrombo-artérite*.

Toutes ces lésions ont du côté de la rétine fait l'objet de travaux nombreux, surtout en Allemagne ; citons particulièrement ceux de MICHEL, STREIFF, HERTEL, RAEHLMANN, HARMS, BAUMGARTNER, etc. Dans le rapport de ROHMER une place importante leur est réservée. Ce qui serait tout à fait intéressant, serait de pouvoir, comme le voudrait ROCHON-DUVIGNEAUD, en face de chaque aspect ophtalmoscopique, placer l'aspect anatomo-pathologique. Si nous n'en sommes pas encore là, nous pouvons cependant nous faire une idée de la relation existant entre les deux aspects.

Un point est à signaler d'abord, c'est que des lésions microscopiques nettes peuvent être rencontrées sur les vaisseaux rétiniens de sujets, n'ayant présenté aucun trouble visuel (HERTEL). Cela ne nous surprend pas ; tant que les artères et les capillaires restent perméables, la fonction visuelle est conservée ; seuls quelques troubles subjectifs peuvent marquer, chez les sujets intelligents, cette étape de la maladie.

HERTEL (1) a examiné les vaisseaux rétiniens de 14 sujets qui, atteints d'angio-sclérose, ne présentaient aucun trouble visuel appréciable, mais des symptômes ophtalmoscopiques plus ou moins nets : trajet serpentin, irrégularité de calibre, rétrécissement des artères entourées de cordons blanchâtres, atrophie légère de la papille. Il a divisé le résultat de ses recherches en deux groupes. Dans le premier groupe, il n'y a pas de localisation des lésions qui sont diffuses sur toute l'étendue du vaisseau ;

____

(1) HERTEL. Verunderungen der Netzhautgefasse bei Arteriosklerose. *Bericht uber die* 28e *Versammlung der Opht. Gesellsch. Heidelberg*, 1900.

il constate que l'endartère est normale, la tunique externe est très riche en tissu conjonctif, enfin les fibres élastiques sont très nombreuses surtout dans les couches interne et moyenne. HERTEL avait d'abord attaché une grande importance à ce développement du tissu élastique : mais des recherches portant sur des vaisseaux de sujets sains et jeunes, lui ont montré que ce processus n'était nullement caractéristique d'un état d'angio-sclérose et commençait dès l'enfance.

Dans le deuxième groupe, beaucoup plus intéressant, il y a des lésions localisées en foyers. À ce niveau, il existe un épaississement considérable de l'endartère ; la tunique interne est de 6 à 8 fois plus épaisse qu'à l'état normal. Il en résulte un rétrécissement considérable de la lumière du vaisseau qui passe de 170 à 180 μ à 92 .

RAEHLMANN a remarqué que les rétrécissements vasculaires, constatables à l'ophtalmoscope, tiennent à une prolifération hyaline, déjà notée par STREIFF, de la mésartère. Les opacités blanchâtres sont produites en revanche par l'épaississement et l'opacification de la périartère.

Les causes des artérites rétiniennes

Ce sont celles de toutes les artérites. Il convient à ce point de vue de diviser les artérites en aiguës et chroniques. Cette division très rationnelle en apparence ne serait « en réalité pas complètement conforme aux faits » (CASTAIGNE et ESMEIN) (1). « Si l'on pratique en effet l'autopsie d'un individu décédé au moment où évoluait chez lui une artérite aiguë, on trouve très souvent, le plus souvent

(1) CASTAIGNE et ESMEIN. Maladies des artères et des veines, p. 147.

même, sur le vaisseau atteint d'inflammation récente, des traces importantes d'inflammation ancienne, soit en voie d'organisation, soit entièrement cicatricée et ayant subi la transformation fibreuse. Mêmes constatations en pathologie expérimentale ; il est très difficile de produire une artérite aiguë par la simple introduction dans le circulus sanguin de bactéries, si virulentes soient-elles. Il est au contraire très aisé d'y parvenir si l'on a préalablement lésé quelque artère ; c'est sur celle-ci que se développent les germes. »

Il existe cependant des artérites aiguës frappant les individus jeunes, à tissu artériel en apparence sain, atteints de maladies infectieuses aiguës. Des artérites rétiniennes aiguës ont été signalées dans les oreillons, le rhumatisme articulaire aigu, la malaria (1) la grippe (?) Pareils cas s'ils existent doivent être tout à fait exceptionnels. DEYL (de Prague) considère cependant comme assez fréquentes les artérites consécutives à la scarlatine (2).

Le plus souvent l'artérite est une affection chronique à évolution retardée, dont l'origine doit être recherchée dans une intoxication ou dans une infection lente. Parmi les intoxications qui, génératrices d'artérites chroniques, paraissent pouvoir léser les artères rétiniennes nous placerons l'alcoolisme, le saturnisme, peut-être le tabagisme (nous étudierons à part l'action de la quinine), les intoxications alimentaires et enfin les auto-intoxications telles que l'urémie et le diabète. Mais il convient de mettre au pre-

(1) LAVAT. Atrophie optique et artérie rétinienne au cours du paludisme chronique. *Soc. opht. Paris*, avril 1922.

(2) Rapprochons de cette constatation celle de E. WEISS qui, pratiquant la apillaroscopie chez les scarlatineux, a remarqué la fréquence de la « capillaite scarlatineuse ». *Munchener Mediz. Wochenschrift*, 1917.

mier plan la syphilis (1) qui, on le sait, touche si fréquemment les artérioles ; toutes les périodes de la syphilis, y compris la syphilis héréditaire peuvent produire l'artérite. « La syphilis qui, il y a quelques années encore, ne paraissait jouer qu'un rôle si effacé dans la pathologie artérielle s'affirme de plus en plus comme la dominant de très haut. Non seulement elle est sans cesse à la base des artérites localisées (qu'il s'agisse de coronarite, d'aortite, de maladie de Hogdson, d'artérite cérébrale ou de toute autre variété) non seulement elle commande presque toujours le développement des anévrysmes, conséquence ultime des artérites graves, mais elle intervient constamment dans la production des artérites diffuses, de cette artério-sclérose généralisée, de cet athérome étendu qui paraissait une lésion si banale, une altération de sénilité » (2).

Enfin l'hypertension artérielle peut-elle être même une cause favorisant l'apparition de l'artérite. Si nous restons sur le terrain de l'observation des artères rétiniennes, nous voyons les artérites apparaître avant tout chez les hypertendus ; mais derrière cette hypertension, nous trouvons très souvent la syphilis, certaine ou probable. C'est elle qu'il faut soupçonner d'abord, chercher et traiter. Chez deux sujets nettement diabétiques, atteints en apparence de rétinite diabétique et soignés comme tels depuis des mois sans aucun succès, et présentant indépendamment d'hémorragies rétiniennes, des signes indiscutables d'artérite, j'ai obtenu par le traitement spécifique, malgré un Wasserman négatif, un résultat remarquable.

(1) Après DITTRICH qui paraît l'avoir d'abord signalée, ce sont les travaux de FOURNIER, THIBIERGE, J. DARIER et de DRUELLE qui ont mis en valeur la fréquence et l'importance de l'artérite syphilitique.
(2) CASTAIGNE et ESMEIN. Maladies des artères, p. 212.

L'âge a aussi une importance considérable ; la plupart des sujets atteints ont dépassé la cinquantaine. Si bien qu'il nous semble extrêmement difficile de dire quelle est la cause exacte des artérites que nous observons ; sans négliger les enseignements de la pathologie générale qui reste notre guide, nous retiendrons que ces lésions artérielles surviennent surtout chez les sujets âgés et hypertendus, et que la syphilis paraît jouer un rôle important dans leur apparition.

CHAPITRE XI

Les complications des artérites rétiniennes.

Les lésions artérielles menacent le vaisseau atteint de deux sortes d'accidents : l'hémorragie et l'oblitération.

Les hémorragies artérielles rétiniennes.

Elles paraissent être extrêmement rares, beaucoup plus rares que les hémorragies capillaires et veineuses. Les artères rétiniennes peuvent se rompre comme toutes les artérioles ; il ne semble pas cependant qu'on ait jamais (directement) constaté une rupture du tronc de l'artère centrale après sa traversée des parois oculaires. Il est vrai qu'une telle constatation est ophtalmoscopiquement impossible, le résultat d'une telle rupture étant d'inonder le corps vitré, ou de décoller la rétine, c'est-à-dire dans l'un et dans l'autre cas, d'empêcher tout examen. Bien que le fait ne soit pas établi par l'observation, il peut se faire que certaines hémorragies profuses du corps vitré, aient une origine artérielle, provenant de la rupture d'artérioles périphériques. Puisque l'hémorragie cérébrale d'origine artérielle est certaine, il n'y a pas de raison pour que certaines hémorragies rétiniennes ne soient pas, elles aussi, d'origine artérielle.

Une telle hémorragie a d'ailleurs toujours tendance à s'arrêter assez rapidement; puisque elle se fait en vase clos; la pression intra-oculaire s'élève au fur et à mesure

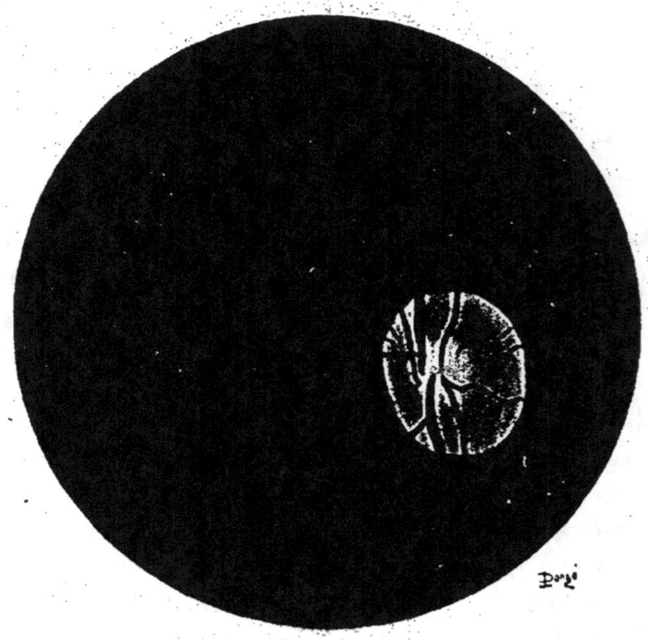

Fig. 39. — Hémorragie sus-maculaire probablement d'origine artérielle.

On remarquera sur le trajet de l'artère temporale supérieure une zône grisâtre, œdemateuse de laquelle l'hémorragie semble être partie. Remarquer aussi l'état de deux petites artères maculaires (Femme 57 ans. Début brusque. Hypertension artérielle. Par la suite, guérison complète).

que l'hémorragie devient plus importante. Si nous considérons une petite artériole où la pression, nous le savons, est de peu supérieure à la tension oculaire, le premier résultat de cette hémorragie étant d'élever la tension oculaire (ou la tension dans la cavité qu'elle crée artificiellement au sein des couches rétiniennes, ou au devant de la rétine) l'équilibre se produira bientôt entre les pressions et l'hémorragie s'arrêtera. Il en serait tout autrement si l'œil était ouvert ; il est à peine besoin de rappeler combien graves peuvent être les hémorragies qui se produisent dans un œil ouvert et brusquement détendu (hémorragies expulsives, A. TERSON).

On a soutenu (et cela a été dit non seulement pour les artères cérébrales mais aussi pour les artères rétiniennes), que sur les artérioles atteintes d'artérite, il se produit une dilatation de la zône malade, amorce d'un de ces anévrysmes miliaires que CHARCOT et BOUCHARD ont décrits du côté du cerveau et qu'on aurait retrouvés dans la rétine. ROMMER signale ces anévrysmes « qui apparaissent rangés le long des vaisseaux comme des perles enfilées sur une ficelle » comme devant être fréquemment le point de départ des hémorragies rétiniennes. Il est vrai que de telles dilatations peuvent être notées (bien exceptionnellement) sur les vaisseaux rétiniens, mais il y a toute apparence que la rupture vasculaire est capable de se produire sans leur intermédiaire.

L'oblitération des artères rétiniennes.

Elle peut être réalisée de trois façons différentes : par lésions artérielles, par embolie ou par spasme. Nous avons déjà étudié les cécités par spasme ; nous verrons cependant que le spasme peut s'ajouter, pour en compléter les effets, aux autres modes d'oblitération que nous allons décrire ici.

L'épaississement des parois artérielles parfois si manifeste au cours des artérites peut arriver à transformer les artères en cordons blanchâtres, fibreux. Les exemples en sont nombreux. C'est évidemment un processus d'oblitération artérielle ; ne nous y trompons pas cependant ; souvent dans ces fils blanchâtres, la circulation, une circulation réduite il est vrai, se fait encore ; et si la fonction rétinienne est diminuée, du moins n'est-elle pas supprimée.

A la longue il est vrai, l'oblitération devient plus complète. De plus en plus rétrécie par l'épaississement des parois (ou de la seule paroi interne), la colonne sanguine finit par être arrêtée ; d'ailleurs l'arrêt se produit d'abord vers les capillaires ou les artérioles périphériques, et dans ce mode d'oblitération admis entre autres par LEBER et MANTZ, les plus gros vaisseaux rétiniens ne sont touchés que secondairement.

Un deuxième processus d'oblitération est constitué par l'*endartérite oblitérante*, celle-ci infiniment plus fréquente. Certains auteurs (FRIEDLAENDER, VON WINIWARTER, BORCHARD), ont prétendu qu'une prolifération très active des cellules de l'endartère pourrait aboutir au rétrécissement, puis à l'oblitération de l'artère. Mais on admet plus généralement que l'endartérite amène l'oblitération du vaisseau par la formation d'un *thrombus* (thrombo-artérite).

Les lésions de l'endartère, le rétrécissement vasculaire réalisé par la prolifération de l'endothélium peuvent produire, ou du moins grandement favoriser, la formation de *thrombus*. Là où la couche endothéliale cesse d'être intacte, un caillot peut se former qui, par des apports successifs, et de globules et de fibrine, sera capable d'amener l'oblitération totale de l'artère.

Si l'oblitération thrombosique a le plus souvent son origine dans une lésion chronique, la lésion endartérielle nécessaire à la formation du thrombus peut être réalisée par un état infectieux ou toxique du liquide sanguin circulant. « Dans la plupart, sinon dans la totalité des maladies infectieuses, le sang et la lymphe sont contaminés, et l'on ne saurait mettre en doute qu'à son origine même, toute intoxication aiguë ou chronique, entraîne une altération certaine des humeurs (phosphorisme, saturnisme, alcoolisme). Il n'est pas jusqu'aux maladies chroniques classées par les pathologistes parmi les « diathèses », comme la goutte, le diabète, l'arthritis, qui ne retentissent sur la vitalité du système circulatoire et n'y puissent réaliser, par un mécanisme encore discuté, des lésions inflammatoires. Sous le choc inflammatoire résultant de l'action directe des microbes ou de leurs poisons, les leucocytes marginaux intra-vasculaires, devenus véritables agents pathogènes, attaquent la couche endothéliale contre laquelle ils fixent, en mourant, soit les microbes phagocytés par eux, soit leur propre protoplasme désorganisé (1) ». C'est ainsi que toutes les thromboses auxquelles on a si longtemps donné une origine *marastique*, celles des maladies cachectisantes, du cancer, de la tuberculose, celles de l'anémie et de la chlorose se rattacheraient à une origine infectieuse. « L'infection explique d'une façon décisive la formation de coagulations spontanées à l'intérieur de l'appareil circulatoire. Quelques données restent cependant, dont il faut tenir compte : par exemple, la fréquence préexistante d'une lésion chronique, endothéliale ou sous-endothéliale, au lieu précis où se forme un thrombus aigu. » (LETULLE et NATTAN-LARRIER) (2).

(1) LETULLE et NATTAN-LARRIER. Anatomie pathol. T. I, p. 34.
(2) LETULLE et NATTAN-LARRIER, id., p. 35.

Un autre mode d'oblitération artérielle est l'*embolie*. L'embolie de l'artère centrale, depuis qu'en 1859 DE GRAEFE (1) en eut donné la première description clinique d'un cas suivi d'autopsie, a eu en ophtalmologie un succès considérable. Tous les cas d'oblitération de l'artère centrale, plus ou moins subite, plus ou moins complète furent rapportés à l'embolie. Cependant SICHEL (2) dès 1837 avait décrit assez exactement cette obstruction artérielle par lésion locale de l'artère ; peu à peu la réaction se fit, MAUTHNER, puis PARINAUD, PRIESTLEY-SMITH et d'autres, doutèrent de la nature embolique de l'obstruction des vaisseaux centraux.

Dans son traité d'ophtalmoscopie de 1886, GALEZOWSKI faisait une place importante à la thrombose dans l'oblitération des vaisseaux centraux. A l'étranger HAAB et ses élèves, plus tard HARMS dans un travail important, montrèrent que la thrombose intervient plus souvent que l'embolie. C'est à la même conclusion que se range ROHMER dans son rapport (3). « Comment est-il possible de comprendre cette survenance si fréquente d'une embolie partant du cœur ou des gros vaisseaux malades, pour aboutir dans un organe aussi éloigné et aussi isolé de la circulation générale que l'œil ? Déjà l'artère ophtalmique se détache presque à angle droit de la carotide interne ; l'artère centrale de la rétine à son tour en fait autant vis-à-vis de l'ophtalmique qui lui donne naissance ; ce sont là des conditions éminemment défavorables à la circulation d'un embolus. »

Il est incontestable cependant que l'embolie de l'artère

---

(1) DE GRAEFE. *Arch. J. Ophtalm.*, t. V, I, p. 136.
(2) SICHEL. Traité de l'ophtalmie, la cataracte et l'amaurose.
(3) ROHMER. Rapport sur l'artério-sclérose oculaire *Soc. fran. ophtalm.*, 1906. Discussion, p. 254.

centrale existe et mérite d'être décrite. Des observations, comme l'était d'ailleurs celle de DE GRAEFE, sont très probantes à cet égard.

D'où peut venir l'embolus qui va s'arrêter dans l'artère centrale de la rétine ? On sait que la majeure partie des embolies proviennent du système veineux. La « phlegmation alba dolens » est une des affections qui prédisposent le plus à leur naissance et à leur migration. Mais cette embolie arrivant dans l'oreillette droite va être lancée du ventricule dans l'artère pulmonaire et s'arrêtera dans la grande majorité des cas, pour ne pas dire toujours, dans les capillaires du poumon. Aussi cette origine veineuse de l'embolie rétinienne est exceptionnelle. WALTER (1) l'a cependant rencontré chez une accouchée atteinte de phlébite. STUELP (2) a observé un cas dont l'origine serait une phlébite utérine.

La plupart des embolies qui atteignent l'artère centrale de la rétine sont comme pour le reste de l'arbre aortique « des fragments de caillots fibrino-leucocytaires formés à la surface de la membrane interne de l'appareil cardio-artériel et détachés par accident : l'endocardite aiguë ou chronique tient le premier rang. On sait que les lésions valvulaires constituées en particulier par la sténose mitrale sont la cause la plus commune d'embolies. » (LETULLE et NATTAN-LARRIER) (3). Enfin les placards d'artérite athéromateuse, se désagrégeant et mettant en liberté des fragments de bouillie athéromateuse sont encore une cause fréquente d'embolies artérielles. Il est possible que les débris athéromateux ne viennent pas de

---

(1) WALTER. Embolie dans un cas de phlébite. *Britsh. Med. Journal*, 1881.
(2) STUELP. Embolie d'un rameau rétinien. *Centrabl. fur Augenh.*, 1897.
(3) LETULLE et NATTAN-LARRIER. Anat. pathol., p. 45.

loin, mais d'un point de la carotide interne ou de l'ophtalmique, peu en amont de l'artère centrale de la rétine.

D'autres causes d'embolie, qui peuvent atteindre tous
les vaisseaux, paraissent exceptionnelles du côté de
l'artère centrale de la rétine ; telles sont les embolies
graisseuses survenant à la suite de grands traumatismes ;
citons aussi les embolies *gazeuses*, (1) non seulement celles
qui pourraient survenir à la suite de la pénétration de
bulles d'air dans les gros vaisseaux, mais aussi celles qui
peuvent atteindre les ouvriers travaillant dans des
caissons d'air comprimé. Une décompression trop brusque
peut mettre brutalement en liberté les gaz dissous dans le
sang ; il en résulte des embolies qui seraient susceptibles
de s'arrêter dans les membranes vasculaires de l'œil
comme dans les autres capillaires de l'organisme (LE-
TULLE et NATTAN-LARRIER, p. 50). La possibilité de
l'embolie de l'artère centrale, accident du travail, mérite
d'être connue ; je n'en sais d'ailleurs pas d'exemple.

On a signalé aussi l'embolie de l'artère centrale survenant à la suite d'injections sous-cutanées de paraffine
faites dans un but cosmétique. Mais ROHMER (2) a montré
que ces cas devaient beaucoup plutôt être rapportés à
une thrombose veineuse.

Les symptômes de l'oblitération artérielle rétinienne.

L'oblitération de l'artère d'un membre est toujours
marquée par une douleur violente et durable dans la
région où s'est arrêtée l'embolie. Etant donnée la sensi-

(1) HRUSCU. Embolie aérienne de l'artère centrale (analyse dans *Revue
générale d'ophtalmologie* Août 1921).

(2) ROHMER. Des accidents oculaires consécutifs aux injections prothétiques
de paraffine dans la région nasale. *Annales d'oculistique*, septembre 1905.

bilité spéciale de la rétine, nous ne sommes pas surpris de constater que la douleur n'existe pas dans l'oblité- ration de l'artère centrale. On a cependant quelque- fois signalé une sensation douloureuse apparaissant en même temps que la cécité. (POPP, cité par ROU- MER, p. 120). J'en ai observé un cas : un homme s'endort avec une très bonne vue ; au milieu de la nuit, il se réveille brusquement avec la sensation qu'il est devenu aveugle. Il allume une bougie et s'aperçoit qu'il a perdu totalement la vue de l'œil droit. Le lendemain l'aspect ophtalmoscopique était celui d'une oblitération aiguë de l'artère centrale. Il est vraisemblable qu'une sensation douloureuse avait, pendant le sommeil, appelé l'attention de ce malade sur son œil.

Mais le symptôme subjectif de beaucoup le plus impor- tant est la cécité qui apparaît si soudainement ; souvent si l'autre œil est sain, le sujet ne se rend pas immédia- tement compte de ce qui lui arrive ; il a l'impression d'un voile, se frotte les deux yeux, et c'est seulement en fermant l'œil sain qu'il se rend compte de la disparition plus ou moins complète de la vision d'un œil. La cécité est totale ou partielle, totale si l'oblitération a porté sur le tronc, partielle, atteignant un secteur du champ visuel si une branche de bifurcation a été atteinte.

Cette brusque oblitération peut survenir à tout moment, pendant le sommeil, après un effort, à l'occasion d'un mouvement de la tête, le plus souvent sans aucune raison apparente.

Si l'on interroge soigneusement les malades, on recon- naît souvent que cette cécité n'a pas été une révélation brutale, que, depuis quelque temps déjà, le sujet avait par moments, une sensation passagère de brouillard, un

« malaise visuel », après quoi tout rentrait dans l'ordre. Ces troubles prodromiques auxquels nous devons attacher une grande importance quand ils nous sont signalés parce qu'ils apparaissent à une période où nous pouvons encore agir, nous signalent la lésion de l'artère avant l'oblitération ; ils sont encore très utiles pour le diagnostic; lorsqu'ils l'ont précédée, on peut dire que la cause de cette oblitération est beaucoup plus vraisemblablement une thrombose qu'une embolie. (PRIESTLEY-SMITH). Il n'est pas possible de ne pas les rapprocher de différents phénomènes observés du côté des membres, de la « claudication intermittente », des sensations de crampes, de fourmillements, de pesanteur, de refroidissement qui annoncent et précèdent la thrombose et la gangrène.

Quel est le mécanisme de ces troubles passagers de la vision ? S'agit-il d'une obstruction partielle et momentanée par ces lésions d'endartérite dont nous avons déjà parlé, d'où anémie du territoire que le vaisseau irriguait? Cela est possible ; mais il se peut aussi qu'il faille faire intervenir dans la pathogénie de ces troubles prodromiques la contracture du vaisseau. Nous avons déjà longuement étudié les spasmes, et la place n'est pas d'y revenir ici. Notons cependant que la lésion artérielle peut être provocatrice du spasme, et par conséquent du trouble fonctionnel. WAGENMANN (1) et HOPPE (2) en ont apporté des exemples très probants.

Dans l'embolie vraie, ces prodromes n'existent naturellement pas. La cécité est brutale et totale.

(1) WAGENMANN. Contrib. à l'étude des troubles circulatoires dans les vaisseaux rétiniens. *Arch. fur. Opht.*, XLVI, 1897.
(2) HOPPE. Aspect d'embolie de l'artère centrale de la rétine expliqué comme un phénomène physique. *Graef's Arch.*, vol. LVI.

Symptômes ophtalmoscopiques. — Les symptômes ophtalmoscopiques de l'oblitération aiguë du tronc de l'artère centrale sont trop connus pour qu'il soit utile d'insister sur leur description. Voici rapidement esquissés les symptômes classiques. Les vaisseaux paraissent réduits de calibre, les artères beaucoup plus que les veines. Un trouble plus ou moins laiteux partant des bords de la papille s'étend vers la périphérie de la rétine, surtout vers la région maculaire. La macula est elle-même occupée par une tache rouge cerise, à bords très nets, se détachant sur le trouble rétinien.

a) *Aspect des vaisseaux.* — Les artères sont étroites. Si l'oblitération (comme nous le supposons ici) a porté sur le tronc de l'artère centrale, la pression du doigt sur le globe n'en amène plus la pulsation. Une fois, l'oblitération portant sur le point de bifurcation sur le plan de la papille, j'ai pu voir en arrière de ce point des pulsations artérielles spontanées ; le fait est exceptionnel.

On a signalé l'apparition dans les artérioles périphériques de la segmentation de la colonne artérielle, et même quelquefois d'un mouvement rétrograde.

Du côté des veines, on note un rétrécissement beaucoup moins prononcé. Si on les observe peu de temps après l'oblitération, on constate déjà la segmentation de la colonne veineuse qui s'étend jusque sur les grosses branches papillaires ; la colonne est morcelée ; quelquefois les grains ainsi constitués sont animés d'un mouvement très lent, généralement centripète, mais quelquefois rétrograde. Il est facile de s'expliquer cette apparence de segmentation ; la vis à tergo étant supprimée, la colonne sanguine serait immobile si l'aspiration thoracique dont nous avons parlé en étudiant la *circulation veineuse* n'intervenait pas. Elle n'est pas assez forte cependant pour vider ces vases clos que sont devenus les vaisseaux rétiniens. Son appel entraîne la colonne sanguine peu à peu et par à-coups, d'où l'aspect de segmentation. La pression oculaire restée normale, elle aussi, intervient pour vider les vaisseaux : il peut arriver (pression veineuse accrue, trouble de la perméabilité veineuse, faiblesse de l'aspiration thoracique) que la tension oculaire pousse la colonne sanguine segmentée aussi bien vers le tronc de l'artère que vers le tronc de la veine, et le courant rétrograde apparaîtra.

b) *Le trouble rétinien* est généralement très précoce. Sitôt qu'a lieu l'examen après l'apparition de la cécité, on en constate déjà l'existence. Il disparaît d'ailleurs assez rapidement, généralement au bout de la première semaine.

Très variable d'intensité, ce trouble d'après les examens anatomiques qui ont pu être faits, ne serait pas constitué par un œdème rétinien. Il s'agirait d'un début de dégénérescence rétinienne (fibres optiques et cellules ganglionnaires), dont l'apparition serait très précoce. Notons que cet aspect trouble de la rétine peut être relevé avec plus ou moins d'intensité dans tous les cas d'oblitération même partielle par spasme ; nous avons publié dans un autre chapître une observation dans laquelle la traînée blanchâtre existait le long du vaisseau contracté.

Comment expliquer la disparition rapide de ce trouble, même dans les cas d'oblitération complète ? On peut admettre, ou que la circulation se rétablissant comme nous le verrons plus loin, les cellules rétiniennes mortes fonctionnellement (quelques heures paraissent suffire dans l'oblitération complète) retrouvent cependant en partie leur vitalité, ou que « l'atrophie graduelle des couches internes dégénérées fait réapparaître la coloration rouge du fond de l'œil... Après la destruction des éléments les plus délicats, l'atrophie se poursuit lentement et ne se révèle pas à l'ophtalmoscope par des signes plus évidents que dans un cas de glaucome chronique ou de tabes du nerf optique » (Dufour et Gonin).

c) *Tache rouge cerise maculaire*. — Cette tache est à peu près constante dans l'oblitération aiguë de l'artère centrale. Son diamètre varierait de 1/7 aux 2/3 de celui de la papille (Fisher). Elle ne manque que dans quelques rares observations (Gowers, Leplat, Oelles, Schobl, Gonin). Elle est moins précoce que le trouble rétinien ; j'ai observé à ce point de vue un sujet de la première heure qui suivit le début de la cécité, jusqu'à l'apparition de la tache maculaire. Il s'agissait d'une embolie. La tache ne devint visible que vers la dixième heure. Dans une observation de Forster (Rohmer, p. 102) la tache rouge cerise apparut au bout de 8 heures. Elle ne subsiste guère à la disparition du trouble rétinien, quelquefois même elle disparaît avant ce trouble.

On a donné de cette tache diverses explications (hémorragies, lésions chorio-rétiniennes). Mais on admet généralement qu'il s'agit d'*un aspect de contraste :* la choroïde gardant sa coloration normale serait vue au travers de la fenêtre maculaire et trancherait sur le fond blanchâtre de la rétine. C'était déjà l'opinion de DE Graefe et c'est celle qui reste la plus vraisemblable.

Cependant cette coloration rouge vif n'est pas constante ; elle peut varier du rouge vif au rouge brun sombre, quelquefois brun sombre (sans trace de rouge), ou jaune foncé (Fisher). Dans trois cas, rapportés par Harms, la tache rouge était remplacée par une tache plus claire que le fond de l'œil. D'après Harms si l'on admet que le trouble rétinien est dû à un œdème des couches internes de la rétine, il n'est pas étonnant que cet œdème ait son maximum à l'endroit où les couches internes de la rétine ont elles-mêmes leur maximum d'épaisseur, c'est-à-dire dans la région maculaire, au voisinage immédiat de la fovea. Peut-être fait-il expliquer par l'apparition d'un œdème l'absence de la tache rouge ou les anomalies dans la coloration et l'aspect de cette tache qui a pu même être vue en saillie très nette.

Le rétablissement de la circulation rétinienne. — Lorsqu'on examine quelques semaines après le début de la maladie un sujet qui a été atteint d'oblitération aiguë de l'artère centrale de la rétine, on constate dans la grande majorité des cas que la circulation rétinienne est rétablie. L'aspect segmentaire de la colonne veineuse a disparu ; les veines ont retrouvé leur réplétion normale ; la pression du doigt fait apparaître la pulsation artérielle.

Dans quel ordre se fait cette restitution à l'état normal, de la circulation rétinienne? Sur deux sujets que j'ai pu examiner ou faire examiner très régulièrement dans la première semaine, j'ai vu le réseau veineux se remplir d'abord. Dans un premier cas (celui qui a fait le sujet de la communication de MM. Lavat et Masselin) le 5e jour la circulation veineuse était rétablie. Dans un autre cas, dès le 2e jour la colonne veineuse n'était plus fragmentée et les veines avaient retrouvé leur aspect normal. Dans l'un et dans l'autre cas la circulation artérielle n'était pas rétablie. Chez une troisième malade que j'ai examinée dans le service de M. Vaquez où elle était envoyée pour une embolie de l'artère centrale diagnostiquée aux 15/20 (double lésion mitrale) survenue 7 jours auparavant, la circulation artérielle et veineuse était complètement rétablie.

Dans un cas de Harlan (Soc. méd. de Philadelphie, octobre 1920), deux jours après le début de l'affection, les artères quoique petites étaient perméables.

On peut, au moins dans certains cas, hâter le rétablissement de la circulation rétinienne, et ainsi mieux en noter les étapes, au moyen du nitrite d'amyle. Voici une observation qui, plus qu'une description, en donnera les détails :

Thrombose de l'artère centrale O. O. M. R., 48 ans, bonne santé habituelle. Pas d'albuminurie. Aucun signe de syphilis.

A déjà eu à plusieurs reprises depuis deux ans l'impression d'une cécité relative et momentanée de l'œil droit. A eu aussi il y a quelques jours une sensation de gêne dans les mouvements de la main gauche.

Le 28 décembre 1920 à 8 heures du matin, en sortant de chez lui il a brusquement la sensation que son œil droit devient complètement aveugle. A 10 heures, il vient à notre clinique où deux heures après le début de la cécité il est vu par M. DEHENNE et par moi. L'aspect de la papille et des vaisseaux est nettement celui de la description classique de l'embolie. La colonne veineuse est segmentée. Pas de pulsations artérielles provoquées. V = 0. Sensation lumineuse faible dans une petite plage du champ externe qu'il est impossible de délimiter au périmètre.

A 10 heures et demie, le malade respire 5 gouttes de nitrite d'amyle. Immédiatement dilatation veineuse nette. La colonne sanguine se rétablit dans les veines. Pas de battements artériels. Voit, même de face, les mouvements de la main. La lumière paraît violette.

Il n'y a pas la tache rouge cerise.

A 17 heures. La tache rouge cerise existe. Le trouble blanchâtre qui le matin n'existait que près de la papille s'est étendu et dépasse la macula autour de laquelle il a son maximum. Les veines ont leur aspect normal. Pas de pulsation artérielle. Le malade compte les doigts, distingue le pouce à 30 centimètres.

Le lendemain 29 décembre à 13 heures, je revois le malade. Depuis la veille il a respiré deux ampoules de nitrite d'amyle et fait (comme le 1ᵉʳ jour) des massages du globe. Depuis le matin il a senti une grande amélioration ; il pourrait à la rigueur se conduire avec l'œil malade.

La circulation artérielle est rétablie. Pression artérielle 30-35 contre 35-75 à gauche.

Champ visuel concentriquement rétréci. La vision centrale est encore nulle. La tache rouge cerise persiste.

Le 30, l'amélioration a continué (nitrite d'amyle 3 fois par jour). La tache rouge cerise persiste, mais moins nette. La pression artérielle est la même que la veille.

Le malade commence à distinguer de près quelques lettres, mais il existe de nombreux scotomes paracentraux qui font que lorsqu'il regarde un papier blanc, il le voit parsemé de taches sombres. La vision des couleurs est normale.

Le même jour à 17 heures, le malade revient me voir ; la situation est changée du tout au tout. À 10 heures du matin il a appris, et dû aller apprendre à sa mère, la mort de sa propre sœur *survenue subitement d'une embolie cérébrale.* Très péniblement impressionné, il a tout d'un coup senti une douleur dans la région orbitaire droite et la cécité s'est reproduite aussi complète que le 1er jour.

L'état ophtalmoscopique est à ce moment le même que la première fois : trouble diffus, artères étroites sans pulsation, colonne veineuse fragmentée. La vision est nulle sauf dans une petite plage temporale.

Examen de l'état général. Pas de lésions cardiaques. T. G. 13-0 (VAQUEZ-LAUBRY).

On continue la nitrite d'amyle.

31 *décembre.* Amélioration légère. A vu sur sa droite les rails du tramway. Même état ophtalmoscopique.

3 *janvier.* Fonctionnellement, l'état est le même.

Sur la branche temporale, on peut provoquer des battements, mais ces battements qui n'apparaissent qu'avec des pressions de 120 gr. disparaissent rapidement, pour ne plus reparaître. Le courant granuleux apparaît dans la veine avec une pression de 30 gr.

5 *janvier.* Il n'y a plus de battements artériels. La teinte blanchâtre de la rétine et la tache maculaire se sont accentuées.

11 *janvier.* Rétablissement du courant artériel ; les battements sont encore précaires. T. a. r. 35-75 contre 10-80 à gauche.

L'état de la vision reste le même par la suite. Les mouvements de la main sont perçus dans un petit secteur temporal.

Cette observation est intéressante parce qu'au point de vue du rétablissement de la circulation, elle a la valeur d'une expérience. En la rapprochant des résultats que j'ai déjà rapportés, on peut voir que la circulation veineuse se rétablit avant la circulation artérielle. On ne peut guère

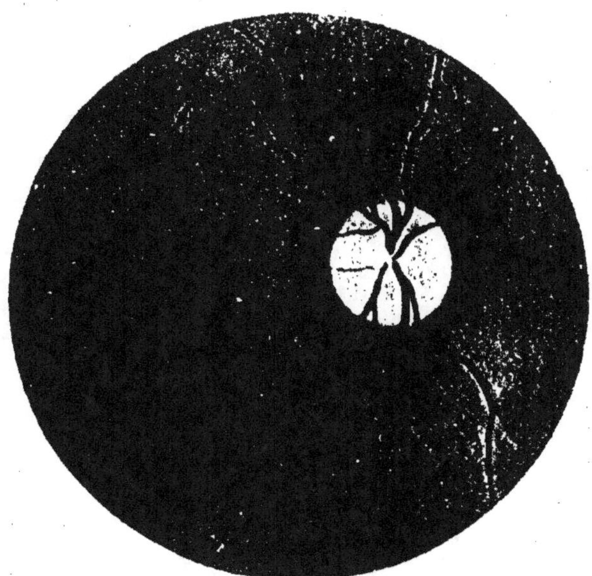

Fig. 1

Artérite de l'artère temporale inférieure
(Rétrécissement localisé peu au delà de la papille)

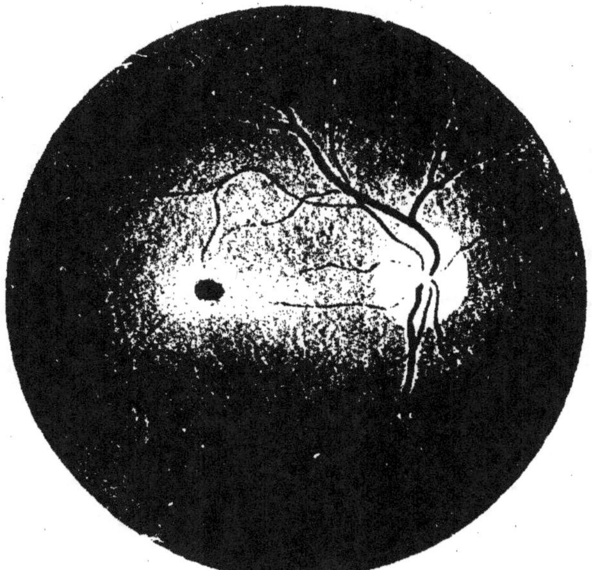

Fig. 2

Embolie de l'artère centrale de la rétine (au deuxième jour)
Tache rouge cerise, trouble de la région papillo-maculaire
Segmentation partielle de la colonne veineuse

se l'expliquer que par l'action de la pression veineuse dans le bout central de la veine centrale, et par la vaso-dilatation paralytique des veines et des capillaires qui suit généralement l'oblitération aiguë.

C'est d'ailleurs ce que peut montrer la « capillaroscopie » directe. Si pendant qu'on examine les capillaires du doigt, on comprime le bras de façon à fermer les artères, on assiste d'abord à un arrêt du courant capillaire, puis au bout de quelque temps on voit se produire un reflux, de la branche veineuse vers la branche artérielle.

Il est intéressant de noter que dès ce moment, avant le rétablissement de la circulation artérielle, les *hémorragies rétiniennes* qui viennent souvent, mais non toujours, compléter le tableau classique peuvent déjà exister. C'est ce qui s'est passé dans le cas du malade de MM. LAVAT et MASSELIN qui, avant le rétablissement de la circulation artérielle, présentait déjà une hémorragie non loin de la macula.

C'est sans doute aux phénomènes de vaso-dilatation dont nous avons signalé un peu plus haut l'existence que sont dues ces hémorragies, véritables suffusions sanguines analogues, quant au mécanisme de production, à celles qui bordent les infarctus post-emboliques du poumon et du cerveau. D'autres auteurs ont cependant invoqué l'existence de lésions vasculaires précoces.

Même alors que la circulation rétinienne est rétablie, ce qui se produit dans la majorité des cas, on voit quelque-fois par la suite les artères se rétrécir progressivement, et s'entourer d'un cordon blanchâtre ; la circulation reste ainsi très précaire.

Par quel mécanisme se rétablit la circulation réti-nienne ? Il faut admettre dans nombre de cas que le vaisseau retrouve sa perméabilité au moins partielle. Dans le cas d'embolie, on peut supposer un déplacement du corps oblitérant ou sa résorption (HESS) laissant, à nouveau libre une partie du calibre vasculaire. S'il s'agit d'endartérite et de thrombus consécutif, on peut admettre que ce thrombus en se rétractant rétablit partiellement la lumière. Mais enfin dans bien des cas, surtout dans ceux où, avec ou sans traitement, une guérison totale s'est produite, l'hypothèse de HOPE d'une contracture vasculaire au niveau d'une lésion artérielle, contracture cédant à la longue, explique mieux que toute autre la réouverture de l'artère. Notons d'ailleurs que même un embolus trop étroit pour fermer l'artère peut provoquer, au point où il s'arrête, le spasme vasculaire amenant ainsi pour un temps l'oblitération totale.

D'autres fois, la circulation semble se rétablir par un tout autre procédé ; une véritable dérivation se produit par des vaisseaux néoformés, plus exactement par la dilatation d'un réseau capillaire préexistant. GONIN (1) en a apporté une très intéressante observation; la circulation artérielle avait été rétablie par de fines anastomoses artérielles entre les branches de l'artère centrale et le cercle artériel de ZINN. Il s'agirait, ainsi que nous l'avons déjà vu, de la dilatation de fines communications décrites pas LEBER comme pouvant exister à l'état normal entre les deux réseaux.

L'aspect décrit et dessiné par GONIN n'est certes pas habituel après une embolie de l'artère centrale ; il ne faut donc pas admettre que ce procédé possible de réta-

(1) GONIN. Rétablissement de la circulation rétinienne par des anastomoses à la suite d'une obstruction de l'artère centrale. *Annales d'oculistique*, t. 133, p. 167.

blissement de la circulation rétinienne soit le procédé habituel. Il n'est pas moins important pour cela d'en connaître la possibilité. Le fait a d'ailleurs été constaté anatomo-pathologiquement par SCHLODTMANN (cité par GONIN). Dans ce cas, malgré la résection du nerf optique pour un myxosarcome, la circulation rétinienne était conservée.

Enfin « dans deux exemples rapportés par KNAPP et par PAGENSTECHER, où l'on vit aussi se produire un retour de la circulation rétinienne malgré la section de l'artère centrale » (GONIN) on ne peut expliquer ce retour que par le développement d'une circulation collatérale.

Les suites de l'oblitération artérielle. — Tout organe privé de l'apport sanguin voit ses cellules s'atrophier ; l'oblitération de l'artère centrale de la rétine amène l'atrophie de la couche cérébrale de la rétine. « La disparition des fibres optiques et des cellules ganglionnaires est rapide. Dans les cas d'ELSCHNIG et de NUEL, soit au bout de 5 à 6 semaines, elle se trouvait déjà avancée. Après six jours, SIEGRIST a pu noter déjà des signes de dégénérescence qu'il compare à ceux de la nécrose cadavérique : imbibition séreuse des filets nerveux, apparition de vacuoles, de masses homogènes et de gouttelettes de myéline dans les faisceaux, effacement du contour et du noyau des cellules » (DUFOUR et GONIN) (1).

Il faudrait des examens encore plus précoces que celui de SIEGRIST pour nous fixer sur les suites immédiates de l'oblitération du tronc de l'artère centrale. A leur défaut les observations cliniques nous montrent qu'après six à huit heures d'obstruction, le rétablissement de la circu-

(1) DUFOUR et GONIN. Encyclop. franç. d'oph., t. 6, p. 755.

lation artérielle ne s'accompagne que d'un retour partiel de la fonction visuelle.

Les recherches expérimentales, encore peu nombreuses, nous éclairent aussi sur ce point. Baquis (1) expérimentant sur le lapin a vu que la compression soutenue pendant 1/4 d'heure de l'artère centrale suffisait à amener des lésions, d'ailleurs passagères (la guérison survenant en 8 jours) des cellules ganglionnaires ; mais l'arrêt circulatoire était-il maintenu une 1/2 heure, on voyait survenir des lésions destructives plus ou moins prononcées des cellules ganglionnaires et granuleuses.

R. Sand (2) a montré que l'arrêt total de la circulation cérébrale ne pouvait être toléré chez les mammifères que pendant un temps très court, de 3 à 25 minutes. Passé ce délai, la reviviscence de l'encéphale est encore possible, mais elle s'accompagne d'altérations anatomiques et fonctionnelles graves.

C'est donc par heures qu'il faut parler si l'on veut cliniquement étudier les lésions rétiniennes secondaires à l'obstruction *totale* du tronc. Il faut la séparer des obstructions par spasme d'une branche (ou même du tronc) où la circulation n'est pas *totalement* arrêtée puisqu'après une obstruction prolongée et marquée par des signes ophtalmoscopiques certains (cas de Marc Landolt, cas personnel) on peut voir la vision se rétablir entièrement.

Par la suite, on voit très souvent survenir les symptômes d'une atrophie optique plus ou moins complète.

On conçoit dans ces conditions combien est grave le

(1) Baquis. Fatti istoligici consecutivi ad anaemia temporanea della retina. *Ann. d'ottalm.* XX, p. 161, cité par Dufour et Gonin, Encycl. fr. oph., t. VII, p. 722.

(2) R. Sand cité par Lhermitte. Collection Sergent, Ribadeau-Dumas, Babonneix. Neurologie, t. II, p. 191.

pronostic de l'oblitération aiguë de l'artère centrale de
la rétine. Sauf dans quelques cas rares où le rétablissement de la circulation a pu être obtenu dans les premières
heures (dans bien des cas il a dû s'agir de spasme artériel)
la vision reste perdue.

Il est fréquent cependant, sinon constant, de voir

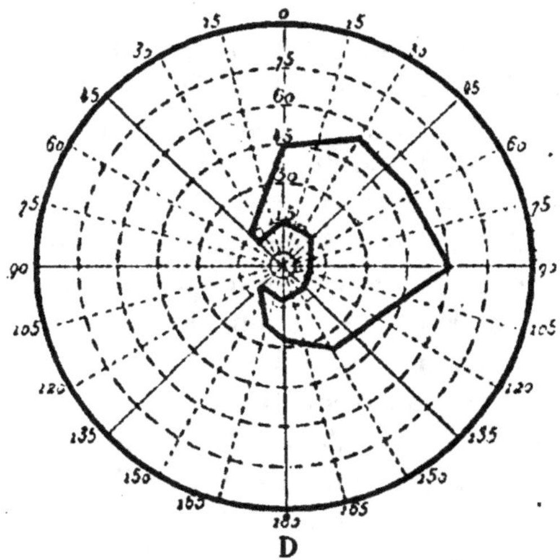

Fig. 40. — Champ visuel quelques jours après le début de l'oblitération
du tronc de l'artère centrale. Une plage temporale est seule conservée.
(Thrombose).

persister dans le champ visuel externe une petite plage
lumineuse. On l'a expliquée par l'existence d'une artère
cilio-rétinienne restée perméable après l'oblitération du
tronc .Cette explication peut s'appliquer à certains cas,
mais pas à tous ; du moins arrive-t-il de ne pas rencontrer,
chez des sujets ayant conservé cette vision relative,
d'artère cilio-rétinienne. Peut être serait-il plus rationnel
d'admettre qu'une partie de la rétine à la limite du nerf

optique est irriguée par des capillaires rétiniens nés en amont de l'obstacle, et que c'est à cette circulation extra-rétinienne qu'une petite portion de rétine doit de con-server sa vitalité.

Fréquence de l'oblitération artérielle aiguë.

L'oblitération aiguë donnant le tableau classique de l'embolie de l'artère centrale de la rétine n'est pas excep-tionnellement rencontrée ; elle n'est cependant pas fré-quente. On peut s'en faire une idée d'après quelques statistiques. Pour HIRSCHBERG, on la rencontrerait une fois sur 1.300 cas d'affections oculaires. Dans leur hopital de Lausanne DUFOUR et GONIN l'auraient notée une fois sur 2.400 malades ; WÜTTICH donne un cas sur 10.000 malades et SCHÖRL un sur 5.000.

Les deux yeux peuvent être atteints soit simultanément, soit après un intervalle plus ou moins long. HARMS (1) a relevé dans la littérature 20 cas d'atteinte bilatérale. Parmi ces 20 cas, on en trouve 3, dans lesquels la cécité est survenue pour les deux yeux en quelques minutes. Le cas le plus intéressant est celui bien connu de VAN DUYSE ; il s'agissait d'un vieillard de 71 ans qui, s'étant penché en avant, fut en trois minutes atteint de cécité double ; le malade était atteint d'insuffisance mitrale. Dans les autres cas, l'artère centrale de l'œil resté sain a été prise après un intervalle qui a varié de quelques jours à plusieurs années.

Pour FISHER (2) dont le travail a porté environ sur

(1) HARMS. Les cécités doubles par oblitération simultanée ou non des deux artères centrales de la rétine. *Graef's Archiv.* Bd., 84.

(2) FISHER. L'embolie de l'artère centrale. Leipzig, 1891.

200 cas, la fréquence est à peu près la même à droite qu'à gauche. La statistique de Van Duyse tend à prouver que l'œil droit serait un peu plus souvent atteint. Fisher fait cependant remarquer avec raison que les affections apoplectiques du cerveau sont plus fréquentes à gauche, ce qui s'expliquerait par la façon différente dont naissent les deux carotides internes. Marc Landolt (1) a lui aussi signalé que la carotide gauche était, pour cette raison anatomique, plus exposée que la droite à l'embolie. Cela est fort possible, et si les statistiques ne montrent pas le côté gauche beaucoup plus souvent atteint que le droit, cela tient sans doute à ce qu'elles embrassent *toutes* les oblitérations aiguës et non pas seulement les oblitérations par embolie.

Les oblitérations des branches de l'artère centrale. Nous avons décrit jusqu'ici l'occlusion aiguë du tronc de l'artère centrale ; mais l'oblitération peut se produire de la même façon sur une *branche* de l'artère. Le diagnostic sera facile à l'examen ophtalmoscopique, le rétrécissement artériel, le trouble laiteux de la zône intéressée étant généralement nets. D'ailleurs on retrouvera dans le champ visuel le secteur aveugle correspondant au vaisseau atteint ; tous les rameaux y compris les rameaux maculaires peuvent être isolément touchés. Dans plusieurs observations, notamment celle de Meller (2) et celle de Trappe (3), on voit une artère cilio-rétinienne obstruée par embolie, entraîner un scotome central dû à ce que la macula était entièrement irriguée par les branches de cette artère.

(1) M. Landolt. *Soc. d'ophtalmologie de Paris*, octobre 1920.
(2) Meller. Embolie d'une artère cilio-rétinienne. *Von Graefe's Archiv.* Bd. LXXII, fasc. III, p. 300.
(3) Trappe. Embolie d'une artère cilio-rétinienne. *Zeitschrift fur Augenh.*, août 1914.

La nature de l'oblitération. — Nous avons signalé au cours de ce chapitre les discussions qui ont eu lieu à propos de la nature de l'obstruction de l'artère centrale, les uns voyant l'embolie à l'origine de presque tous les cas et les autres la thrombose. Nous espérons avoir montré que l'un et l'autre cas pouvaient se présenter ; la réalité de l'embolie n'a plus besoin d'être démontrée ; la thrombose est cependant plus fréquente.

Comment le diagnostic pourra-t-il être en fait ?

Rappelons-le : les grands symptômes ophtalmoscopiques sont les mêmes. C'est surtout dans l'étude des antécédents que se trouveront les éléments du diagnostic ; les sujets atteints d'oblitération par thrombose ont antérieurement présenté des troubles artériels généraux et locaux ; ces troubles locaux nous les avons déjà signalés ; ce sont avant tout ces cécités passagères et relatives qui impressionnent plus ou moins le malade (Van Duyse, Priestley Smith, etc...). Les sujets atteints sont généralement des hypertendus.

L'embolie de l'artère centrale survient brusquement, sans prodromes ; on trouve une raison à la formation de l'embolie, *le plus souvent une lésion mitrale.* On peut avec grande vraisemblance attribuer à une embolie l'oblitération qui survient brutalement chez un mitral. Il est vrai que l'embolie peut être, nous l'avons vu, un fragment de bouillie athéromateuse née du réseau carotidien, et que dans ces conditions l'embolie peut apparaître chez des athéromateux. Si bien que le diagnostic de la nature de l'oblitération restera souvent hésitant.

Le signe de certitude c'est la constatation de l'embolus. Il est rare qu'elle puisse être faite. On a vu l'embolus sous forme d'un caillot brun ou noir. Quelques auteurs ont signalé l'existence de petits nodules brillants sur la paroi de l'artère ; mais nous savons que ces nodules brillants sont seulement symptomatiques de lésions de la paroi artérielle. HESS (1) ayant eu à examiner une femme de 54 ans, cardiaque, dix minutes après la perte de la vue d'un œil, vit après un massage l'embolus devenir visible sous la forme d'un petit cylindre blanchâtre à l'origine de la branche supérieure. Un deuxième massage fit avancer l'embolus jusqu'à une nouvelle bifurcation de l'artère. Le lendemain il était resorbé et la vision de 8/10.

Il est bien plus fréquent de rencontrer sur la papille une dilatation sacciforme, véritable anévrysme, du tronc de l'artère centrale en amont du siège de l'embolie (Cas de LAVAT et MASSELIN). Cet anévrysme qui a des pulsations provoquées par la compression du globe s'efface en quelques jours.

Enfin dans le diagnostic de l'oblitération artérielle aiguë, on ne négligera pas de penser au rôle principal ou adjuvant du spasme artériel.

L'oblitération chronique de l'artère centrale de la rétine.

C'est l'aboutissant des lésions d'endartérite ; la colonne sanguine de plus en plus réduite n'assure plus qu'imparfaitement la vitalité rétinienne, d'où l'*état ischémique* de la rétine. La rétine est un peu pâle, les vaisseaux sont étroits, les réactions artérielles à la compression du globe sont faibles, la tension artérielle locale suivant l'état de la pression générale, est élevée ou normale, mais le plus souvent l'écart habituel entre la pression diastolique et la

(1) HESS. Embolie de l'artère centrale. *Zeitsch. fur Augenbeilk.* 1908.

pression systolique est très nettement diminué. Les veines, comme les artères sont étroites. le sang veineux a une coloration proche de celle du sang artériel ; il est impossible de faire apparaître le pouls veineux. Dans les cas plus

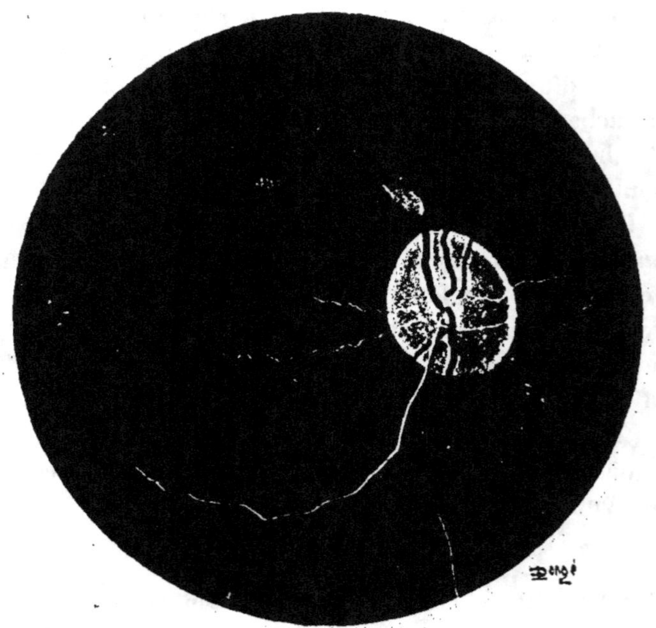

Fig. 41. — Artérite oblitérante.
Survenue consécutivement à une thrombose de la veine centrale.)

avancés, les cordons blanchâtres que nous connaissons enserrent les artères. La circulation est donc très précaire ; elle s'améliore cependant pour un instant si l'on fait inhaler au malade quelques gouttes de nitrite d'amyle.

Le nerf optique est plus ou moins décoloré ; cette atrophie optique dont il est facile de reconnaître l'origine vasculaire, doit s'expliquer surtout par des lésions de même ordre des vaisseaux propres du nerf optique. Les lésions que nous constatons sur le plan rétinien doivent sans aucun doute exister en arrière de la papille. Non seulement la papille se décolore, mais encore elle peut s'excaver. On sait que l'excavation du nerf optique avec ou sans hypertension oculaire a été expliquée par SCHNA-BEL par la formation de petites lacunes survenant à l'intérieur du nerf. Pour MORAX (1) le processus qui amène la formation de ces lacunes, c'est l'oblitération vasculaire et l'ischemie consécutive, ischémie réalisée dans le glaucome par la compression des capillaires du nerf optique et de la rétine, et dans l'atrophie avec excavation par la diminution de calibre du système artériel.

Les symptômes fonctionnels marchent de pair : la vision baisse progressivement, le champ visuel est rétréci avec de petits scotomes centraux ou paracentraux. Il est rare que la cécité absolue survienne. L'inhalation de nitrite d'amyle, en même temps qu'elle modifie l'aspect de la circulation rétinienne, améliore quelquefois pour quelques minutes, cet état, donnant aux malades l'illusion d'une guérison au moins partielle et bien pas-sagère.

(1) V. MORAX. Glaucome simple ou atrophie avec excavation. *Annales d'oculistique*, janvier 1916.

CHAPITRE XII

Les affections des veines rétiniennes.

Si comme nous l'avons vu le terme d'artérite est un peu vague s'appliquant non seulement aux lésions inflammatoires des artères, mais en somme à toutes les atteintes artérielles, le terme de *phlébite* a au contraire une signification beaucoup plus précise: l'inflammation des parois de la veine. Nous n'étudierons pas ici certains aspects anormaux des veines rétiniennes, tels que les varices dont nous avons déjà parlé, mais seulement les *phlébites des veines rétiniennes.*

Tous les états susceptibles de produire des phlébites des veines viscérales ou des veines des membres peuvent déterminer l'apparition de phlébites rétiniennes. Il n'y a aucune raison pour que ces phlébites n'existent pas; nous verrons même que, dans le réseau veineux rétinien, se trouvent réalisées au maximum certaines conditions particulièrement prédisposantes. Cependant, si l'inflammation des parois veineuses rétiniennes est fréquemment signalée au cours des examens anatomo-pathologiques, il est rarement question, dans un traité d'ophtalmoscopie, de phlébite rétinienne. On pourrait croire qu'il s'agit là d'une atteinte exceptionnelle. Cela tient à ce qu'il est assez rare de constater la lésion veineuse primitive, c'est-à-dire la phlébite, avant que n'en soient survenues les complications. Plus encore pour la veine que pour l'artère, l'aboutissant fatal des lésions vasculaires est la rupture ou l'oblitération. Les symptômes précurseurs de ces complications, si évidents pour les lésions artérielles, manquent le plus souvent lorsque la veine est touchée, aussi bien les phénomènes subjectifs que les modifications visibles à l'ophtalmoscope. Quelle que soit son importance dans la circulation rétinienne, la circulation veineuse peut être longtemps défectueuse sans produire les troubles qu'une même déficience dans la circulation artérielle ne manque pas d'entraîner ; nous verrons que même l'oblitération des gros troncs veineux n'est en rien comparable, quant aux symptômes observés par le malade, à l'oblitération du tronc artériel. Pour ce qui est des signes ophtalmoscopiques, ils sont aussi bien différents ; avant que ne surviennent les complications des phlébites rétiniennes, elles se signalent à peine à l'examen le plus minutieux. N'oublions pas d'ailleurs que dans les phlébites aiguës, c'est en quelques jours que se succèdent l'apparition des lésions veineuses et de leurs complications. L'évolution est bien différente de ce qui se passe du côté artériel, où les lésions évoluent si lentement que tout examen ophtalmoscopique attentif permet grâce aux signes plus haut décrits, de les déceler presque à leur début.

Si l'on a la fortune de constater de bonne heure la phlébite aiguë, on reconnaît quelques changements importants sur le parcours de la veine : d'abord un œdème léger qui s'étend tout autour du vaisseau, produisant le trouble visuel qui nous amène le malade, enfin une modification dans l'aspect du vaisseau ; à partir du point où elle est malade (en partant de la périphérie) la veine semble effacée, ses contours sont indistincts et sa coloration, anormalement claire, redevient brusquement plus foncée que celle des autres veines.

Les formes chroniques sont plus facilement cons-

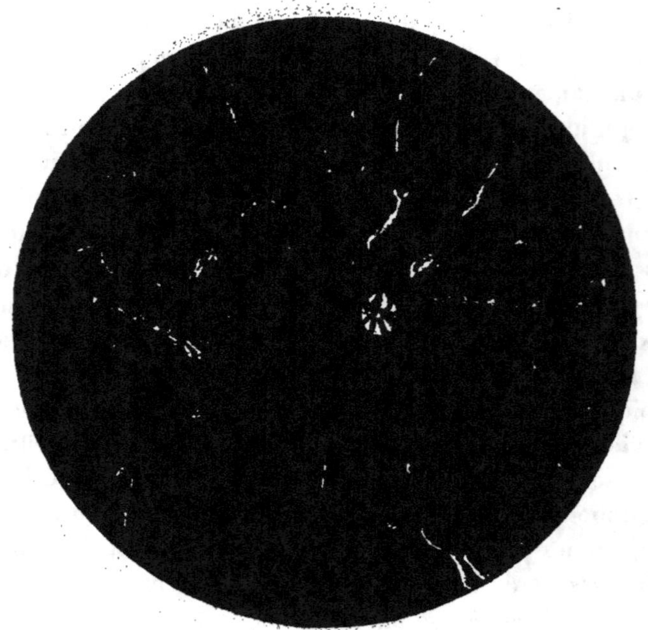

Fig. 42. — Périphlébite juvénile (Harms).
V. *Graefe's Archiv.* Bd LXXXVII.

tatables ; on a signalé l'apparence de cordons blanchâtres remplaçant les veines comme nous l'avons vu pour les artères. Cet aspect est rare. Très rare aussi est celui qui existe dans un très beau cas de Harms où la sclérose était manifeste sur presque toutes les veines rétiniennes, surtout à la périphérie. Cet aspect qui existait aux deux yeux, chez un jeune homme de 19 ans, s'accompagnait d'hémorragies rétiniennes ; cliniquement il s'agissait d'un cas d'hémorragies récidivantes des adolescents.

Disons de suite que ces formes chroniques sont, du côté de la rétine aussi bien que du côté des viscères ou des membres, d'origine syphilitique ou tuberculeuse.

Mais si nous voyons rarement les lésions veineuses initiales, nous voyons bien fréquemment leurs complications, qui sont les ruptures et les oblitérations.

Ruptures veineuses. — Toute rupture veineuse s'accompagne d'hémorragie. En étudiant les hémorragies, nous verrons que les hémorragies d'origine veineuse sont de beaucoup les plus fréquentes, surtout si comme nous y autorisent à la fois l'histologie et la pathologie, nous assimilons les plus gros capillaires à des veinules. Il est rare toutefois, aussi bien au microscope qu'à l'ophtalmoscope, de constater une véritable rupture de la veine. Cependant dans certaines hémorragies, principalement dans celles qui succèdent à des chocs, il arrive assez souvent que l'on puisse, surtout à la périphérie, voir la rupture vasculaire sous la forme d'un petit caillot flottant par une de ses extrémités, et encore adhérent par l'autre à la paroi veineuse.

Nous avons vu que les hémorragies artérielles rétiniennes et choroïdiennes, lorsque la cavité oculaire n'est pas ouverte, ont une tendance naturelle à s'arrêter du fait même de l'exagération de la tension oculaire qu'elles entraînent. L'état d'équilibre presque parfait des pressions oculaire et veineuse explique suffisamment ce fait, cliniquement constatable, que les hémorragies veineuses rétiniennes ne prennent jamais une importance considérable ; nous nous expliquons par le même mécanisme

que les gros troncs veineux saignent moins facilement
que les petits. Plus les troncs veineux sont importants, et plus faible y est la pression ; si bien qu'une
même lésion aura beaucoup moins de chance d'aboutir
à une rupture sur le tronc de la veine centrale que dans les
capillaires veineux ou les veinules de troisième ordre. Par
là nous nous expliquons que bien souvent l'origine de
l'hémorragie nous échappe, puisqu'elle provient de vaisseaux qui nous sont à peine visibles.

Oblitération veineuse. — Moins bien étudiée que l'oblitération artérielle, l'oblitération des veines de la rétine est
fréquente. C'est à MICHEL que nous en devons la première
description.

1° *Oblitération du tronc de la veine centrale* (Thrombose
de la veine centrale, apoplexie rétinienne). Il y a
une différence considérable entre les phénomènes subjectifs du début de l'oblitération artérielle et de
l'oblitération veineuse. Si nous exceptons celle que produit
une embolie, nous avons vu l'oblitération artérielle
(oblitération thrombosique) s'annoncer souvent par des
symptômes prodromiques, tantôt quelques jours, tantôt
des mois, avant la crise ; ces prodromes manquent le plus
souvent dans la thrombose veineuse. C'est en général
brusquement qu'apparaissent les troubles visuels. La
cécité totale qui d'emblée marque le moment précis de
l'oblitération artérielle n'est pas le fait de la thrombose
veineuse. Un brouillard épais s'installe, non pas immédiatement, mais en quelques heures, quelquefois en une nuit,
si bien que le sujet qui la veille s'était couché en bon état
se réveille le matin avec une vision tout à fait défectueuse.
Jamais il ne s'agit d'emblée d'une perte totale de la vue de
l'œil atteint ; quelquefois le malade ne peut plus lire, ni

même se conduire de l'œil touché, mais dans les formes les plus graves il garde au début son champ visuel, et voit les mouvements de la main. Il n'est pas rare, même dans les cas les plus caractérisés, de constater encore une acuité visuelle de 1/3 ou de 1/4.

Assez souvent le malade signale une sensation de céphalée ou de lourdeur périorbitaire ; ce symptome douloureux traduit une extension du processus phébitique en arrière de la lame criblée. Il faut d'ailleurs se garder de prendre la cause pour l'effet ; la thrombose rétinienne peut succéder à des lésions inflammmatoires de voisinage dont la douleur orbitaire ou périorbitaire n'est qu'un symptôme. Ces phénomènes douloureux peuvent du reste complètement manquer.

Pourquoi existe-t-il une telle différence entre les troubles visuels qui suivent l'oblitération de la veine et celle de l'artère ? Notons d'abord qu'une thrombose avancée, caractérisée déjà par les symptômes ophtalmoscopiques que nous allons voir, peut exister avec une oblitération non pas complète, mais partielle du calibre. Dans ces conditions la circulation sanguine se fait, d'une façon imparfaite il est vrai, mais se fait encore ; insuffisamment renouvelé, le sang stagne, mais les cellules rétiniennes ne sont pas entièrement privées des éléments qui leur sont nécessaires. Supposons même que l'oblitération soit complète ; le sang continue à arriver, il se heurte à un véritable cul de sac, mais les capillaires reçoivent encore du sang artériel. C'est à la longue seulement, lorsque les lésions se seront étendues et auront gagné, par un processus que les troubles mécaniques suffiraient à expliquer, le réseau capillaire, puis le réseau artériel lui-même, que la circulation capillaire, véritable agent de la nutrition

rétinienne, sera à son tour tout à fait troublée ou suspendue.

*Les symptômes ophtalmoscopiques de l'oblitération du
tronc de la veine centrale.* (Pl. IV, fig. 1). L'aspect est
très différent si l'examen est pratiqué le jour même de
l'oblitération, ou fort peu de jours après, ou seulement
quand plusieurs jours se sont déjà écoulés.

Dès le premier jour la papille apparaît un peu floue et
congestionnée ; les hémorragies rétiniennes, tantôt isolées,
tantôt disséminées sur tout le champ rétinien sont en
général déjà visibles ; mais ce qu'il y a de vraiment
caractéristique, c'est l'état des veines, près du disque
papillaire ; dilatées, tortueuses, d'une coloration noirâtre,
on les voit, souvent après une courbe, disparaître pour
un moment dans une zône d'œdème.

Chaque jour qui passe exagère cet état ; la papille
devient plus rouge. Les hémorragies sont plus nombreuses,
si nombreuses que tout autour de la papille la rétine est
parsemée, presque recouverte de ces îlots ou de ces
flaques hémorragiques ; à la périphérie, elles deviennent
moins confluentes, mais on les observe dans la région
maculaire et jusqu'aux limites de la rétine. Tantôt
effilées suivant l'axe d'un vaisseau qu'elles paraissent
entourer, tantôt arrondies, en flaques ou en lacs, elles
ont une coloration différente suivant leur ancienneté,
paraissant d'un rouge d'autant plus vif qu'elles sont plus
récentes. Souvent un léger trouble grisâtre, visible surtout
dans la région maculaire, marque l'œdème rétinien.

Sur le champ de la papille, les artères sont peu distinctes,
noyées dans l'œdème, quelquefois même absolument
invisibles. On pourrait les croires oblitérées si la pression
du doigt ne provoquait pas leurs battements. Les veines

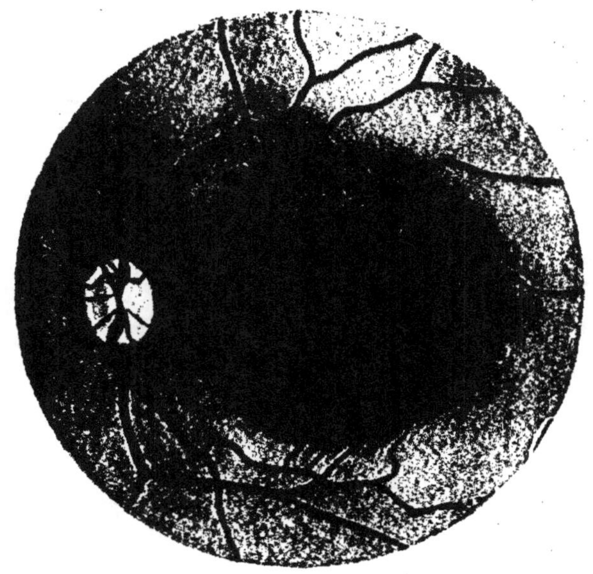

Fig. 1
Hémorragie prérétinienne
(la partie supérieure est déjà partiellement résorbée). Observation page 119

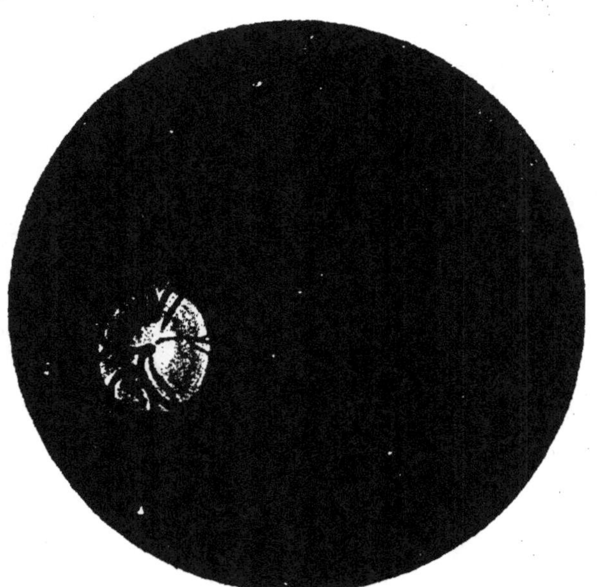

Fig. 2
Thrombose d'une veine rétinienne
d'après C. Adam. *Diagnostic ophtalmoscopique*
T. I p. 132

elles-mêmes sont quelquefois voilées sur la papille, ou au contraire elles y apparaissent très dilatées. Mais cette dilatation est surtout visible au delà du disque ; on voit les veines présenter des tronçons si gonflés et si noirs qu'elles donnent tout à fait l'impression de sangsues gorgées de sang ; sinueuses, elles disparaissent après un crochet dans une zône d'œdème pour reparaître un peu plus loin.

On a signalé dans quelques cas dans les veines périphériques un aspect segmenté de la colonne sanguine.

Il est très exceptionnel qu'après de telles lésions, la circulation veineuse s'étant rétablie, on voie peu à peu tous les troubles disparaître. Dans la grande majorité des cas l'oblitération est définitive ; elle s'étend de proche en proche à tout le réseau rétinien. Les gros troncs veineux d'abord si dilatés se rétrécissent et prennent souvent l'aspect de cordons blanchâtres. Les artères, redevenues visibles avec la disparition de l'œdème papillaire, apparaissent rétrécies et immobiles. Le nerf optique s'atrophie. A cette période terminale, il est très fréquent de constater sur le champ ou aux limites de la papille, l'apparition de petits vaisseaux très sinueux, de véritables glomérules capillaires, qu'il s'agisse soit de capillaires préexistants reliant une branche artérielle à une branche veineuse, soit, ce qui est plus fréquent, de ces anastomoses dont nous avons déjà parlé entre les réseaux choroïdien et rétinien, invisibles à l'état normal, mais peu à peu dilatées à leur maximum par le barrage veineux rétinien.

Thrombose d'une branche de la veine centrale de la rétine.

Les symptômes subjectifs seront très différents, on le comprend facilement, suivant que l'oblitération aura porté sur une branche périphérique, ou bien sur un

vaisseau maculaire ou sur une veine à laquelle aboutissent
des rameaux maculaires. Dans le premier cas le trouble
visuel sera léger et localisé à un secteur du champ visuel,

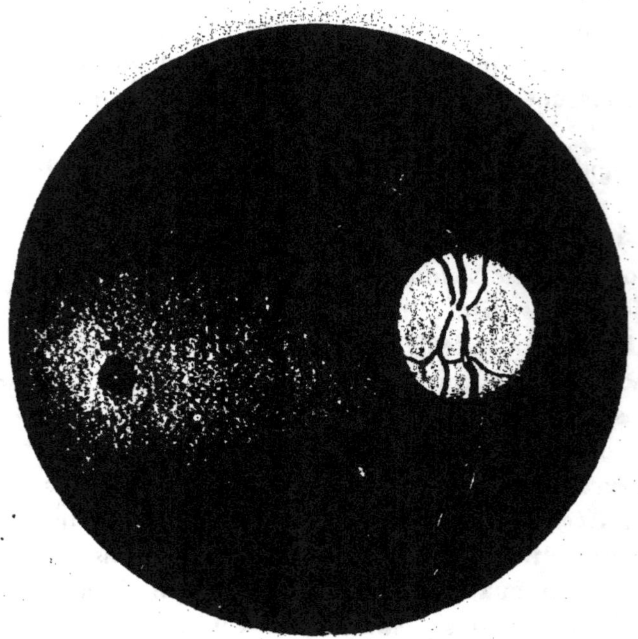

Fig. 43. — Thrombose de la branche inférieure de la veine centrale. Début.
(Œdème de la région maculaire.)

Remarquer l'aspect de la veine, et la différence brusque de coloration qui marque sans
doute le point thrombosé. Il n'y a pas encore d'hémorragie.

dans le deuxième, la vision centrale sera considérablement
diminuée ; il existera un scotome central relatif ou
absolu.

A l'examen ophtalmoscopique, on reconnaît immédiatement la dilatation, la teinte noire et la sinuosité de la
veine dont nous avons déjà parlé. Si l'on suit la veine de

la périphérie au centre, on voit que cet aspect s'exagère
au fur et à mesure que l'on se rapproche de la papille ;
mais tout d'un coup, au moment où la veine semble
dilatée au maximum, elle disparaît dans une zône d'œdème ;
souvent on ne la retrouve plus que très réduite de volume,

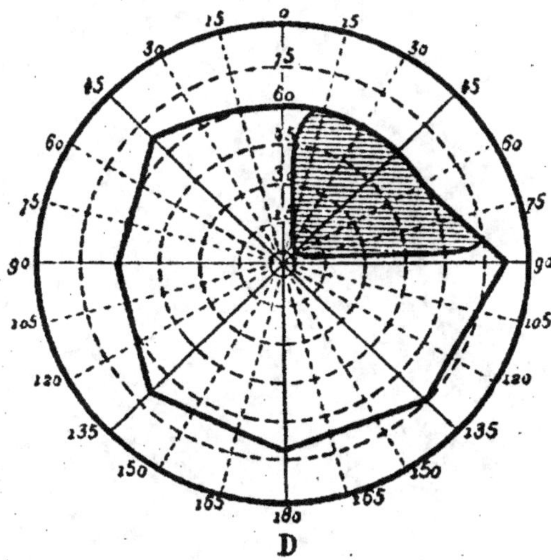

Fig. 44. — Phlébite de la branche nasale inférieure de la veine centrale.
Guérison V = 8/10.

Il persiste un scotome relatif. (4 mois après le début de la maladie).
Femme 63 ans. Hypertension artérielle. A déjà eu trois atteintes de phlébite
au membre inférieur droit.

sur le plan de la papille. Dans tout le segment intéressé, apparaissent des hémorragies qu'on retrouve jusqu'à
la périphérie rétinienne et souvent des flaques d'œdème ;
dans un cas j'ai observé, chez une malade non albuminurique, une étoile maculaire typique (fig. 45).

Si le diagnostic de phlébite et de thrombose s'impose
à cette période d'oblitération, il est quelquefois difficile
avant l'apparition des hémorragies. Seul l'aspect de la

veine, tel qu'il vient d'être décrit, permet de rapporter à
la lésion veineuse le trouble visuel plus ou moins important dont se plaint déjà le malade.

Le retour à l'état normal, si rare dans la thrombose du

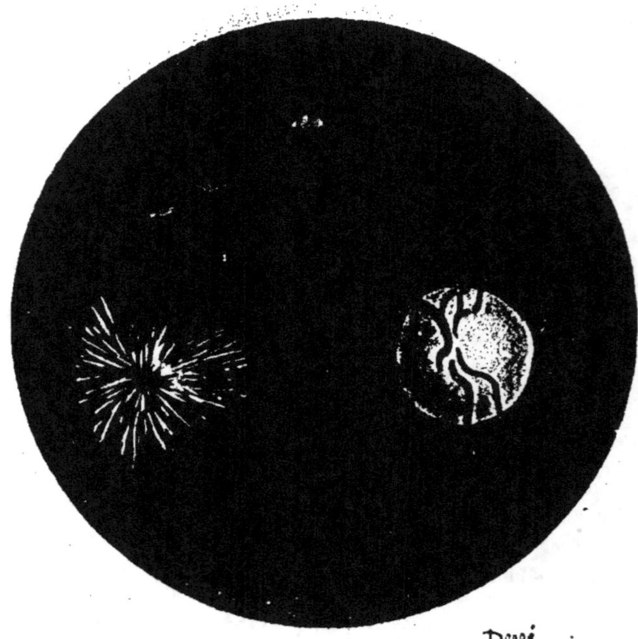

Fig. 45. — Thrombose de la veine temporale supérieure. Étoile maculaire.
(Femme 44 ans, non albuminurique, non azotémique. Hypertension artérielle).
Service de M. Morax n° 129.654.

tronc central, n'est pas exceptionnelle dans la thrombose
d'une branche. Tous les symptômes ophtalmoscopiques peuvent s'amender, puis disparaître. D'autres fois, la veine reste
oblitérée, remplacée sur une partie du trajet, celle où la
thrombose a débuté, par un cordon blanchâtre (Pl. IV, fig. 2).

Enfin, assez souvent des anastomoses s'établissent

entre la branche oblitérée et une branche restée vide. Il ne faut pas voir là, la création de nouveaux vaisseaux, mais l'élargissement du réseau capillaire entre deux réseaux veineux.

Anatomie pathologique. — Les cas de thrombose de la veine centrale dont l'examen anatomo-pathologique a pu être pratiqué, sont assez rares. Cependant COATS (1) dans un récent article, basé sur l'examen microscopique de 36 cas, a donné une étude très intéressante des lésions anatomiques dans cette affection.

Le premier examen publié semble être celui de MICHEL qui trouva un thrombus oblitérant la veine centrale en arrière de la lame criblée sur une longueur d'un demi-millimètre. C'est là le lieu d'élection pour la formation du thrombus, au niveau, ou un peu en arrière de la lame criblée. Cette localisation s'expliquerait par l'étranglement de la veine exercée par la lame criblée, par les tractions qu'exercent les mouvements de l'œil, et aussi par les remous qui peuvent se produire à ce ni.   la colonne veineuse. COATS fait remarquer qu'une   tion survenant plus en arrière pourrait parfaiteme   passer inaperçue étant donnée la richesse des anastomoses veineuses dans les nerfs optiques.

La nature de l'oblitération a été bien étudiée. Les examens sont rarement pratiqués dès les premiers jours. Il s'agirait alors d'une masse homogène, sans structure, dans laquelle on retrouverait de la fibrine et quelques globules sanguins ; peu à peu le bouchon s'organise et se rétracte, perdant, au moins sur une partie de sa surface, le contact avec la paroi veineuse.

(1) COATS Oblitération de le veine centrale *Von Graef's Archiv. für Ophthalmologie,* vol LXXXVI.

On aurait dans certains cas reconnu que l'obstruction était réalisée par une endophlébite proliférante ; l'épaississement de l'endophlèbe comme celui de l'endartère finirait par obstruer la veine. Ce mécanisme, qui pourrait aboutir à l'oblitération veineuse sans formation de thrombus, doit être tout à fait exceptionnel.

Nous devons à Gonin (1) de connaître ce fait très intéressant que « l'oblitération commence au point précis ou » le vaisseau devient indistinct et qu'il se prolonge dans » la direction centripète sur une longueur difficile à déter- » miner, car la partie obstruée ne se distingue presque » pas à l'ophtalmoscope du tronçon demeuré vide de » sang en aval de l'obstacle.

Les *hémorragies* commencent et ont leur maximum dans les couches internes (Coats). Elles peuvent largement dépasser ces couches soit vers l'extérieur soit vers l'intérieur. Sur 36 cas examinés Coats a reconnu que 8 fois le sang avait passé jusque dans les espaces sous-rétiniens, et 10 fois dans le corps vitré.

De même que l'examen ophtalmoscopique, l'examen anatomique montre que les hémorragies ont d'un cas à l'autre une importance très variable. Coats suppose que l'intensité des hémorragies est moindre quand il y a une endartérite prononcée de l'artère centrale, vraisemblablement parce que la diminution de la pression artérielle entraîne une diminution de la pression veineuse. A l'appui de cette opinion qui paraît parfaitement rationnelle, Coats donne les chiffres suivants ; dans une première catégorie de 16 cas les hémorragies sont abondantes, il y a 11 fois lésion de l'artère centrale et 5 fois il n'y en a

(1) Gonin. *Archives d'ophtalmologie*, 1903 et Encyclop. franç. d'ophtalm., t. VI, p. 727.

pas ; dans une deuxième catégorie de 15 cas où les hémorragies sont modérées, 14 fois l'artère est atteinte.

COATS (dans ses examens anatomo-pathologiques) a rarement rencontré de l'œdème rétinien ; cette constatation négative peut s'expliquer par le fait que les œdèmes se résorbent beaucoup plus vite que les hémorragies. Il n'y a d'ailleurs pas de rapports obligatoire entre la gravité de l'obstruction et l'intensité de l'œdème. On connaît en pathologie générale des exemples de ce genre.

Pathogénie de l'oblitération veineuse rétinienne. — Nous avons vu que certains cas avaient pu être mis sur le compte d'une endophlébite proliférante. Ce mécanisme doit être exceptionnel ; c'est le thrombus formé sur place, à la faveur d'une lésion veineuse, qui est à l'origine des oblitérations veineuses. COATS admet que la raison principale de la formation de ce thrombus doit être le ralentissement de la circulation occasionné par la sclérose vasculaire et en particulier par une endartérite de l'artère centrale. Il reconnaît cependant qu'il peut y avoir aussi des lésions inflammatoires primitives de la veine surtout chez les jeunes sujets (syphilis, influenza, etc...).

En somme les constatations anatomo-pathologiques du côté des veines rétiniennes ne vont pas et ne peuvent pas aller contre les faits bien établis aujourd'hui en pathologie générale. Le procédé d'obstruction, de beaucoup le plus fréquent, des veines est la *thrombose*, c'est-à-dire la formation sur place d'un caillot qui vient oblitérer le vaisseau.

C'est à des causes mécaniques que l'on a d'abord rapporté la formation du thrombus : ralentissement du courant, modification des éléments sanguins devenus plus vulnérables dans certains états pathologiques, augmentation de la coagulabilité du sang. C'était là la *thrombose marastique* de Virchow. Cette théorie est aujourd'hui complètement abandonnée. Déjà soutenue par Cruveilhier, bien établie par les travaux de Cornil et Ranvier, de Vulpian, de Weigert, de Widal, de Vaquez, la théorie *infectieuse* est actuellement solidement édifiée. « Tout thrombus veineux est d'origine inflammatoire et résulte d'une lésion préalable de la couche endothéliale du vaisseau » (Letulle et Nattan-Larrier) (1).

Peut-être, cependant, faut-il apporter quelque tempérament à cette théorie de l'infection. La phlébite aseptique est admise par bien des auteurs et notamment par les accoucheurs ; le thrombus pourrait donc lui aussi avoir une autre origine que l'infection.

La lésion initiale est la phlébite, l'atteinte de l'endoveine, quelle que soit la raison de cette atteinte ; dès que la membrane endothéliale a perdu son intégrité, la formation du caillot est devenue possible. Cette lésion de la veine est généralement réalisée par des germes pathogènes qui, amenés par le sang, s'arrêtent d'autant plus facilement sur la paroi du vaisseau que la circulation est plus ralentie ; infection chronique comme dans la tuberculose, la syphilis, infection aiguë (phlegmatia alba-dolens, phlébite rhumatismale, typhique, phlébite par lésion de voisinage). Elle est bien souvent aussi préparée par des lésions chroniques, et ici apparaît dans la pathologie veineuse le rôle des agents *toxiques* (phosphorisme, saturnisme, alcoolisme) et des « diathèses » comme la goutte, le diabète, l'arthritisme (Letulle et Nattan-Larrier) (2).

(1) Letulle et Nattan-Larrier. Anatomie pathol., t. I, p. 550.
(2) Letulle et Nattan-Larrier. Anatomie pathol., t. I, p. 34.

Ajoutons encore avec WIDAL et BEZANÇON (1), comme causes prédisposantes, d'une part la richesse du sang veineux en déchets provenant de la destruction organique des tissus (acide carbonique, urée) et d'autre part la lenteur de la circulation et par conséquent le contact prolongé de ces éléments toxiques avec la paroi veineuse.

A côté du ralentissement du courant sanguin, il faut placer comme cause prédisposante à une lésion de la veine centrale sur la papille, sa bifurcation à angle droit qui est à ce niveau une cause de remous et de stagnation dans la colonne sanguine, et aussi la pression intra-oculaire qui écrase la veine, plus fort pendant la systole et moins fort pendant la diastole. Ce sont là des facteurs prédisposants importants et qui, nulle part dans l'organisme, ne se trouvent aussi complètement réalisés.

Étiologie. — La thrombose de la veine centrale est plus fréquente qu'on ne le croyait autrefois. Elle est un peu plus souvent rencontrée chez la femme que chez l'homme et a son maximum de fréquence entre 55 et 65 ans.

On trouve souvent, chez les sujets atteints, d'autres signes de fragilité veineuse : hémorroïdes, varices, phlébites ; une de mes malades avait déjà eu trois phlébites des membres.

Les lésions déterminantes peuvent être aiguës ou chroniques. Les lésions *aiguës* sont de beaucoup les plus rares ; il peut s'agir d'une infection de voisinage ; on la cherchera surtout du côté des sinus de la face, d'un abcès de l'orbite. KNAPP l'a vu survenir après un érysipèle ; la méningite cérébro-spinale se serait également compli-

(1) WIDAL et BEZANÇON. Maladies des veines et des lymphatiques. (BROUARDEL et GILBERT), 1911, p. 4.

quée de thrombose de la veine centrale. VALUDE (1) a, de
même rapporté deux cas de thrombose de la veine centrale
dûs l'un à une métrite gonococcique aiguë, l'autre à une
collection suppurée de l'avant-bras. COATS signale comme
cause possible l'influenza ; JACKSON (2) l'a rencontrée
dans deux cas.

Mais le plus souvent il s'agit de causes *chroniques :*
au premier rang nous placerons la syphilis, et bien après
elle la tuberculose (PÉCHIN). La lésion endothéliale
indispensable peut, nous l'avons vu, être produite par
des toxines ; c'est ainsi qu'on a pu expliquer la thrombose rétinienne par d'autres facteurs, notamment le diabète, les néphrites chroniques.

L'hypertension artérielle joue certainement un rôle,
car on la rencontre dans un nombre important de cas ; elle
peut avoir pour le système veineux une action trauma-
tisante prolongée.

On sait que H. DUFOUR a voulu récemment faire jouer
un rôle à l'infection dans l'étiologie des hémorragies
cérébrales ; à côté des causes qui *préparent* l'hémorragie
en lésant les parois vasculaires, il y a celles qui *déclanchent*
l'accident et, parmi celles-ci, il place des infections
légères. Cette action de l'infection banale surajoutée
a été très discutée. J'ai cherché si elle pouvait être
à l'origine des thromboses rétiniennes ; en interrogeant systématiquement les malades, il n'est pas rare de
leur entendre dire que la veille, ou quelques jours avant
l'apparition de la cécité, ils se sont sentis mal à l'aise,
ont accusé un mal de tête, un petit frisson. Certes l'infec-

(1) VALUDE. Thrombose infectieuse de la veine centrale de la rétine.
Annales d'oculistique, t. 116, p. 426.
(2) E. JACKSON. Thrombose des veines rétiniennes après l'influenza.
American Journal of Ophtalmology, décembre 1920.

tion légère que traduisent ces malaises n'a pas pu produire la lésion veineuse, mais s'ajoutant à des lésions chroniques, il n'est pas impossible qu'elle soit devenue la lésions déterminante. L'infection atténuée pourrait encore avoir son point de départ au niveau d'un foyer dentaire ; mais je crois cette origine dentaire plus rare que certains ne l'ont pensé.

Je signale enfin qu'il est relativement fréquent de voir la thrombose de la veine centrale survenir chez des sujets atteints d'infection chronique à distance : métrite, prostatite. Peut-être y a-t-il là une origine possible de lésions veineuses.

On connaît en pathologie générale le rôle du traumatisme dans la production des phlébites ; les phlébites rétiniennes traumatiques paraissent exister. Je connais pour ma part quatre cas où dans un intervalle de un à six jours avant l'apparition des accidents il y avait eu un choc plus ou moins léger sur l'œil. S'agissait-il de simple coïncidence ? Cela est possible ; il faut retenir cependant cette possibilité. Des cas analogues ont été rapportés par EVERBUSCH (1), par WISER (2) par WIBAUT (3) et par d'autres. Peut-être comme le font MM. WEIL et BLACK (4) pour les phlébites par effort, faut-il chercher l'explication de ces phlébites traumatiques dans un état « dyscrasique endothélio-plasmatique » qui permettrait à la lésion de se développer à la faveur d'une atteinte insignifiante.

(1) EVERBUSCH. *Klin. Monatsblatt. fur Augenh.* XXXVII p. 1.
(2) WISER. Un cas de thrombose traumatique des veines rétiniennes. *Centralblatt fur praktische Augenheilk,* décembre 1901.
(3) T. WIBAUT. Thrombose de la veine centrale de la rétine après une contusion du crâne. *Tijdschrift vor ongevallen Geneeskunde,* 1918, t. III, p. 129.
(4) cités par LECONTE. Notions récentes sur les phlébites, *Le Journal médical français,* sept. 1921.

Je ne crois pas qu'on ait jamais signalé l'existence de thrombose rétinienne d'origine cancéreuse ; des métastases de ce genre sont cependant parfaitement possibles au niveau des veines rétiniennes comme elles le sont sur les autres. Peut-être, en la cherchant, trouverait-on quelquefois cette origine.

Évolution de la thrombose. — Nous avons vu le thrombus s'organiser, l'oblitération s'étendre de la veine aux capillaires, puis au réseau artériel, et enfin l'atrophie optique survenir. C'est là l'aboutissant à peu près fatal de la thrombose de la veine centrale. Il n'est pas impossible cependant de voir des thromboses veineuses aboutir à la guérison au moins partielle ; la circulation se rétablit. Il n'y a pas besoin pour cela que tout le calibre du vaisseau soit dégagé ; avec 1/16 de lumière, la circulation pourrait se faire d'une façon suffisante (Coats). Il ne faut pas trop compter sur la circulation collatérale ; en général elle se développe trop tardivement pour permettre le rétablissement de la fonction rétinienne.

Une complication très fréquente de la thrombose de la veine centrale est le *glaucome hémorragique.* Sur 36 yeux atteints de cette affection que Coats put examiner anatomiquement, 35 avaient été énucléés pour glaucome. Il est évident que le glaucome n'est pas produit par la thrombose rétinienne ; on a pensé qu'il était dû à des lésions du réseau-veineux choroïdien analogues à celles du réseau rétinien. On trouve là sans aucun doute un argument en faveur de l'origine circulatoire du glaucome, et de ses rapports avec la stase choroïdienne. Cependant Coats a noté que les veines choroïdiennes étaient très souvent exemptes de lésions ; mais on peut admettre un trouble veineux étendu bien au-delà du globe sur le tronc

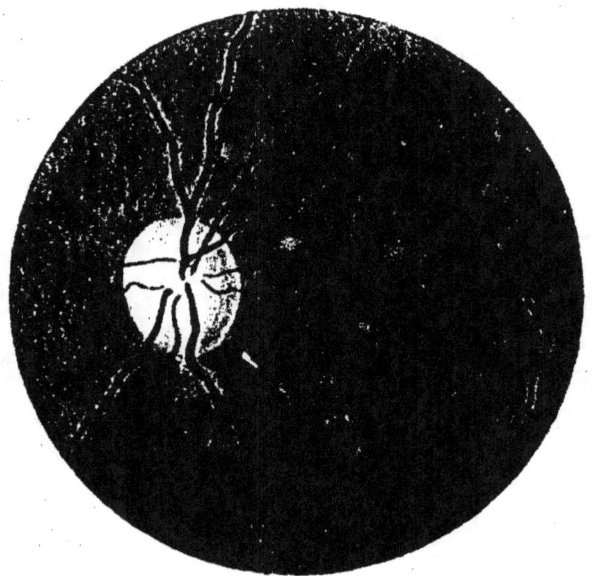

Fig. 1
Thrombose de la veine centrale de la rétine
La lésion est particulièrement prononcée sur la branche inférieure un peu au delà de la papille

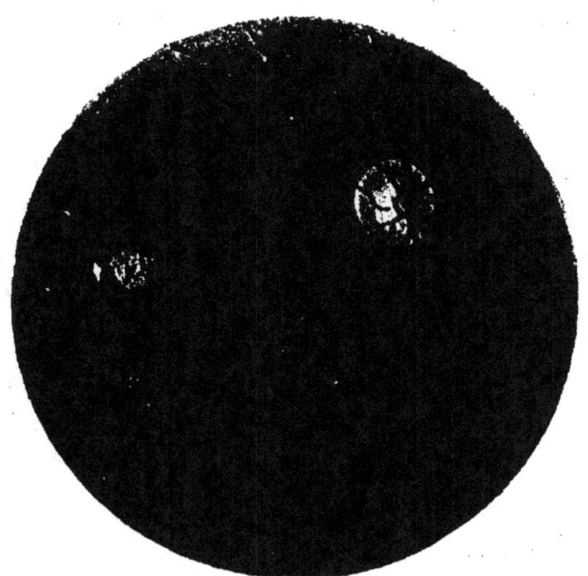

Fig. 2
Thrombose d'une branche de la veine centrale
(Veine temporale inférieure) Guérison partielle
La veine est sur une partie de son trajet remplacée par un cordon blanchâtre

de l'ophtalmique. Des exemples de ce genre sont nombreux en pathologie générale.

Le *diagnostic* de thrombose des veines rétiniennes est généralement facile ; il arrive souvent cependant s'il s'agit de l'oblitération d'une branche qu'on se contente du diagnostic bien insuffisant d'hémorragies rétiniennes. Plusieurs fois aussi on a pris des oblitérations du tronc de la veine pour des oblitérations du tronc de l'artère ; je crois qu'en se basant sur les signes donnés plus haut tant de l'oblitération artérielle que de l'oblitération veineuse, une pareille erreur ne doit pas être commise, surtout si dans les cas qui peuvent paraître douteux, on prend soin de rechercher par la compression du globe si oui ou non les artères sont restées perméables.

CHAPITRE XIII

Hémorragies de la rétine.

C'est une singulière erreur, d'ailleurs souvent commise, que de considérer l'hémorragie rétinienne comme une maladie et de la décrire comme telle. Les hémorragies de la rétine sont un *symptôme*, symptôme il est vrai d'une importance considérable, survenant dans une foule d'affections, les unes locales, les autres générales, et c'est à ce titre qu'elles doivent être étudiées.

Les états dans lesquels on peut les rencontrer sont si nombreux que leur simple énumération, souvent entreprise dans les classiques, est bien longue, et d'ailleurs très inutile. Il est plus intéressant de rechercher les grandes causes pathogéniques des hémorragies rétiniennes et d'en étudier le mécanisme. Surtout nous ne perdrons pas de vue que les hémorragies qui surviennent au niveau de la rétine ne sont pas des hémorragies exceptionnelles, qu'elles se produisent par un mécanisme et dans des conditions analogues à celles qui surviennent dans d'autres viscères ; quant à la grande analogie qu'elles peuvent avoir avec les hémorragies cérébrales, c'est un point sur lequel nous aurons à revenir en étudiant, dans un autre chapitre, les rapports entre les troubles des circulations cérébrale et rétinienne.

Mais si les hémorragies rétiniennes sont, pour la plupart des points, parfaitement comparables aux hémorragies d'autres tissus, elles ont cependant des caractères spéciaux sur lesquels nous avons déjà eu l'occasion d'insister ou que nous devrons traiter ici. Nous avons vu pourquoi les hémorragies de la rétine, toute proportion gardée, sont en général quantitativement peu importantes. Mais en revanche elles ont une importance qualitative considérable ; la rétine si hautement différenciée, peut ne pas tolérer ce que d'autres tissus supportent impunément.

Aspect ophtalmoscopique des hémorragies de la rétine. — Les hémorragies rétiniennes nous apparaissent sous la forme de taches d'une coloration plus ou moins rouge sur le fond de la rétine. Si leur coloration est, comme il arrive fréquemment, d'un rouge assez proche de celui de la rétine, elles peuvent être assez difficiles à reconnaître.

On a voulu voir dans la *différence de coloration* des hémorragies rétiniennes, la trace de leur origine ; plus foncées elles proviendraient des veines et plus claires des artères ; mais comme le fait remarquer ADAM, ces différences de teinte, si elles existent, doivent être plutôt rapportées à l'ancienneté de l'hémorragie, les cas récents offrant une teinte rouge plus claire et les plus anciens une teinte plus sombre. Encore ne faut-il accorder à ces modifications de couleur qu'une importance relative.

Le *nombre* des hémorragies est très variable. Tantôt on en trouve disséminées sur toute l'étendue de la rétine, et tantôt on en voit seulement une ou deux. Même diversité quant à la topographie ; isolées, on peut les voir sur la papille ou près d'elle, dans la région maculaire, ou à la périphérie; d'autres fois elles sont au contraire uniformément répandues sur toute l'étendue de la rétine. Rochon-Duvigneaud a fait observer la localisation, autour de la papille et assez près d'elle, des hémorragies dans la rétinite albuminurique. Ces localisations si diverses ne sont naturellement pas le fait du hasard ; il faut toujours s'en demander la cause et la raison.

La forme qu'affectent ces hémorragies rétiniennes a aussi une certaine importance, importance que l'on a peut-être exagérée. Il est classique cependant de décrire trois types dans lesquels la forme de l'hémorragie serait due à sa situation dans les couches rétiniennes.

On dit des hémorragies qu'elles sont en *flammèches* lorsqu'elles prennent une disposition rayonnée autour de la papille ; chacune d'elles a une forme allongée, un corps terminé par deux pointes plus ou moins effilées. C'est un aspect fréquemment rencontré dans l'apoplexie rétinienne. L'aspect en flammèches serait dû à ce que les hémorragies de ce type se feraient dans la couche des fibres optiques ; le sang fusant entre les faisceaux nerveux en prendrait l'aspect rayonné.

Sous le nom de *pointillé hémorragique* on entend de très fines hémorragies, plus ou moins confluentes, siégeant le plus souvent dans la région maculaire. C'est un type fréquemment rencontré dans les lésions vasculaires séniles C'est celui qui se résorbe le plus difficilement.

Les *flaques* sont, comme leur nom l'indique, beaucoup plus importantes. Fréquentes dans la rétinite albuminurique, dans la thrombose de la veine centrale, elles apparaissent le plus souvent près de la papille ou d'un gros tronc veineux. Souvent une flaque isolée vient recouvrir la macula.

Reconnaissons d'ailleurs tout ce qu'une telle distinction peut avoir d'artificiel ; très souvent les trois types se trouvent réunis dans le même moment, chez un même malade.

Enfin certaines hémorragies rétiniennes peuvent se localiser dans les couches rétiniennes d'une façon fort différente : les unes s'accumulent entre la couche des bâtonnets et l'épithélium pigmentaire ; ce sont les hémorragies *retro-rétiniennes* dont l'origine peut être rétinienne, et c'est à ce titre qu'elles nous intéressent, ou choroïdienne. Si elles sont profuses, elles peuvent donner l'impression d'un véritablement décollement rétinien, mais généralement elles apparaissent plus ou moins circulaires, en apparence moins foncées que les hémorragies rétiniennes proprement dites, et enfin, point important, sur elles passent les vaisseaux rétiniens intacts.

Les autres, à l'inverse des hémorragies retro-rétiniennes se ramassent en avant de la rétine entre celle-ci et le corps vitré. Ce sont les hémorragies *pre-rétiniennes* que Mérigot de Treigny (1) a récemment bien étudiées. Pour cet auteur les hémorragies pre-rétiniennes siègent les unes en dehors de la rétine entre les deux limitantes vitréenne et rétinienne, les autres dans la rétine entre la couche des fibres nerveuses et la limitante interne. Elles se rencontrent généralement non loin de la papille, et de préférence dans la macula. Elle se présentent sous le forme d'une poche rouge tendue dont le contenu paraît se modifier avec les différentes positions de la tête, la limite supérieure restant toujours horizontale. Ces hémorragies pré-rétiniennes n'ont d'ailleurs aucune valeur

____

(1) Mérigot de Treigny. Contribution à l'étude des hémorragies pré-rétiniennes. *Th. Paris*, 1919.

diagnostique spéciale ; elles peuvent apparaître dans toutes les affections hémorragiques de la rétine. L'origine en a été discutée : rétinienne pour DIMMER, KLAUBER, elle serait choroïdienne pour DE WECKER et pour LEBER. Cependant un cas de HAAB (Atlas de HAAB et TERSON), un cas de MERIGOT DE TREIGNY montrent nettement une origine rétinienne ; j'ai moi-même observé deux fois des lésions évidentes d'une petite artère maculaire, et je suis convaincu que, dans la majeure partie des cas, les hémorragies pré-rétiniennes ont une origine rétinienne et artérielle. Il faut savoir que ces hémorragies peuvent brusquement s'ouvrir dans le vitré qu'elles inondent plus ou moins suivant leur importance.

Une autre forme d'hémorragie rétinienne est encore intéressante à connaître ; d'origine veineuse, elle peut se limiter à l'intérieur de la gaine du vaisseau qui lui a donné naissance ; elle paraît former autour du vaisseau un manchon plus ou moins allongé, puis, lorsque la résorption commence, elle donne l'impression de grains séparés formant une sorte de chapelet dont le vaisseau serait le fil. Ces hémorragies partiellement résorbées peuvent ainsi donner un aspect analogue à celui de la « pigmentation angioïde de la rétine » dont MAGITOT (1) a donné la description. Du moins, dans un cas, j'ai vu cet aspect très caractéristique se former peu à peu suivant le processus que je viens d'indiquer.

Évolution des hémorragies rétiniennes. — Les hémorragies rétiniennes ne passent jamais par les couleurs dégradées du rouge au vert qui caractérisent l'évolution des ecchymoses en général ; elles restent très longtemps et quelquefois indéfiniment rouges. Il est rare cependant

(1) MAGITOT. Pigmentation angioïde. *Annales d'oculistique*, janvier 1911.

qu'elles gardent intact leur aspect initial ; elles peuvent ou se résorber entièrement, ou disparaître en tant qu'hémorragies laissant après elles sur la rétine, la trace de leur existence.

La disparition complète des hémorragies est assez fréquemment observée, surtout lorsqu'il s'agit d'hémorragies isolées ; les hémorragies pré-rétiniennes sont de celles qui se résorbent le plus complètement. La tache, de rouge vif, devient brunâtre ; elle paraît se disloquer ; des îlots de tissu rétinien sain apparaissent sur le champ qu'elle occupait ; quelquefois persiste, pour un temps, une véritable poussière de fragments hématiques. Puis tout disparaît, à tel point qu'il peut être impossible, même à l'examen le plus minutieux de reconnaître par la suite l'emplacement de l'hémorragie résorbée. Cette évolution si favorable se fait d'ailleurs lentement ; bien qu'on ait parlé d'hémorragies complètement résorbées en quelques semaines je crois qu'on peut fixer à trois ou quatre mois le délai qui, dans la moyenne des cas, est nécessaire à une telle évolution.

Mais très souvent la résorption ne se fait pas si complètement et la rétine garde la trace de l'hémorragie ; tantôt se forment de véritables lésions cicatricielles, suite de la compression du tissu rétinien par le sang épanché, cicatrices plus ou moins profondes, plus ou moins pigmentées beaucoup plus souvent par des pigments sanguins que par du pigment rétinien. Il est à peine besoin de dire que ces cicatrices sont définitives.

Dans les grosses hémorragies, surtout de la région maculaire, on peut voir l'hémorragie se résorber laissant derrière elle une véritable perte de substance ; à son niveau et autour d'elle se sont produites des lésions de ramollissement qui, dans la rétine comme dans le cerveau, sont définitives. MM. DÉHENNE, ANDT et moi-même en avons présenté un exemple à la Société d'ophtalmologie de Paris, en 1912.

D'autres fois à la place des hémorragies apparaissent peu à peu des taches dont la coloration varie du blanc au jaune. On les a expliquées par des dépôts de fibrine ou des amas de cellules granulo-graisseuses (DUFOUR et GONIN). Mais on ne peut pas ne pas être frappé par leur grande analogie avec les plaques blanches ou jaunâtres qui sont si souvent rencontrées à l'examen ophtalmoscopiques en même temps que les hémorragies et indépendamment d'elles. Ces taches ne marquent-elles pas, comme nous le verrons à propos des œdèmes, des lésions rétiniennes par une substance toxique ayant à la faveur de l'hémorragie touché la rétine ? En faveur de cette supposition nous avons les constatations, d'une part de HAAB, qui considère l'apparition de taches claires comme un mauvais symptôme au point de vue de la nutrition de la rétine, et d'autre part de SCHWEIGER qui « en ne tenant compte que des cas d'hémorragie sans rétinite concomitante a compté que les foyers jaunâtres se produisent environ une fois sur trois, mais que cette fréquence est double s'il y a albuminurie ou diabète » (DUFOUR et GONIN). (1).

Ces taches post hémorragiques pourraient donc marquer une lésion non plus mécanique, mais chimique des cellules rétiniennes ; si les cicatrices dont nous avons parlé plus haut sont indélébiles, les taches jaunes au contraire peuvent à la longue se résorber et disparaître lentement. Mais souvent elles persistent indéfiniment ; c'est ce qui se passe notamment dans l'aspect ophtalmoscopique

(1) *In* Encyclopédie française d'ophtalmologie, t. VI, p. 784.

qu'on décrit souvent sous le nom de *rétinite circinée.*

Retenons donc ce fait bien noté par SCHWEIGGER que l'évolution des hémorragies vers le foyer jaunâtre secondaire est beaucoup plus fréquente dans les cas d'hémorragies survenues chez des albuminuriques et des diabétiques, et que dans ce cas la résorption totale, si elle se produit, ce qui n'est certainement pas la règle, est infiniment plus lente qu'après une hémorragie traumatique par exemple.

Il est tout à fait incontestable que hors les lésions de traumatisme rétinien imputable à l'hémorragie, ce n'est pas de la plus ou moins grande quantité de sang épanché que dépend la résorption plus ou moins complète ; la disparition des grands épanchements pré-rétiniens en est la preuve.

L'origine des hémorragies rétiniennes. — Cette question a fait l'objet de nombreuses discussions. Quelques auteurs, dont LEBER, se basant sur ce que l'examen ophtalmoscopique ne permet pas de voir le vaisseau saigner, ont admis que les hémorragies rétiniennes se faisaient par diapédèse. Mécanisme d'exception qui peut expliquer certaines hémorragies de très faible importance, mais ne s'applique certainement pas à la majorité des cas.

Les hémorragies rétiniennes ont, le plus souvent, leur origine au niveau d'une lésion vasculaire. Le fait que le point donnant issue au sang n'est pas visible à l'examen ophtalmoscopique (nous avons vu qu'il l'est quelquefois) n'est pas un argument à retenir. D'une part les capillaires rétiniens dont le réseau est si riche échappent à notre examen ; ils peuvent saigner ; nous ne voyons pas la fuite par où s'est faite l'hémorragie, mais l'hémorragie elle-même. Combien de fois d'autre part ne voyons-nous pas une hémorragie entourer ou masquer une petite branche de 3e ou 4e ordre, artérielle ou veineuse dont la lésion peut nous être cachée par le sang épanché ou par l'œdème concomitant ? D'ailleurs les coupes microscopiques ont plus d'une fois démontré la rupture des parois vasculaires au voisinage d'une hémorragie (DUFOUR et GONIN). Si nous ne voyons pas dans la majorité des cas la lésion vasculaire à l'ophtalmoscope, c'est que l'hémorragie provient le plus souvent des petits vaisseaux, artérioles capillaires ou veinules. Il est absolument exceptionnel que les gros vaisseaux rétiniens saignent. N'en est-il pas de même pour tous les autres vaisseaux de l'organisme ?

Si, dans la grande majorité des cas, la lésion vasculaire est capillaire, nous avons vu cependant que des ruptures artérielles et veineuses (celles-ci surtout) pouvaient être à l'origine des hémorragies rétiniennes. Déjà nous avons signalé pourquoi dans un œil, qu'une rupture traumatique ou une incision chirurgicale n'ont pas ouvert, l'hémorragie a tendance à s'arrêter spontanément ; les éléments sanguins issus, par quelque mécanisme que ce soit, trouvent en face d'eux, la tension intra-oculaire qui les maintient ; ils doivent décoller les tissus, écrasés par cette tension, au sein desquels ils cherchent à fuir, et comme, sauf dans les cas de rupture artérielle, la pression qui les pousse est à peine supérieure à cette tension oculaire, l'hémorragie doit bien vite s'arrêter. Il faut le plus souvent donc une lésion vasculaire importante, et portant généralement sur une artériole, pour expliquer les hémorragies relativement vastes, et notamment les poches pré-rétiniennes.

Les causes des hémorragies rétiniennes. — Qu'elle soit d'origine capillaire, artérielle ou veineuse, l'hémorragie a donc le plus souvent à son origine une lésion vasculaire.

Rappelons-nous cependant que bien des sujets atteints de sclérose artérielle généralisée, des « artério-scléreux », ne présentent jamais d'hémorragies de la rétine. Très souvent au contraire l'hémorragie rétinienne est la première manifestation d'une sclérose vasculaire locale ou généralisée. Mais la lésion vasculaire n'est pas tout dans l'histoire de l'hémorragie rétinienne ; d'autres facteurs, souvent d'ailleurs en rapport de cause à effet avec cette lésion, interviennent comme causes prédisposantes.

Au premier rang de ces causes prédisposantes nous placerons *l'hypertension artérielle*. Ce que JEAN LHERMITTE (1) écrit de l'hémorragie cérébrale pourrait s'appliquer à l'hémorragie rétinienne. « L'hypertension artérielle, permanente ou paroxystique, est la cause primordiale de l'hémorragie du cerveau. Qu'elle soit primitive (?) ou secondaire à l'artério-sclérose, et surtout au mal de BRIGHT, on la retrouve dans l'immense majorité des faits, sinon dans tous (POTAIN). »

C'est un fait banal et évident que si nous supposons deux vaisseaux ayant une paroi de même résistance, cette paroi aura beaucoup plus de chance de céder au niveau du vaisseau dans lequel s'exercera la pression la plus forte. Les hémorragies qui succèdent à une brusque élévation de la pression comme celles que créent le froid, l'émotion, un repas copieux, certains efforts (HALLION et COMTE ont montré cependant que l'effort ne s'accompagnait pas en général d'une élévation, mais d'une baisse de la tension artérielle), à une congestion passive ou active de l'organe, seraient là d'ailleurs pour le démontrer. On sait combien les hémorragies cérébrales

(1) Jean LHERMITTE, Traité de Pathologie médicale de SERGENT, RIBADEAU-DUMAS, BABONNEIX Neurologie, T. II, p. 195.

sont fréquentes dans ces accès d'hypertension passagère comme dans l'hypertension permanente. C'est exactement l'histoire de l'hémorragie rétinienne.

L'hypertension sera d'autant plus capable d'amener l'hémorragie rétinienne qu'il s'y ajoutera une stase veineuse active ou passive. On sait, et c'est une constatation qui peut être faite tous les jours, que les hémorragies rétiniennes comme les hémorragies cérébrales se produisent plus souvent la nuit que le jour. Il arrive très fréquemment qu'un malade nous déclare que s'étant couché le soir avec une vision normale, il s'est réveillé le lendemain matin avec un trouble dans son champ visuel, ou une tache opaque, signes révélateurs pour lui de l'hémorragie. Sans doute, dans la position couchée la pression est peut être un peu plus élevée dans les vaisseaux rétiniens et cérébraux, bien que les recherches de FRANÇOIS FRANCK aient montré que ces vaisseaux échappaient en partie aux lois de la pesanteur, mais il faut faire intervenir aussi, d'une part la stase veineuse due à la position horizontale, et d'autre part la vaso-dilatation qui accompagne le sommeil.

L'influence de cette vaso-dilatation nous la retrouvons facilement dans la genèse des hémorragies rétiniennes. Considérons deux sujets auxquels nous avons trouvé *la même pression artérielle rétinienne*, mais qui présentent un état de vaso-dilatation différent. Chez l'un il n'y a pas de vaso-dilatation, les artérioles rétrécissent le courant sanguin, la pression capillaire et veineuse en est atténuée ; nous le voyons facilement en étudiant la pression dans la veine centrale ; il n'y avait pas de pouls veineux spontané ou si ce pouls existait la moindre pression sur le globe l'a fait disparaître. Celui-ci malgré son hypertension artérielle aura peu de tendance à faire des hémorragies rétiniennes ; l'hypertension s'épuise avec les artérioles. Chez l'autre au contraire la pression veineuse est forte ; il n'y a pas de pouls veineux spontané et il faut exercer sur l'œil une pression assez forte pour le faire apparaître, ou, s'il y avait un pouls veineux spontané, la pression ne l'a pas fait immédiatement disparaître, mais l'a exagéré. Celui-là beaucoup plus que le premier sera exposé aux hémorragies rétiniennes, parce que ses capillaires et ses veines subissent plus largement l'hypertension artérielle. Est-il besoin d'ajouter que le même sujet pourra passer successivement par ces états de vaso-dilatation et de vaso-constriction locales, et que toutes les causes réalisant une vaso-dilatation rétinienne l'exposeront momentanément à l'hémorragie aux mêmes titres que les crises d'hypertension paroxystique.

La stase passive, celle qui suit, par exemple, la thrombose de la veine centrale, agira par le même mécanisme de la vaso-dilatation, de l'élévation de la pression veineuse et capillaire ; ainsi s'expliquent facilement la fréquence et l'abondance des hémorragies rétiniennes dans l'oblitération de la veine.

L'hypertension artérielle locale (puisque nous avons la bonne fortune de pouvoir mesurer la pression artérielle au point même où elle nous intéresse le plus), le plus souvent simple témoin de l'hypertension générale, a donc, surtout si elle est accompagnée de vaso-dilatation, une influence de premier ordre dans la genèse des hémorragies. Elle peut vraiment à elle seule en être la cause, ou bien en rompant le vaisseau ou en en préparant lentement la lésion qui aboutira à cette rupture.

Mais si importante qu'elle soit dans leur genèse, l'hypertension artérielle peut manquer à l'origine de certaines hémorragies rétiniennes ; il y en a tout un groupe qui se produisent chez des sujets qui ne sont pas des hypertendus ; dans ce groupe nous placerons les hémorragies récidivantes des adolescents auxquelles, étant donnée leur importance, un paragraphe spécial sera consacré. Nous avons toujours vu survenir ces hémorragies chez des sujets de pression artérielle sensiblement normale quelquefois même un peu faible.

Il faut donc faire intervenir dans la genèse des hémorragies rétiniennes d'autres facteurs que l'hypertension.

Nous n'avons pas besoin de rappeler parmi ceux-ci *la lésion* de la paroi des vaisseaux, artérite aiguë ou chronique, phlébite ou périphlébite ; nous avons étudié en leur place ces lésions qui, avec ou sans hypertension artérielle, ont comme complication possible de leur évolution la rupture et par conséquent l'hémorragie.

Il faut faire une place parmi les facteurs occasionnels des hémorragies rétiniennes aux modifications qui peuvent survenir dans la *viscosité* du sang. C'est une question qui a été parfaitement étudiée par ONFRAY (1) qui définit ainsi la viscosité du sang. « Il n'existe pas de fluide parfait, c'est-à-dire que les molécules qui composent un liquide ne sont pas absolument indépendantes les unes des autres ; tout se passe comme s'il existait des forces attractives entre les molécules voisines. C'est ce qu'on a appelé la viscosité des liquides. »

Les causes de la viscosité sanguine nous échappent ; nous savons qu'elle est en rapport avec le nombre des globules (d'où sa grande élévation dans la maladie de VAQUEZ), avec la quantité d'hémoglobine et aussi de gaz

(1) ONFRAY. *Bulletin de la Soc. d'ophtalmologie de Paris*, 1911, p. 307.

carbonique du sang; mais nous ne savons ni comment, ni dans quelles proportions ces divers facteurs interviennent. Son importance n'est pas négligeable. » On conçoit que la viscosité crée une résistance antagoniste de la tension artérielle. Pour lutter contre cette résistance, la tension peut s'élever et il est probable que l'hypertension peut être jusqu'à un certain point provoquée par l'hyperviscosité. Il est également évident qu'à égale tension vasculaire, les manifestations hémorragiques sont, pour une part, commandées par les variations de la viscosité sanguine. » (ONFRAY).

L'appareil le plus employé pour mesurer la viscosité sanguine est la viscomètre de WALTER HESS. Les résultats obtenus au moyen de cet appareil sont les suivants : à l'état normal, la viscosité du sang oscille entre 3,8 et 4,5. A l'état pathologique, on peut voir ces chiffres considérablement modifiés. MARTINET les donne comme oscillant entre 1,9 et 7,8.

L'hypoviscosité du sang paraît être un facteur prédisposant d'hémorragies. ONFRAY a trouvé l'indice de la viscosité sanguine abaissé dans un grand nombre d'hémorragies rétiniennes. On conçoit en effet que, toutes choses égales d'ailleurs, moins le sang est visqueux, plus il a de chances de sortir des vaisseaux. Mais il est certain aussi que l'hypoviscosité sanguine, ou hydrémie, ne peut pas à elle seule créer l'hémorragie rétinienne.

Les altérations du tissu sanguin. --- Enfin on sait que les altérations mêmes du tissu sanguin peuvent créer la prédisposition aux hémorragies ; ces lésions hématiques, génératrices d'hémorragies nous les connaissons mal ; ce sont elles qui créeraient les hémorragies rétiniennes de l'anémie pernicieuse, du scorbut, de la leucémie, du purpura et de l'hémophilie. Notons que dans ces deux dernières affections, les hémorragies si fréquentes dans d'autres parties de l'organisme sont relativement rares du côté de la rétine.

Si nous abordons maintenant la question des hémorragies rétiniennes du côté purement clinique, nous voyons que nous pouvons les ranger parmi quelques groupes bien distincts les uns des autres.

1º *Hémorragies rétiniennes d'origine traumatique.* — A la suite d'un coup reçu sur le globe, la victime se plaint d'un trouble de la vue ; avec ou sans les signes de la *commotion rétinienne* dont il sera question plus loin, nous trouvons une ou plusieurs hémorragies (dans ce dernier cas peu confluentes) quelquefois au centre, mais plus souvent à la périphérie de la rétine. Il arrive souvent dans ce cas qu'on puisse apercevoir le point vasculaire d'où provient le sang. Ces hémorragies se résorbent en général vite et ne laissent derrière elles aucune lésion rétinienne. Leur pronostic est donc remarquablement bénin.

Dans le cadre des hémorragies rétiniennes traumatiques, nous devons ranger, bien qu'elles surviennent par un mécanisme fort différent, celles qui succèdent à une compression du thorax. Il s'agit généralement de compression grave du thorax par un chariot (cas de WAGENMANN) (1), par tamponnement de wagons dans un accident de chemin de fer (cas de SCHEER (2)), par deux wagonnets (BÉAL) (3). Elles surviennent tantôt sur une rétine et tantôt sur les deux. Leur pronostic est d'ailleurs assez bénin, bien que dans le cas de BÉAL la cécité ait été double. BÉAL qui a étudié le mécanisme de production de ces

(1) WAGENMANN. Anal. dans *Ann. Oculistique*, t. 126, p. 284.
(2) SCHEER. *Von Graefe's Arch. f. Opht.*, vol. LIX.
(3) BÉAL. *Ann. d'oculistique*, mai 1906.

hémorragies signale qu'elles sont moins fréquentes du côté de la rétine que du côté de la face ; cela tiendrait à la contre-pression exercée par la tension oculaire sur les parois vasculaires. C'est le retour du sang veineux sous pression qui déterminerait l'hémorragie.

C'est encore avec les hémorragies traumatiques qu'il convient d'étudier *les hémorragies rétiniennes des nouveau-nés*. Elles ont fait l'objet de travaux assez nombreux. SICHERER et STUMPF(1) examinant 200 nouveau-nés ont trouvé 42 fois des hémorragies de la rétine et du nerf optique. KONIGSTEIN donnait comme proportion 10 %, SCHLEICH 30 %, et ULRICH 3 %. En général ces hémorragies se résorbent au bout de la première semaine. SCHLEICH les attribue à une élévation considérable de pression sanguine au moment de la naissance, sur des vaisseaux privés d'anastomoses.

2° *Les hémorragies rétiniennes dues à une affection du tissu sanguin.* — Leur intérêt au point de vue clinique n'est pas considérable car ce sera bien rarement le symptôme hémorragies rétiniennes qui fera faire un diagnostic que tant d'autres symptômes plus évidents, sinon plus importants, commanderont. Il faut cependant les connaître.

Les plus importantes sont celles de la *leucémie*. Pour CARLOTTI (2) qui les a spécialement étudiées dans la leucémie myéloïde, elles ont leur maximum de fréquence dans la région papillo-maculaire et dans le segment antérieur. La coloration claire du fond de l'œil, la dilatation remarquable des vaisseaux, et leur aspect serpentin permettraient

(1) SICHERER et STUMPF. *Hémorragies oculaires chez le nouveau-né. — Beitrüge zur Gebnrsthilfe und Gynockologie*, t. XIII, fasc. 3.

(2) CARLOTTI. Les déterminations neuro-rétiniennes dans la leucémie myéloïde. *Th. Paris*, 1909.

suffisamment de faire le diagnostic s'il en était besoin ; mais ce n'est généralement pas le cas, les symptômes ophtalmoscopiques étant au deuxième plan dans la symptomatologie de la leucémie. Ce qui amène les hémorragies (qui ne sont pas spéciales à la rétine) c'est la surdilatation des vaisseaux par l'accroissement considérable du nombre des globules blancs ; les petits vaisseaux cèdent mécaniquement en face de cette surcharge ; dans l'observation de Stock, rapportée par Carlotti, qui fut suivie d'examen anatomo-pathologique, « les vaisseaux présentaient en certains points des déchirures de leurs parois. »

Dans l'*anémie pernicieuse*, les hémorragies de la rétine peuvent être très abondantes. Elles aussi sont, au point de vue clinique, de peu d'importance ; elles ne troublent que peu la vision et surviennent chez des sujets dont l'état est tel que les renseignements ophtalmoscopiques ne sont pas nécessaires au diagnostic. Disséminées sur toute la rétine, plus confluentes au niveau du pôle postérieur, elles ont une teinte un peu plus violette qu'à l'ordinaire. Leur origine a été attribuée tantôt à une dégénérescence graisseuse des vaisseaux, tantôt à l'état d'hydrémie du sang.

Nous avons déjà mentionné la présence possible des hémorragies rétiniennes dans la *chlorose*, le *purpura*, le *scorbut*. Là encore les symptômes ophtalmoscopiques sont à peu près sans intérêt au point de vue du diagnostic clinique. Il suffit donc d'en signaler l'existence possible.

3° *Hémorragies d'origine rare ou exceptionnelle.* — Morax (1) en a signalé un cas survenu à la suite d'une

(1) Morax. Herpès des muqueuses et de la cornée consécutif à la vaccination antityphique. *Ann. d'oculistique*, 1916.

vaccination antityphique. « Je signalerai avec de grandes réserves un cas d'hémorragie rétinienne para-maculaire d'ailleurs bénigne, survenue dans les vingt-quatre heures qui suivirent la vaccination accompagnée d'une réaction générale assez manifeste. Le trouble visuel fut assez marqué en raison du siège de la petite suffusion sanguine, mais la réparation fonctionnelle fut complète en quelques semaines. »

STOCK (1) à la suite d'une injection assez forte de tuberculine sur un homme de 37 ans, présentant des symptômes de tuberculose miliaire, constata l'existence de quelques hémorragies rétiniennes, puis quelques jours après de trois tubercules miliaires. A l'autopsie qui confirma le diagnostic, on ne trouva aucune trace d'inflammation de la rétine. Les parois vasculaires étaient normales au niveau des foyers hémorragiques qui ne renfermaient pas de bacilles tuberculeux (très évidents en revanche au niveau des tubercules choroïdiens). Les lésions hémorragiques s'expliqueraient par l'intervention d'une angio-toxine tuberculeuse ; elles seraient en somme le témoin de la réaction locale violente qui a dû se produire au niveau et au voisinage des foyers tuberculeux à la suite de l'injection de tuberculine.

On voit quelquefois chez les myopes (entre autres, cas de MARBAIX, Soc. belge, ophtalm. 25 avril 1920), surtout dans la myopie forte et de préférence dans la région maculaire, survenir une hémorragie rétinienne. Sauf lorsqu'elle siège au niveau même de la macula, cette petite lésion ne s'accompagne d'aucun trouble visuel, et le malade ne s'en plaint pas. Il est très vraisemblable

____

(1) STOCK. Les hémorragies de la rétine dans la tuberculose miliaire. *Klin. Monatsb. f. Augenh.*, 1914.

qu'il s'agit là d'une lésion capillaire, mécanique, par distension, analogue quant au mécanisme, aux *craque-lures* de la région maculaire si souvent rencontrées dans la myopie élevée.

C'est sans doute également par une action mécanique que doivent être expliquées les hémorragies parfois rencontrées au cours des chorio-rétinites ; lorsque le processus inflammatoire atteint un vaisseau, il peut produire directement une lésion vasculaire et provoquer l'issue du sang. Les hémorragies dans la choroïdite sont d'ailleurs rares.

Une cause, encore exceptionnelle, d'hémorragie réti-nienne est l'intoxication phosphorique.

4° *Les hémorragies rétiniennes des adolescents.* — On décrit sous ce nom une affection caractérisée par des hémorragies survenant sans raison apparente chez de jeunes sujets (18 à 30 ans), non seulement dans la rétine, mais aussi par propagation, dans le corps vitré. C'est une affection relativement rare ; elle est sujette à des récidives et est encore assez obscure dans sa pathogénie. En France, ce sont surtout les travaux d'ABADIE qui ont fixé nos connaissances sur la question.

Le début en est généralement très brusque. Il se mani-feste par une diminution rapidement progressive de la vue d'un œil, car il est tout à fait exceptionnel que les deux yeux soient d'emblée pris en même temps. S'il s'agit d'une hémorragie rétinienne localisée, le trouble visuel se limite à une tache opaque dans le champ visuel, d'autant plus gênante qu'elle est plus près du point de fixation; d'autres fois (et c'est ce qui se passe lorsque l'hémorragie atteint le corps vitré), un brouillard diffus et de plus en plus épais recouvre tous les objets. Jamais d'ailleurs la cécité n'est aussi brusque et aussi complète que dans l'oblitération de l'artère centrale de la rétine.

L'examen ophtalmoscopique donne des renseignements très différents suivant que l'hémorragie s'est étendue ou non au vitré. Dans le dernier cas les détails du fond de l'œil sont faciles à reconnaître, au moins à la première atteinte, car les poussées successives amènent presque fatalement un trouble des parties postérieures du vitré qui rend impossible un examen minutieux. Les hémorragies n'ont rien de caractéristique ; elles sont plus ou moins nombreuses, mais toujours abondantes, affectant souvent le type pré-rétinien. Elles paraissent nettement être d'origine veineuse ; dans un de mes cas, il y avait en un point d'une branche veineuse, l'aspect classique de la thrombose. DUFOUR et GONIN (1) font la même constatation. « Chaque fois qu'à la suite d'une hémorragie profuse nous avons pu explorer les détails du fond de l'œil, nous avons constaté des inégalités prononcées dans le calibre des veines rétiniennes, dont la coloration noirâtre et le trajet sinueux, voilé partiellement par de l'œdème ou des caillots sanguins, dénotaient clairement des troubles circulatoires. Une fois, entre autres, au moment même de l'examen ophtalmoscopique, il s'est produit une coulée sanguine dont le point de départ se laissait localiser nettement sur la bifurcation de deux petites branches veineuses ; trois heures plus tard, le corps vitré était entièrement troublé et la provenance du sang n'aurait plus été reconnue. »

A. TERSON (2) a eu lui aussi l'occasion de reconnaître

(1) DUFOUR et GONIN. Encycl. franç. d'ophtalm., t. VI, p. 794.

(2) A. TERSON. Note personnelle dans traduction de l'Atlas d'ophtalmoscopie de HAAB, p. 139.

l'origine veineuse de l'hémorragie à un caillot qui pendait d'une des veines papillaires.

On rencontre parfois, surtout dans la région maculaire, des foyers de dégénérescence qui peuvent même affecter la forme de l'étoile albuminurique. L'apparition rapide du trouble du vitré, l'âge du sujet, l'absence d'albuminurie permettent d'éliminer facilement la rétinite albuminurique. Enfin, fait très important, alors que la pression artérielle générale et rétinienne est très augmentée dans la rétinite albuminurique, elle est normale ou légèrement diminuée dans le cas d'hémorragies des adolescents.

Si le corps vitré, ce qui est fréquent, a été inondé par l'hémorragie, tout examen ophtalmoscopique devient impossible. On a l'impression d'une masse noirâtre avec quelques reflets rouges qui permettent, rapprochés de l'histoire du trouble visuel, de faire le diagnostic. Cette hémorragie vitréenne se résorbe assez rapidement ; on reconnaît au bout de peu de jours de gros flocons noirs qui peu à peu se désagrègent et disparaissent complètement ; le corps vitré retrouve, à peu de chose, près sa transparence normale.

Les hémorragies rétiniennes elles aussi se résorbent, laissant parfois après elles une plaque d'atrophie rétinienne ; malheureusement une pareille terminaison n'est pas la règle, surtout si le corps vitré a été envahi. La rétinite proliférante de MANTZ est une complication fréquente.

Il est rare qu'elle survienne dès la première atteinte, mais elle a d'autant plus de chance d'apparaître que les rechutes sont plus nombreuses. Or les hémorragies du type que nous étudions ici ont comme caractéristique de récidiver ; ces récidives sont fréquentes, souvent trois dans la même année. Chaque poussée nouvelle laisse

après elle une augmentation du trouble vitréen et un flou
rétinien dû sans doute à l'apparition de ces membranes
conjonctives dont la rétinite proliférante est le type le
plus complet.

Nos connaissances sur le mécanisme d'apparition des
hémorragies récidivantes des adolescents sont encore
assez obscures. Du côté du sang lui-même, malgré quelques
observations dans lesquelles on signale l'hémophilie, la
diminution des globules rouges (ABADIE), il ne paraît
pas y avoir de modifications appréciables. Les sujets que
j'ai pu examiner à ce sujet avaient une formule sanguine
normale ; ce n'étaient pas des hémophiles ; ils ne signa-
laient même pas d'épistaxis.

L'hypertension artérielle, nous l'avons déjà vu, n'existe
pas ; la pression artérielle est ou normale, ou légèrement
diminuée. L'urée sanguine est en proportion normale ; on
ne trouve aucune indice d'insuffisance rénale.

L'apparition brutale de l'affection, l'intensité de l'hémorragie sont nettement en faveur d'une lésion vasculaire
importante ; nous l'avons vu cette lésion est veineuse,
rétinienne et le plus souvent périphérique. Mais quelle est
son origine? On a d'abord incriminé la syphilis héréditaire.
J'ai cependant toujours trouvé la réaction de WASSER-
MANN négative, ce qui n'est certes pas une preuve ; le
traitement mercuriel ne paraît pas empêcher les récidives.
On tend aujourd'hui à rattacher plutôt la lésion vasculaire à une origine tuberculeuse (AXENFELD, AMSLER,
FIXNOFF, E. DAVIS). Cette origine a nettement été
reconnue à l'examen histologique d'un œil énucléé
pour glaucome secondaire par FLEISHER (1). La tuber-

(1) FLEISHER. La périphlébite juvénile de la rétine et ses conséquences.
Tuberculose vasculaire véritable de la choroïde. *Klin. Menatsblatter*, 1914.

culose pourrait bien en effet expliquer les aspects de phlébite ou de périphlébite souvent décrite avant ou après les hémorragies rétiniennes. La phlébite tuberculeuse n'est pas une exception (CHANTEMESSE, VAQUEZ, SABRAZÈS). On pourrait trouver encore une preuve de l'origine tuberculeuse dans ce fait que comme la granulie, l'affection frappe des adolescents et spécialement du sexe masculin. Mais pourquoi n'y a-t-il jamais de complications cérébrales qui devraient être si faciles, la contamination se faisant par voie sanguine ? Il faudrait suivre longtemps ces malades, même après la terminaison des accidents oculaires pour être fixé sur ce point. Donc si la lésion vasculaire est certaine à l'origine de l'affection, nous n'en connaissons pas exactement la nature ; en pensant à la syphilis héréditaire et surtout à la tuberculose, nous pensons aux deux causes les plus vraisemblables. D'ailleurs toute infection atténuée atteignant le sinus caverneux peut expliquer l'apparition de ces lésions vasculaires bilatérales; c'est sans doute dans ce sens qu'il faut chercher l'origine de cette affection encore mystérieure ; les infections amygdaliennes, les lésions dentaires dont on a signalé le rôle, pourraient agir par cette voie.

Signalons enfin qu'on a, considérant l'âge auquel survient l'affection, cherché à expliquer la lésion vasculaire par un trouble des sécrétions internes. N'a-t-on pas signalé des hémorragies rétiniennes à la suite de la thyroïdectomie (1) ? Quant à la plus grande fréquence dans le sexe masculin, on a dit qu'elle tenait à ce que les jeunes filles sont en partie prémunies par les hémorragies menstruelles.

(1) BEST. Hémorragies rétiniennes après la thyroïdectomie. *Zeitschrift fur Augenheilkunde*, déc. 1908.

Nous arrivons maintenant aux types d'hémorragies rétiniennes qui sont à la fois les plus fréquemment rencontrées et les plus intéressantes au point de vue clinique. *En face de lésions hémorragiques constatées, c'est à elle qu'il faudra d'abord penser.*

5° *Les hémorragies rétiniennes dans les rétinites hémorragiques.* — Il est impossible de ne pas les signaler ici, mais ce n'est pas la place de les décrire ; leur importance est telle qu'un chapitre spécial leur sera consacré. A côté des hémorragies plus ou moins nombreuses, plus ou moins confluentes, il existe généralement des œdèmes et des exsudats. L'hémorragie est un symptôme au milieu de bien d'autres ; en étudiant la circulation rétinienne dans les rétinites hémorragiques nous retrouverons ces hémorragies, et c'e...   cette place qu'elles trouveront leur description.

6° *Les hémorragies dans l'oblitération des vaisseaux rétiniens.* — Elles ont été étudiées dans un autre chapitre. Il ne faut jamais perdre de vue la fréquence des lésions thrombosiques de la veine centrale ou de ses branches ; mais lorsque cette lésion est à l'origine de l'hémorragie il est bien facile de le reconnaître à l'état de la veine au niveau ou non loin de l'hémorragie ; la suffusion sanguine se fait dans tout le territoire en aval du point oblitéré ; dans cette zône et surtout près du thrombus, la veine perd son aspect plus ou moins rectiligne, prend un aspect serpentin et devient plus noirâtre.

7° *Les hémorragies « essentielles » de la rétine.* — Un malade se plaint d'un trouble de la vue survenu en général brusquement ; il s'agit d'une femme, un peu plus souvent que d'un homme, ayant dépassé 45 ans. A l'examen ophtalmoscopique, nous trouvons tantôt un piqueté hémorragique à grains parfois très espacés et diffus, tantôt une série d'hémorragies (la zône papillo-maculaire est le lieu d'élection), tantôt une hémorragie unique dans la même région ou au niveau de la macula. A côté de l'hémorragie ou des hémorragies récentes qui nous amènent le malade, nous trouvons parfois le vestige de plus anciennes, déjà partiellement résorbées ou transformées. Mais nous ne rencontrons plus les œdèmes des rétinites hémorragiques, ni l'aspect caractéristique de la thrombose veineuse. Ce sont des sujets qui ne sont pas, ou du moins ne se croient pas, malades ; en leur disant tout à l'heure que les symptômes oculaires sont la marque d'un trouble de l'état général, il est probable que nous les surprendrons fort.

Si nous examinons l'aspect de la circulation rétinienne, nous pouvons reconnaître deux types fort différents : chez les uns les vaisseaux rétiniens paraissent un peu grêles, surtout les veines ; il n'y a pas de pouls veineux spontané ou s'il existe, ce pouls s'éteint au moindre contact du doigt. Les artères peuvent être encore normales ou s'entourer déjà par places d'un petit cordon blanchâtre de sclérose. Chez les autres, les vaisseaux sont larges, la veine centrale fortement remplie bat spontanément, il faut une pression plus forte pour éteindre la pulsation ; souvent cette même pulsation de la veine comme celle de l'artère n'apparaît qu'avec la pression ; en un mot il y a hypertension veineuse. Mais le symptôme commun à ces deux types de *vaso-constriction* et de *vaso-dilatation*, c'est l'*hypertension artérielle* qui existe constamment : il ne s'agit pas d'ailleurs forcément d'une hypertension énorme comme celle de la rétinite albuminurique ; elle peut être modérée 50-120 à 150, pour l'artère centrale de la rétine 10,5-20 pour l'humérale. Dans le premier groupe de malades qui nous offraient l'aspect de la vaso-constriction, l'hypertension artérielle s'est épuisée dans un réseau capillaire déjà étroit ; c'est là le groupe des artérioscléroses typiques ; dans le deuxième, l'hypertension artérielle a trouvé le barrage capillaire encore largement ouvert, et s'y affaiblissant, sans s'épuiser, parvient jusque dans le réseau veineux.

Dans un cas comme dans l'autre, ne cherchons pas la lésion vasculaire qui a donné issue au sang ; elle existe mais invisible, parce que c'est une lésion capillaire. Exceptionnellement, la diapédèse aura pu suffire à fournir l'hémorragie, dans le cas notamment des piquetés diffus, mais l'hémorragie vraie sera née d'une lésion de réseau capillaire.

En dehors de l'hypertension artérielle quels symptômes rencontrerons-nous ? Quelquefois de l'albumine, mais à doses faibles ; surtout gardons-nous bien de voir là la cause de l'hémorragie, l'albuminurie, comme l'hémorragie rétinienne témoigne d'une lésion ou d'une insuffisance rénale au début, que nous explique également l'arotémie, faible elle aussi (0,50 à 0,75).

Nous avons dit que dans cette catégorie d'hémorragies rétiniennes l'hypertension était la règle ; elle peut manquer quelquefois. L'aspect vasculaire est le même ; rien ne nous explique l'hémorragie. Là encore elle a son origine dans une atteinte du réseau capillaire. Quant à la cause de cette atteinte, qui à coup sûr n'est plus mécanique, elle est presque toujours, pour ne pas dire toujours d'origine syphilitique. On peut, en face d'un cas de ce genre qu'on ne rencontre dans aucune des catégories que nous avons plus haut exposées, prédire l'origine syphilitique avec presqu'autant de chance de ne pas se tromper qu'en face d'une paralysie d'un muscle oculaire.

Du reste reconnaître comme à peu près certaine la syphilis en tant que cause de la lésion vasculaire de ces hémorragies survenant sans hypertension, cela ne veut pas dire qu'elle ne se retrouvera pas dans bon nombre d'hypertensions. Mais parce que dans le premier cas la lésion est plus localisée, il est plus indispensable que nous en connaissions la cause pour la pouvoir mieux traiter.

CHAPITRE XIV

Les œdèmes et les exsudats de la rétine.

Toutes les causes qui peuvent du côté des vaisseaux rétiniens amener les hémorragies, peuvent d'abord provoquer l'œdème rétinien ; il est facile en effet de comprendre que l'exsudation des parties liquides du sang se fait plus facilement que l'issue du sang lui-même. C'est pourquoi l'œdème accompagne ou précède si souvent les hémorragies de la rétine.

Il faut en étudiant les œdèmes rétiniens considérer d'une part ceux qui ont une cause locale, et d'autre part ceux dont la cause est un trouble général de l'organiseur.

1º *Les œdèmes de cause locale.* — Notons d'abord l'œdème *traumatique.* Sous le nom de *commotion de la rétine,* on décrit un aspect ophtalmoscopique spécial qui succède à un choc violent sur le globe et s'accompagne d'un trouble, généralement passager, de la vision. L'aspect rouge normal du fond de l'œil est remplacé par un aspect trouble qui varie du grisâtre au blanc laiteux, tantôt étendu à toute la rétine et tantôt limité à un secteur. Sur ce trouble diffus des reflets plus chatoyants accompagnent les vaisseaux qui, par contraste, apparaissent plus sombres qu'à l'ordinaire ; quelquefois en même temps, des hémorragies sont visibles à la périphérie de la rétine. Souvent la macula prend l'aspect de la tache rouge cerise. Il est facile d'ailleurs, en l'absence des plissements caractéristiques, de faire le diagnostic avec le décollement de la rétine. L'évolution permet encore mieux d'ailleurs d'éviter la confusion. En quelques jours tout rentre dans l'ordre, la rétine redevient normale, et dans la grande majorité des cas, il ne persiste aucun trouble visuel.

Il s'agit pour les uns d'un œdème de la rétine et pour les autres d'un œdème sous-rétinien, quelquefois de l'un et de l'autre. Sur son origine, même incertitude ; il pourrait provenir ou du liquide vitréen, ou plus vraisemblablement des vaisseaux rétiniens ou des vaisseaux choroïdiens. On admet généralement qu'il est dû à une vaso-dilatation intense qui se produit peu après l'accident ; immédiatement après le choc les vaisseaux sont en forte vaso-constriction, puis secondairement ils se laissent passivement dilater, et le sérum exsude d'autant plus facilement que la tension oculaire reste souvent abaissée après le traumatisme.

Si l'exsudation s'est faite le long des vaisseaux, c'est-à-dire dans la couche des fibres optiques (OSTWALT) le trouble paraît plus blanchâtre, plus superficiel, l'aspect est plus chatoyant et la résorption plus rapide.

S'il s'agit de lésions plus profondes, d'œdèmes ou d'hémorragies provenant de la choroïde, l'œdème peut aboutir au véritable décollement traumatique de la rétine. Mais bien que dans le *décollement de la rétine*, traumatique ou spontané, l'épanchement soit bien rétinien, ce n'est pas la place de l'étudier ici. Peut-être parmi les

facteurs encore inconnus du décollement de la rétine,
« l'hypothèse d'un épanchement actif ou passif, intra-
rétinien ou venant de la choroïde pourrait-elle être
soutenue. » (A. Terson.) En tous cas il est impossible
de ne pas se rappeler que dans le décollement de la
rétine, sur le disque même de la papille, la branche de
la veine centrale qui se dirige vers la zône décollée, est
bien au-delà de cette zône, plus noire et plus tortueuse
que les autres branches et beaucoup plus modifiée que
ne l'est l'artère correspondante. Secondaire ou primitif
n'y a-t-il pas là un trouble circulatoire capable d'intervenir dans la pathogénie du décollement ? Il me paraît
impossible de le rejeter au premier abord.

L'œdème de la rétine consécutif aux *oblitérations vasculaires* a déjà été étudiée à sa place. Dans l'oblitération
de l'artère centrale ou d'une de ses branches, le trouble
signalé tantôt sur tout le champ rétinien, et tantôt le
long d'un trajet artériel pourrait bien être, plutôt qu'un
œdème vrai, un simple trouble des couches superficielles
de la rétine gênées dans leur nutrition. Dans l'oblitération
veineuse il y a réellement au contraire œdème de la
rétine. Il faut savoir que le mécanisme de la production de
l'œdème à la suite de l'oblitération des veines est très
complexe. Ainsi que Vaquez l'a montré, l'intensité de
l'œdème n'est pas proportionnelle a l'importance de
l'obstruction veineuse. On connait l'expérience de Josué :
il lie les trois veines de l'oreille d'un lapin, l'œdème
n'apparaît pas ; il injecte alors un centimètre cube d'une
culture stérilisée de proteus, et produit alors une énorme
infiltration œdémateuse.

2° *Les œdèmes de cause générale.* — Ce sont avant
tout les œdèmes des néphrites. Ce n'est pas la place

d'étudier les causes des œdèmes d'origine rénale; on connait la conception classique actuelle, celle qu'ont établie les travaux d'ACHARD et de WIDAL. Si l'élimination rénale devient insuffisante, le sel retenu en excès ne reste pas dans le sang qui dépose cet excès dans les tissus. Là, pour maintenir ce sel à la tension osmotique nécessaire de 7 °/oo, il y a un véritable appel et une fixation de l'eau amenant dans ces tissus la formation de l'œdème. D'autres substances que le chlorure de sodium, provenant soit d'une insuffisance rénale, soit d'un trouble de la nutrition pourraient d'ailleurs appeler et fixer l'eau et avec elle son sel (rétention chlorurée tissulaire d'ACHARD). On admet enfin que « si le sérum d'un sujet atteint de néphrite interstitielle est toxique, celui d'un malade atteint de néphrite hydropigène est à la fois toxique et lymphagogue, c'est-à-pire provoquant une sécrétion anormalement abondante de lymphe, les substances lymphagogues ou hydropigènes provenant des cellules rénales altérées et passant dans le sang » (1).

L'œdème rétinien a été signalé, en même temps que les autres œdèmes au cours de la chlorurémie. S'il nous arrive souvent en pareil cas de constater de l'œdème des paupières, l'œdème rétinien est rarement noté par les ophtalmologistes. Il existe cependant, d'ailleurs souvent passager, et plus ou moins gênant pour le malade. Mais ce n'est pas dans nos consultations que nous pouvons le rencontrer ; il faut aller à sa recherche dans les services de médecine, et examiner ces malades, bouffis, gênés par leur œdème, qui ne songent pas pour un trouble visuel léger, à demander les soins de l'oculiste. La papille paraît un peu saillante, avec des bords un peu flous; au-delà

(1) RIBADEAU-DUMAS. Technique clinique médicale, 1918, **p**. 537.

de ces limites, sur le plan rétinien, les fibres paraissent elles mêmes imbibées et œdématiées. Il ne semble pas qu'un tel état ne puisse être rencontré que dans les néphrites chlorurémiques pures, si rares; les néphrites azotémiques s'accompagnent parfois d'un tel aspect.

L'œdème de l'oblitération veineuse, plus précoce que les grosses hémorragies de l'apoplexie rétinienne, se résorbe aussi plus vite qu'elles. On le voit cependant persister plusieurs semaines, noyant les détails de la rétine, dissimulant parfois entièrement un segment vasculaire.

Très différents des œdèmes que nous venons de décrire sont les *exsudats* (1) de la « rétinite albuminurique », tantôt larges taches blanches, tantôt troubles plus ou moins diffus qu'on pourrait prendre pour des empreintes digitales tachant la loupe. Ils ont été si remarquablement étudiés par Rochon-Duvigneaud qu'il suffit de se reporter à la description qu'il en a donné.

Si l'association des exsudats et des hémorragies constitue généralement la rétinite albuminurique, on connaît cependant des cas de *rétine blanche* où la rétinite ne s'est pas accompagnée, au moins au début, d'hémorragies. Tel est le cas de la malade azotémique observée par Rochon-Duvigneaud, Coutela et Faure Beaulieu. « La rétine a un aspect blanchâtre, décoloré et comme voilé, surtout dans le pôle postérieur de l'œil et jusqu'à une distance de 4 diamètres papillaires environ... Pas d'exsudat blanchâtre. Cet aspect est un peu moins prononcé à la périphérie où la rétine est moins voilée et les vaisseaux un peu plus nets... Pas d'hémorragies... La fovea est noyée

____

(1) On réserve généralement le nom d'exsudats aux liquides qui renferment non seulement le sérum proprement dit, mais encore la fibrine.

dans cette opalescence blanche sans présenter d'aspect particulier (1). »

Mais le plus souvent les exsudats de la rétinite albuminurique, ceux qui accompagnent si généralement les hémorragies, se présentent autrement. Tout autour de la papille un trouble diffus, net surtout au début de la rétinite, s'étend sur une étendue de deux ou trois diamètres papillaires atteignant ou dépassant la macula. Sur cette zône même, ou sur la rétine saine ou couverte d'hémorragies, mais toujours assez près de la papille, on reconnaît les fameuses taches blanches ou blanchâtres de la rétinite albuminurique, et, au niveau de la macula, l'étoile maculaire. Dans ces œdèmes et exsudats, Rochon-Duvigneaud fait jouer un rôle prépondérant à la fibrine. « La nature fibrineuse des exsudats réticulés n'est pas douteuse... La fibrine ne pouvant parvenir seule dans les tissus, il faut admettre qu'il s'agit dans la rétinite albuminurique d'une exsudation du plasma sanguin seul (rétines blanches) ou du plasma et des globules (rétines blanches et rouges). Parvenu dans les tissus, le plasma coagule, nous en voyons le caillot fibrineux (2). » Ce caillot va se rétracter, se tasser en blocs qui peu à peu se creuseront de lacunes et disparaîtront. Quant au sérum qui a amené la fibrine, il se résorbe rapidement.

Nous n'avons pas à insister ici sur ces processus anatomopathologiques si intéressants soient-ils. Rappelons plutôt l'interprétation de l'image ophtalmoscopique telle qu'elle nous est donnée par Rochon-Duvigneaud. « Les parties d'un gris trouble, d'une opalescence grisâtre représentent

(1) Rochon-Duvigneaud. La rétinite albuminurique (*Rapport Soc. franç. ophtalmologie*, 1912).

(2) Rochon-Duvigneaud. Loc. cit., p. 166.

très probablement les zônes d'infiltration fibrineuse diffuse. Lorsque dans cette opalescence apparaissent des
grains d'un blanc plus pur, il est infiniment probable que
l'on a sous les yeux la forme d'infiltration si répandue,
celle où parmi les réseaux de fibrine plus ou moins diffus
commencent à se concréter les blocs fibrineux, qui réflé-
chissent fortement la lumière et sont identiques à ceux de
l'étoile maculaire. » Les grains blancs de l'étoile maculaire
sont en effet constitués par des blocs de fibrine homogène ;
c'est encore sans doute de la fibrine apportée par l'exsudation qui constitue les grandes plaques blanches à bords
festonnés.

On sait que l'étoile maculaire n'est en rien caractéristique de la rétinite albuminurique ; elle peut apparaître
dans tous les cas où il y a de l'œdème de la rétine (Voir
figure 42). Cet arrangement stellaire est dû uniquement
à la disposition particulière imposée aux exsudats intra-
rétiniens par l'architecture radiée de la région périfovéale
(Rochon-Duvigneaud).

Un point reste encore à élucider ; pourquoi dans les
œdèmes rétiniens d'origine albuminurique, la fibrine
prend elle une telle importance ? Nuel (1) en donne l'explication suivante. « La première manifestation de la rétinite
doit être l'œdème rétinien ; or un des premiers effets de
cet œdème doit être d'imprégner, de macérer, de désorga-
niser et de frapper de mort les éléments nerveux de la
rétine, surtout les fibres nerveuses et puis les cellules qui
constituent à eux seuls la majeure partie des couches
internes de la rétine. Les masses désorganisées consti-
tueront pour la rétine, et particulièrement pour les

(1) Nuel. Discussion du rapport Rochon-Duvigneaud. *Bullet. Soc. fran.
ophtalm.*, 1912, p. 230.

vaisseaux une violente cause phlogogène. Dès lors le processus prendra des allures plus inflammatoires, les vaisseaux altérés laisseront transsuder le plasma, riche en fibrine et en albuminoïdes. »

Nous ne sommes pas encore satisfaits. Pourquoi l'œdème de la rétinite albuminurique, et à des degrés divers, celui de la rétinite gravidique et de la rétinite diabétique prend-il une allure si spéciale ? Le sérum de ces malades est-il donc si particulièrement riche en fibrine? Et, s'il s'agit d'une question de plus ou de moins, pourquoi la fibrine qu'apportent dans les couches rétiniennes toutes les hémorragies, disparaît-elle si généralement pour ne persister que dans les rétinites dites hémorragiques dont nous venons de parler ? Pourquoi les transsudations de l'oblitération de la branche centrale où passent tous les éléments du sang, dans un milieu au moins aussi inflam-matoire que celui de la rétinite albuminurique, pourquoi l'œdème des neuro-rétinites aiguës, ne laissent-t-ils après eux ni cette fibrine, ni aucune trace de leur passage ?

Il faut sans doute qu'avec la fibrine du plasma sanguin un autre principe intervienne. Les œdèmes rétiniens ont plus encore que les hémorragies, une tendance naturelle à se résorber dès qu'a disparu la cause qui leur a donné naissance. Le type de cette résorption rapide et totale nous est donné par l'œdème traumatique de la commotion rétinienne. Baignant dans un liquide qui n'est pas patho-logique, les cellules rétiniennes ne souffrent pas, et rien ne marque par la suite qu'elles aient été troublées par cette imprégnation anormale. Mais il en va tout autrement si le sérum n'est plus le liquide physiologique, et contient des principes irritants ou toxiques ; c'est le cas du sérum des azotémiques qui renferme de l'urée et sans aucun doute, d'autres déchets en proportion anormale. De l'urée déjà, nous ne savons pas au juste quelle est l'action sur les éléments rétiniens. A-t-elle simplement un rôle vaso-dilatateur *local*, comme GLEY signale qu'elle peut en avoir, rôle par conséquent provocateur de nouveaux œdèmes et d'hémorragies? Déjà ce rôle expliquerait bien des choses. Est-elle en outre susceptible d'irriter et de léser les éléments rétiniens au contact desquels elle arrive ? D'autres produits de déchet passant avec l'urée dans le sérum des azotémiques n'ont-ils pas le même rôle toxique pour les éléments rétiniens ?

Tout en acceptant, tel que ROCHON-DUVIGNEAUD MAWAS l'ont tracé le rôle et l'histoire de la fibrine, il faut admettre qu'un principe spécial venu avec le sérum, donne tant aux hémorragies qu'aux exsudats un carac-tère spécial. Ce principe, est-ce l'urée? est-ce la cholesté-rine dont M. CHAUFFARD a tracé le rôle dans les rétinites hémorragiques ? est-ce une substance encore inconnue, insuffisamment éliminée par le rein malade, et de l'exis-tence de laquelle l'urée sanguine serait seulement le témoin ? Voilà ce que l'avenir nous apprendra sans doute. « Il faut, dit ROCHON-DUVIGNEAUD, une substance nocive, retenue dans le sang par l'insuffisance rénale, se déchar-geant dans la rétine seule (conditions circulatoires spé-ciales) ou bien susceptible par ses affinités chimiques de léser seulement la rétine seule. »

Enfin en dehors de toute néphrite, ou au moins de toute insuffisance rénale constatée, des œdèmes rétiniens moins nets que ceux dont il vient d'être question peuvent être notés. Nous avons déjà admis que certains troubles subjectifs signalés par les hypertendus (sensation de voir au travers d'un brouillard) peuvent peut être, même si l'examen ophtalmoscopique ne révèle rien d'anormal, s'expliquer par un œdème léger de la rétine. D'ailleurs cet œdème, léger, peut être quelquefois vu à l'image droite dans la région maculaire chez les hypertendus se plaignant d'une baisse de la vue. Peut être est-ce encore pas un œdème très localisé qu'il conviendrait d'expliquer ces petits points blancs, très limités, très réfringents si souvent visibles à l'image droite chez les hypertendus.

CHAPITRE XV

La Circulation rétinienne dans le glaucome.

L'étude de la circulation rétinienne a une importance
considérable dans le glaucome ; la mécanique circulatoire
dans les états glaucomateux doit être bien connue, non
seulement parce que le trouble circulatoire rétinien
retentit sur la fonction rétinienne, mais parce que connaître l'état de la circulation rétinienne, c'est connaître,
aussi approximativement qu'il est possible de le faire,
l'état de la circulation choroïdienne dont le rôle important ne peut plus être contesté dans la genèse et dans les
complications du glaucome. Chacun connaît sur ce sujet
les remarquables travaux de Magitot.

On a souvent décrit l'état des vaisseaux rétiniens dans
les différentes formes et aux différents âges du glaucome.
On trouvera, dans l'excellente étude anatomique de
Magitot (1) sur le glaucome infantile, décrites les lésions
artérielles et veineuses rencontrées dans cette affection.
Cette description et celle de Lagrange (2) nous dispensent
d'étudier les lésions vasculaires. Mais de ce qui se
passe à l'intérieur de ces vaisseaux, des conditions

(1) Magitot. Étude anatomique sur le glaucome infantile. *Ann. d'oculistique*, avril 1912.
(2) Lagrange. Glaucome et hypotonie.

mécaniques sous lesquelles se fait cette circulation, on s'est jusqu'ici fort peu occupé. Il y a de longues années cependant, KORNER (de Vienne), BIRNBACHER et CZER-

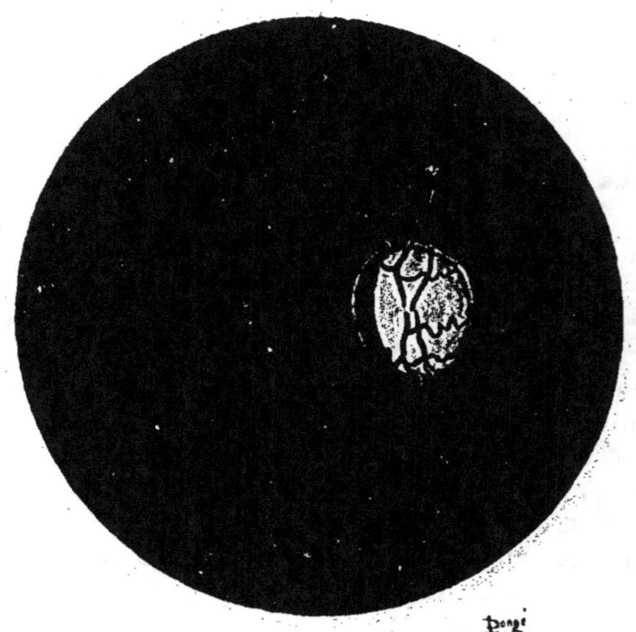

Fig. 46. — Glaucome chronique ancien.

Excavation de la papille. Indépendamment du coude des vaisseaux, remarquer sur le bord nasal de la papille les lacis vasculaires en véritables pelotons, caractéristiques d'un trouble de la circulation de retour.

MACK, puis PRIESTLEY-SMITH ont senti tout l'intérêt de la question, et essayé par des dispositifs expérimentaux de montrer comment et dans quelle mesure, les modifications de la tension intra-oculaire pouvaient agir sur les circulations rétinienne et choroïdienne.

SULZER et ZIMMERMANN ont étudié de leur côté la circulation intra-oculaire dans le glaucome. Enfin de nombreux travaux, ceux de A. Terson et Campos, de Bajardi, de Joseph, de Frenkel, de Balavoine ont été consacrés à l'étude de la pression artérielle chez les glaucomateux, malheureusement à une époque où la mesure de la tension oculaire était encore imparfaite. J'ai essayé moi-même dans des travaux antérieurs d'établir l'état de la pression artérielle rétinienne dans le glaucome ; de nouvelles recherches me permettent d'apporter aujourd'hui des résultats plus positifs.

1° *L'aspect des vaisseaux rétiniens dans le glaucome.* — L'aspect ophtalmoscopique n'a le plus souvent absolument rien de caractéristique dans des différentes formes du glaucome. Nous ne parlerons que pour mémoire des phases terminales, où, avec l'atrophie optique constituée, les vaisseaux s'effacent ou se rétrécissent à des degrés divers, les artères surtout ; c'est l'aspect vasculaire de la plupart des atrophies optiques.

Dans le glaucome chronique, au début rien ne marque dans l'aspect des vaisseaux le trouble oculaire, si ce n'est avec l'excavation, le coude que font les vaisseaux sur le bord de la papille. Il arrive souvent que la veine, en apparence aplatie sur le bord de la papille, se dilate en son centre, au point où le tronc s'est reconstitué, dans l'épaisseur même du nerf optique, là où la pression oculaire ne se fait plus sentir. La veine dilatée nous apparaît alors comme une tache d'un rouge atténué sur laquelle il nous est très difficile de mettre au point.

Dans les formes anciennes du glaucome, il est rare que les vaisseaux restent normaux ; d'abord, ils perdent leurs reflets et paraissent ternes ; souvent il devient difficile de reconnaître l'artère de la veine. Quelquefois aussi des lésions vasculaires sont évidentes, surtout du côté des

artères qui rétrécies, ou réduites à l'état de filaments
blanchâtres, présentent l'aspect de l'artérite oblitérante en
évolution. Souvent enfin la dilatation de fins vaisseaux
qui prennent l'apparence de glomérules sur le fond de
l'excavation, marque le trouble de la circulation de retour.

A propos de l'aspect des vaisseaux rétiniens, nous ne
pouvons pas manquer, bien qu'il doive en être longtemps
question à propos de *la fonction circulatoire* dans le glaucome, de signaler la présence possible d'un pouls artériel
ou veineux spontané. Le pouls artériel spontané est
un signe d'une importance considérable; quant au pouls
veineux, nous savons qu'il ne caractérise en rien le glaucome ; il faut en signaler l'existence possible ; nous en
interpréterons plus loin la signification dans l'état spécial
qui nous intéresse ici.

2° *Les conditions de la circulation rétinienne dans le
glaucome.*

a) *Circulation artérielle.* — Si la tension oculaire a dans
toutes les formes du glaucome une importance domi-
nante, la pression artérielle locale a aussi un rôle de premier
plan. Supposons-la inférieure à la tension oculaire, c'est
l'artère centrale écrasée, c'est la cécité de l'oblitération
artérielle, la cécité que nous provoquons par la compression du globe. Cela ne serait que si la tension oculaire
devenait supérieure à la pression maxima dans l'artère
centrale, et cela est bien rarement réalisé. Dépasse-t-elle
seulement la pression minima ou diastolique, un trouble
déjà considérable, se produit ; on le comprend facilement.
C'est seulement pendant un moment de la révolution
cardiaque que les artères rétiniennes peuvent s'ouvrir
à l'ondée sanguine ; pendant la diastole, elles seront
fermées, et d'autre part nous savons que dans les capil-

laires c'est la pression diastolique, à peine diminuée, qui assure l'écoulement du sang. A l'onde sanguine qui doit s'écouler sous cette pression constante, la pression systolique vient ouvrir la route, donne à l'occasion le coup de piston nécessaire. Si la pression systolique s'exerce seule, à l'écoulement uniforme sous une vitesse et sous une pression constantes qui est celui des capillaires, est substituée une circulation saccadée tout à fait anormale. DONDERS et DE GRAEFE connaissaient bien le trouble visuel qui accompagne le pouls spontané. DONDERS avait remarqué la disparition progressive du pouvoir visuel à partir du moment où sous l'influence de la compression du globe la pulsation rétinienne apparaît (1).

La pression artérielle dans le glaucome est dans la grande majorité des cas, supérieure à la tension oculaire, c'est-à-dire que quel que soit le degré de l'hypertension oculaire, il faudra pour faire apparaître la pulsation artérielle, exercer une pression sur le globe. Dans les formes très hypertensives du glaucome chronique, la pression diastolique est, dans la grande majorité des cas à peine au-dessus de la tension oculaire ; souvent aussi l'écart est faible entre les pressions minima et maxima.

Quelquefois dans le glaucome chronique, beaucoup plus souvent dans le glaucome aigu, la pression artérielle diastolique rétinienne est inférieure à la tension oculaire ; le pouls artériel spontané existe alors. Nous en avons assez expliqué le mécanisme pour qu'il soit inutile d'y revenir. En constatant le pouls artériel spontané, nous pouvons affirmer que la tension oculaire est supérieure à la pression artérielle diastolique, mais nous ne savons pas de combien

(1) Cité par DE WECKER. Rapport sur la valeur de l'iridectomie dans le glaucome chronique. *Société française d'ophtalmologie*, 1901.

et par conséquent nous ne pouvons pas mesurer celle-ci. La pression systolique sera au contraire facile à mesurer en comprimant le globe jusqu'à disparition du pouls artériel.

Le pouls artériel spontané n'est pas dans le glaucome aussi fréquent qu'on s'est plu à le dire. Sur 57 malades complètement examinés au point de vue de leurs pressions, j'ai trouvé onze fois le pouls artériel spontané. Cette proportion qui serait de 19 % me paraît exagérée, et tient sans doute à ce que plusieurs cas m'ont été signalés précisément à cause de cette pulsation spontanée. RYDEL donne dans le glaucome chronique la proportion de 14 % de pulsations spontanées.

Sur les onze malades présentant le pouls artériel spontané, 7 étaient atteints de glaucome aigu. Il apparaît donc que le pouls spontané est plus fréquent dans le glaucome aigu que dans le glaucome chronique. Cette proportion, en faveur des formes aiguës, serait sans doute encore beaucoup plus forte si, dans plus de la moitié des cas de glaucome aigu, le fond de l'œil n'était pas totalement inéclairable, ce qui est bien exceptionnel dans le glaucome chronique.

Cette plus grande fréquence du pouls spontané dans le glaucome aigu tient-elle à ce que la tension oculaire est généralement plus forte dans le glaucome aigu ? Reprenons nos observations ; nous trouvons que dans les 7 cas de glaucome aigu que nous avons pu utiliser parce que les milieux restaient transparents (1) la tension oculaire moyenne était de 55 mmc. Hg; la même moyenne dans

(1) Si au lieu de se borner aux cas où les milieux sont restés éclairables, on prenait la moyenne tonométrique de *tous* les cas de glaucome aigu, on trouverait naturellement une moyenne bien plus élevée.

nos cas de glaucome chronique a été de 56 ; donc chiffres à peu près semblables. Ainsi ce n'est pas la tension oculaire plus forte qui fait le pouls artériel spontané plus fréquent dans le glaucome aigu que dans le glaucome chronique.

Et puisque nous savons que le pouls artériel spontané est conditionné par deux facteurs, d'une part la tension oculaire et de l'autre la pression artérielle, puisque ce n'est pas la différence de tension oculaire qui fait la fréquence du pouls spontané différente dans le glaucome aigu et chronique, c'est du côté de la pression artérielle que nous allons chercher, et trouver, l'explication du fait.

Comment pouvons-nous mesurer, au moins

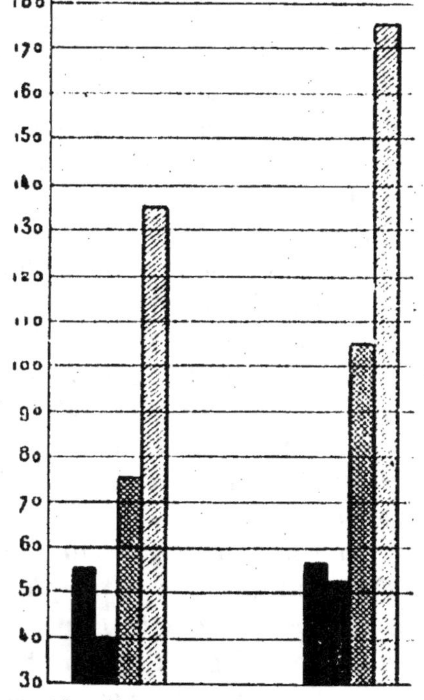

Fig. 47. — Moyennes des différentes pressions dans mes cas de pouls artériel spontané.

(A gauche glaucome aigu, à droite glaucome chronique). En noir To, en triple quadrillé pression artérielle rétinienne déduite de la pression diastolique humérale, en double quadrillé pression diastolique humérale, en quadrillé pression systolique humérale.

approximativement, la pression artérielle diastolique du réseau rétinien dans ces cas où elle est inférieure à la tension oculaire ? Voyons d'abord quelle est dans ces cas la pression diastolique mesurée à l'humérale. La recherche, au moyen de la méthode auscultatoire, nous donne pour ces sujets présentant du pouls artériel spontané les moyennes suivantes : glaucome aigu, 7,5, glaucome chronique 10,5, c'est-à-dire pression diastolique tout à fait normale dans le premier cas, et un peu élevée dans le second. A. TERSON et CAMPOS l'avaient déjà noté avant nous. Mais puisque c'est la pression artérielle locale qui nous intéresse, comment allons-nous pouvoir la déduire de la pression générale ?

On connait la méthode très simple qu'ont proposée BARRÉ et DUVERGER ; du chiffre noté à l'humérale, il suffit de déduire le poids de la colonne sanguine élevée du pli du coude au plan de l'artère centrale de la rétine, approximativement 2 centimètres Hg ; on a de cette façon la pression de l'artère rétinienne. J'ai dit pourquoi ce procédé me paraissait inacceptable ; voyons cependant quels résultats il donnerait dans l'étude du pouls spontané du glaucome.

La pression artérielle rétinienne minima mesurée par ce procédé serait dans la moyenne des cas dont il vient d'être question pour le glaucome aigu de 75 mm. Hg moins 20 mm. Hg, c'est-à-dire 55 mm. Hg dans le glaucome aigu et de 105 moins 20, c'est-à-dire 85 mm. Hg dans le glaucome chronique. On comprendrait ainsi l'existence du pouls spontané dans nos cas de glaucome aigu, la pression artérielle diastolique étant égale à la tension oculaire, ce qui suffit à produire la pulsation ; mais comment l'expliquer dans nos cas de glaucome chronique où la pression artérielle minima serait de 85 en face d'une tension oculaire de 56 ? La pression artérielle étant supérieure au tonus oculaire, le pouls spontané ne devrait pas exister.

Mais si, reprenant ces glaucomes aigus pour lesquels la pression rétinienne mesurée par le procédé de BARRÉ et DUVERGER expliquait la pulsation spontanée, nous les examinons non plus assis, mais couchés, nous voyons que ce pouls spontané persiste absolument inchangé ; et cependant, il n'y a plus de dénivellation par rapport à l'artère humérale, le poids de la colonne sanguine n'est plus à déduire, la pression rétinienne est donc celle de l'humérale c'est-à-dire de 75 mm. Hg en face du tonus oculaire de 55. Donc il ne devrait plus y avoir de pouls spontané dans la position couchée ; il persiste cependant.

La présence de la pulsation spontanée dans ces cas de glaucome chronique où la pression artérielle humérale est de plus de deux centimètres supérieure au tonus oculaire, et surtout la persistance du pouls spontané dans la position couchée sont deux preuves qui seraient suffisantes, s'il en était besoin, pour nous montrer que la chute de la pression dans l'artère centrale par rapport à la pression humérale n'est pas une simple affaire de dénivellation.

Cependant, ainsi qu'on l'a vu ailleurs (v. page 55) nous pouvons, connaissant la pression générale, déduire dans la grande majorité des cas, et avec un minimum de chances d'erreur, la pression rétinienne locale. Rappelons-nous que celle-ci est à celle-là, dans les cas de pression artérielle moyenne, comme 0,45 est à 1, et dans les cas de pression forte comme 0,50 est à 1. Gardons si nous voulons le chiffre moyen de 0,5 pour 1, c'est-à-dire que la pression artérielle rétinienne diastolique est approximativement la moitié de la pression diastolique humérale. Appliquons ce procédé de mesure à nos cas de pulsation spontanée.

Nous voyons que dans nos cas de glaucome aigu la pression artérielle rétinienne doit être environ $\frac{75}{2}$, c'est-à-dire 37 mm. Hg et dans les cas de glaucome chronique $\frac{105}{2}$, c'est-à-dire 52 mm. Hg. Dans l'une et l'autre catégorie, la tension oculaire est supérieure à la pression artérielle diastolique ; ainsi s'expliquent, dans tous nos cas, la pulsation artérielle spontanée.

Mais la pression artérielle rétinienne suit-elle passivement, dans le glaucome, la pression artérielle générale dont elle naît ? ou bien la pression artérielle locale est-elle variable suivant l'état de la tension oculaire ? La meilleure façon de répondre à cette question est de mesurer la pression dans les artères centrales droite et gauche des sujets chez lesquels la tension oculaire n'est pas la même dans les deux yeux. Il est bien évident en effet que si la pression générale intervient seule pour modifier la pression locale, la pression artérielle rétinienne quel que soit l'état de la tension, sera la même des deux côtés.

Le tableau suivant (p. 303) résume les observations dans lesquelles j'ai pu mesurer la pression artérielle dans les deux yeux :

Si nous nous limitons à la pression *diastolique* qui est à la fois la plus importante et la plus facile à mesurer, nous pouvons résumer de la façon suivante les résultats obtenus :

3 fois la tension oculaire est la même (obs. 11 et 12) ou sensiblement la même (obs. 8) dans les deux yeux; dans ces trois cas la pression rétinienne est la même (cas 11

et 12) ou sensiblement la même (cas 8) des deux
côtés.

		P. A. Humérale	To.		P. A. R.	
1 S.	Gl. chronique	11-11	OD	18	OD	50-75
			OG	36	OG	60-85
2 Mlle G.	Id.	11-10,5	OD	58	OD	80-120
			OG	17	OG	42-75
3 Tr.		18-13	OD	36	OD	18-92
			OG	23	OG	62- ?
4 G.	Id.	17-11	OD	38	OD	80-135
			OG	28	OG	60-120
5 Coul.	Id.	18-11,5	OD	25	OD	80-120
			OG	40	OG	80-125
6 Cerf	Id.	17-11	OD	45	OD	105-125
			OG	25	OG	75-115
7 B.	Id.	13-8	OD	30	OD	45-95
			OG	20	OG	12-80
8 Dur.	Id.	18-12	OD	32	OD	86-110
			OG	35	OG	80-190
9 Del.	Id.	18-9,5	OD	26	OD	50-120
			OG	32	OG	72-125
10 Del.		12,5-9	OD	38	OD	40-110
			OG	22	OG	35-95
11 W.		17-11	OD	38	OD	63-105
			OG	38	OG	63-105
12 St-De.		22-12	OD	32	OD	60-95
			OG	32	OG	60-95
13 D.		110-60	OD	24	OD	30-40
			OG	32	OG	35-65

Dans tous les autres cas il existe une différence de
tension entre les deux yeux ; une fois cependant la pression artérielle minima est la même dans les deux yeux
(cas 5) ou sensiblement la même (cas 7-10 et 13).

Une seule fois (cas 3) la pression est plus basse du côté
où la tension oculaire est la plus forte.

Six fois la pression artérielle est plus forte du côté où

l'hypertension est elle-même plus forte (cas 1-2-4-6-9). La différence entre les deux yeux est d'ailleurs parfois considérable (40 mm. cas 2, 30 mm. cas 6, 22 mm. cas 9).

On voit donc que dans 60 % des cas (sans parler de ceux où la pression artérielle bien que modifiée dans le même sens que la tension oculaire est trop peu différente d'un œil à l'autre pour qu'on en puisse tenir sérieusement compte) la pression artérielle a tendance à s'élever en même temps que la tension oculaire.

DUVERGER (1) est d'un autre avis ; il a publié une observation fort complète de glaucome examiné au point de vue des différentes pressions ; il s'agit d'un cas dans lequel il y avait un pouls spontané, c'est-à-dire que la pression diastolique n'était pas mesurable, si ce n'est aux jours où, le tonus oculaire s'étant abaissé, le pouls artériel n'existait plus. Une courbe établie dans ces conditions (deux points seulement, en 15 jours, ont pu être déterminés) n'est évidemment qu'une courbe idéale. Il faut en dire autant de la courbe de la pression maxima qui échappait, parce que trop élevée, à une détermination précise. Cependant l'ensemble de l'observation prouve que la *pression artérielle minima était la même des deux côtés* malgré une forte différence de tension oculaire ; c'est en plus net, la même constatation que pour le cas 5 de mon tableau.

Nous devons à VELTER (2) l'étude de plusieurs cas de glaucome examinés au point de vue des différentes pres-

<hr>

(1) DUVERGER et BARRÉ. Tension artérielle rétinienne. *Archives d'ophtalmologie*, février 1920.

(2) VELTER. Quelques mensurations de la tension artérielle rétinienne, *Arch. d'Opht.*, février 1920.

sions. Il a résumé ces constatations dans le tableau que
nous reproduisons ici.

Diagnostic	Tonus oculaire	Tension a. rétine	Tension générale	Tension rétinienne prévue
I Glaucome chronique	O.D = 21	110 + de 135	125-230	115 + de 155
Excavation de la papille	O.G = 22 1/2	83 + de 140		
II Id. 2e mesure . . .	O.D = 24	95 — 120	125-230	id.
(5 jours après) . .	O.G = 32	85 — 140		
III Id. 3e mesure . . .	O.D = 24	115 + de 140	130-230	115 + de 150
(5 jours après) .	O.G = 26	110 + de 125		
IV Glaucome chronique (opération Elliot)	O.D = 10	55 — 115	90-160	70 — 130
V Glaucome secondaire	O.D = 55	85 + de 140	120-250	100 + 150
VI Glaucome chronique	O.D = 60	70 + de 140	150-290	130 + 150
(Elliot)	O.G = 20	45 — 84		
VII Glaucome chronique	O.D = 35	62 — 125	115-215	90 + 150
	O.G = 35	62 — 125		
VIII Iritis	O.D = 23	40 — 57	80-140	60 — 120
avec hypertension	O.G = 18	35 — 65		
IX Glaucome chronique	O.D = 45	45 — 65	95-120	70 — 100
	O.G = 55	55 — 75		

(En parlant de « tension rétinienne prévue » VELTER donne les
chiffres qu'on devrait obtenir pour la pression artérielle rétinienne
par le procédé de BARRÉ-DUVERGER, c'est-à-dire en retirant 20 nim.
Hg. de la pression artérielle humérale.)

On voit que dans cinq cas (1-6-7-8-9) VELTER a pu
mesurer la pression artérielle dans les deux yeux. Sur ces
cinq cas, une fois (cas 7) le tonus oculaire est le même pour
les deux yeux et la pression artérielle est aussi la même
pour les deux yeux.

Trois fois le tonus est plus élevé d'un côté et trois fois
la pression artérielle *minima* est plus élevée de ce côté
(6-8-9).

Une seule fois (cas 1) la pression artérielle minima est
plus élevée du côté où le tonus est le plus bas.

Si, nous additionnons maintenant toutes les observations
dans lesquelles ont été mesurées les différentes pressions
oculaires, nous arrivons à un total de 19 (1 de DUVERGER,
5 de VELTER, 13 de moi-même) qui se résument ainsi :

4 fois la tension oculaire est la même dans les deux yeux, et dans ces quatre cas la pression diastolique rétinienne est la même dans les deux yeux.

Pour les cas, beaucoup plus instructifs, où la tension oculaire diffère d'un œil à l'autre, nous trouvons que :

2 fois (1 cas de VELTER, 1 cas de BAILLIART), la pression artérielle minima est plus basse du côté où la tension oculaire est la plus forte (13 % des cas).

4 fois (1 cas de DUVERGER, 3 cas de BAILLIART), la pression artérielle est sensiblement la même dans les deux yeux, malgré la différence de tension oculaire (26 % des cas).

Dans tous les autres cas (3 de VELTER, 6 de BAILLIART), la pression artérielle est plus forte du côté où le tonus oculaire est le plus élevé (60 %).

On peut donc dire que dans la majorité des cas, la pression artérielle minima, la plus importante (nous en avons donné la raison) tout en restant d'abord et avant tout influencée par la pression générale a tendance à marcher en parallélisme avec le tonus oculaire. Cette constatation, dont il ne faut pas faire une loi, s'applique également aux modifications post-opératoires de la tension oculaire ; quand la baisse de la tension oculaire a été obtenue, dans la grande majorité des cas, la pression minima s'abaisse également dans l'artère centrale. En voici sous forme de graphique un exemple net (fig. 48).

Lorsque la chute de la tension oculaire est produite par la pilocarpine, la pression artérielle rétinienne, dans la majorité des cas, baisse dans la même proportion.

Il est beaucoup plus difficile d'apporter des données précises sur l'état et la marche de la pression systolique dans le glaucome. D'une part, parce qu'il arrive assez souvent que, supérieure aux tensions oculaires les plus fortes que nous puissions impunément réaliser, elle échappe à une mesure précise, et d'autre part, parce que dans bien d'autres cas, sur des yeux dont les milieux sont déjà imparfaitement transparents, les pressions élevées du dynamomètre exagèrent le trouble au point de rendre impossible toute détermination précise. On peut dire cependant que bien que moins régulièrement et moins nettement que la pression diastolique, la pression locale maxima paraît subir des variations parallèles à celles de la tension oculaire. On peut dire aussi que dans la majorité des cas, la pression différentielle, celle qui sépare la minima de la maxima, est diminuée ; la pression systolique est relativement moins élevée que la diastolique.

b) *Circulation veineuse.* — Si l'on recherche systématiquement la pulsation veineuse spontanée, on constate qu'elle est bien loin d'être constante dans le glaucome. Dans un récent article sur le pouls rétinien, ELLIOT (1) s'exprime ainsi à propos du pouls veineux spontané. « Bailliart déclare qu'il peut se produire avec des pressions hautes ou normales. Si attrayante que puisse être cette assertion du point de vue scientifique, on peut dire, sans

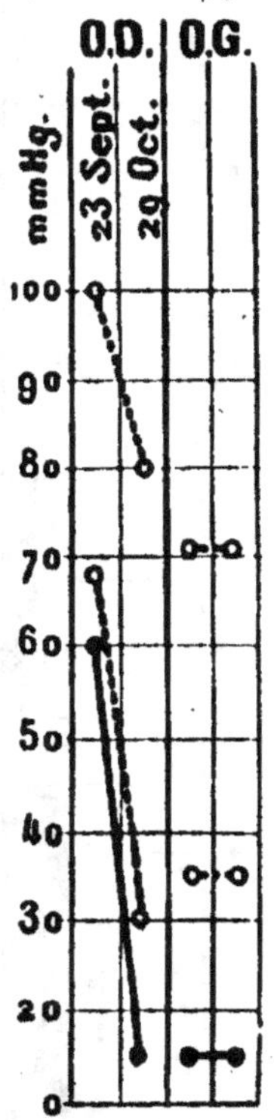

Fig. 48.— Chute de la pression artérielle locale (en pointillé) suivant la chute de la tension oculaire; glaucome chronique (Scléro - iridectomie).

(1) ELLIOT. The retinal pulse. *British Journal of Ophthalmology*, novembre 1921.

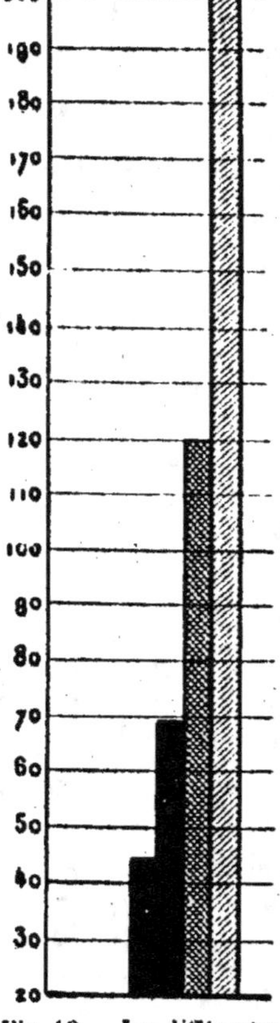

Fig. 49.— Les différentes
pressions dans mes cas
de pouls veineux spon-
tané.

(De gauche à droite tension
oculaire, pression artérielle
rétinienne minima, pression
artérielle diastolique et
pression artérielle systolique humérales).

crainte qu'elle est en opposition avec
l'opinion ophtalmologique basée sur
l'expérienceclinique.L'auteur(Falliot)
était de ceux qui croyaient sans hésitation qu'un pouls veineux prononcé
était un symptôme important dans
le glaucome, et il s'est reporté à ses
observations, convaincu qu'il y trouverait la confirmation de cette
opinion, mais pour y trouver seulement
que dans nombre de cas le degré de
la pulsation veineuse n'avait pas été
noté. Il a, depuis, remédié à cette
lacune, mais quelque temps s'écoulera
avant que ses observations soient assez
nombreuses pour lui permettre de
parler en toute sécurité et avec toute
certitude sur le sujet. »

Si je reprends les observations des
57 glaucomateux qui m'ont déjà servi
pour l'étude de la circulation artérielle, je trouve que 7 seulement présentaient un pouls veineux spontané
net. Dans ces 7 cas, il s'agissait
de glaucome chronique. La tension
oculaire la plus faible était de 32mm. Hg
et la plus forte était de 65.

Nous savons la signification du pouls
veineux spontané; rappelons-la. Le
pouls veineux spontané existe toutes
les fois que la pression dans la veine
centrale est en équilibre avec la tension oculaire, la dépas-

sant pendant la diastole, lui étant inférieure pendant la systole. Nous savons que ces écarts diastolique et systolique, aussi bien pour la tension oculaire que pour la pression veineuse sont faibles, de quelques millimètres. D'ailleurs il est facile de constater que le pouls veineux spontané dans le glaucome s'éteint à la moindre pression. Le plus grand écart que j'ai pu noter est de 20 millimètres au-dessus de la tension oculaire. Ces 7 malades ne présentaient pas de pouls artériel spontané ; donc la pression artérielle rétinienne diastolique était supérieure dans tous les cas à la tension oculaire. Cette tension oculaire moyenne était de 42 mm. La pression artérielle rétinienne diastolique moyenne était de 66 et la pression artérielle diastolique humérale moyenne était de 120 mm. Hg.

Donc dans les cas où nous avons constaté l'existence du pouls veineux spontané, la tension oculaire était relativement peu élevée bien que nettement au-dessus de la normale et la pression artérielle diastolique très élevée. Il en est de même de la systolique qui mesurée à l'humérale (2 fois sur 7 la pression systolique rétinienne était indéterminable) était en moyenne de 201 mm. Hg.

Ainsi la formule du pouls veineux spontané est exactement différente de celle du pouls artériel. Celui-ci apparaît dans nos observations et d'après la moyenne de ces observations avec des tensions oculaires fortes (55, 56) (1) et une pression artérielle rétinienne diastolique normale (37 dans le glaucome aigu) ou assez forte (52 dans le glaucome chronique). Celui-là au contraire (pouls veineux) demande une tension oculaire moins élevée (42) et une

(1) Il faudrait bien se garder de donner une valeur absolue à ces chiffres qui représentent seulement les valeurs moyennes des différentes pressions dans les cas qui nous ont servi dans cette étude.

pression artérielle locale minima haute (66). Sur l'importance et la valeur de ces différences, nous aurons à revenir en étudiant le mécanisme de la circulation dans le glaucome.

Nous avons vu le pouls veineux spontané exister dans 7 cas sur 57 soit dans une proportion de 13 % des cas environ. Nous voilà fixés sur la pression dans le tronc de la veine centrale ; elle est considérable puisqu'en équilibre avec la tension oculaire ; mais quelle est-elle dans les cas où le pouls veineux spontané n'existe pas ? Nous nous rappelons que la pression veineuse est supérieure à la tension oculaire quand le pouls veineux qui n'existait pas spontanément, apparaît à la pression du globe, et qu'elle est inférieure à la tension oculaire quand la pression sur le globe ne provoque pas la pulsation veineuse.

Dans 3 cas seulement sur les 57 que j'envisage ici, j'ai vu la pression veineuse être supérieure à la tension oculaire ; dans l'écart maximum, la pression veineuse était de 20 mm. supérieure à la tension oculaire.

Dans tous les autres cas, soit 82 %, la pression veineuse ne dépassait pas la tension oculaire ; aucune pression n'amenait la pulsation de la veine qui s'écrasait peu à peu sans réaction. On doit en conclure que la pression veineuse était à peine égale à la tension oculaire. Mais la circulation veineuse peut-elle se faire sous une pression inférieure à la tension oculaire ? Il faut tenir compte d'une part de la résistance de la paroi veineuse qui balance déjà en partie l'excès de pression oculaire ; mais indépendamment de ce fait, la vis à tergo qui fait la pression veineuse, serait-elle égale ou même de très peu inférieure à la tension oculaire, la circulation rétinienne peut encore se faire. La tension oculaire s'exerce sur la colonne veineuse comme sur tous les éléments intra-oculaires ; poussé par cette pression qui s'exerce sur les parois de la veine, le sang veineux doit s'écouler et ne pouvant pas le faire vers les capillaires où la pression est plus forte, il s'écoule vers le tronc de la veine où la pression est plus faible. On voit cependant que, même dans ces conditions, il y a une limite qui ne peut pas être dépassée ; la tension oculaire serait-elle assez forte pour écraser complètement la veine centrale, toute circulation deviendrait impossible. Jamais je n'ai vu le fait se produire dans les cas où les milieux sont restés transparents ; en est-il de même dans le glaucome aigu quand le trouble de la cornée et du vitré rend impossible l'examen du fond de l'œil ?

c) *Circulation capillaire.* — C'est en nous rappelant à la fois les conditions de la circulation artérielle et veineuse que nous allons nous représenter l'état de la circulation dans le réseau capillaire, ce lac interposé entre les deux fleuves, qui, recevant de l'un la force nécessaire à son courant, la transmet atténuée à l'autre.

Représentons-nous schématiquement pendant la diastole d'après les données que nous venons d'acquérir, ce courant capillaire.

1er *Cas*. La pression artérielle diastolique est supérieure à la tension oculaire ; la pression veineuse lui est égale ou légèrement inférieure. La pression capillaire, forcément intermédiaire entre les pressions artérielle et veineuse, peut être représentée par une ligne tendue entre ces deux valeurs ; plus forte dans les capillaires qui naissent près du tronc de l'artère centrale (où la pression est plus forte), plus faible dans ceux qui naissent à la périphérie (où la pression artérielle est plus faible). On voit ainsi que dans certains capillaires, ceux de la périphérie d'abord, la pression capillaire est, pendant la diastole, inférieure à la tension oculaire. La circulation y est arrêtée ; au moment de la systole seulement, elle pourra s'y faire.

2e *Cas.* La pression artérielle diastolique est inférieure à la tension oculaire (pouls artériel spontané). Dans cette éventualité, les artérioles étant fermées pendant la diastole, c'est seulement pendant la systole que s'ouvrent les barrages et qu'arrive jusqu'aux capillaires l'ondée sanguine. Plus le tonus oculaire sera fort, et plus court sera le moment pendant lequel cette arrivée sera possible. Est-il besoin d'insister sur le trouble qui en résultera pour la fonction rétinienne ?

Mais si nous abandonnons le schéma qui est un guide, pour nous demander ce qui doit réellement se passer dans le réseau capillaire rétinien, nous devons penser que ces petits vaisseaux, surtout dans le glaucome chronique, à l'exemple des grosses branches, sont souvent lésés, lésés d'abord par la cause même qui a pu donner naissance au glaucome, puis par l'exagération de la tension oculaire, par l'hypertension artérielle, lésés aussi du fait de l'âge du malade. Que le trouble circulatoire atteigne pour commencer la périphérie, les plages rétiniennes les plus éloignées de la papille, cela est possible, cela pourrait même nous expliquer le rétrécissement du champ visuel ; mais ce sont surtout les lésions capillaires qui feront le trouble circulatoire plus grand dans tel ou tel secteur rétinien, et de ces troubles naîtront les scotomes du glaucome. Avec MORAX (1), nous noterons qu' « il est curieux de voir combien d'un glaucomateux à l'autre les territoires vasculaires plus spécialement lésés peuvent varier. »

(1) MORAX. Glaucome et glaucomateux, p. 166.

Les spasmes vasculaires dans le glaucome. — On sait combien, à côté de la diminution constante de l'acuité visuelle, sont fréquents dans le glaucome chronique, les accès d'obnubilation. « Les objets regardés s'estompent ou disparaissent complètement pendant quelques heures ou quelques minutes. Parfois, ils sont vus au travers d'un voile, d'une vapeur ; puis, après quelque temps, la vision retrouve son acuité normale. » (Morax (1).)

Ces obnubilations doivent être rapportées à des accès de spasme des artérioles rétiniennes. Ils se produisent surtout chez les malades atteints de ces lésions artérielles rétiniennes signalées plus haut affectant le type de l'artérite oblitérante. Nous en avons rapporté un exemple typique au chapitre des spasmes rétiniens. Il s'agit dans ces cas de véritables ischémies paroxystiques, et ces accès d'obnubilation sont comparables à ceux qui précèdent si constamment la cécité brusque et totale de l'oblitération constituée.

Le mécanisme de la circulation rétinienne dans le glaucome.

Maintenant que nous avons exposé les faits qui nous sont déjà connus concernant les conditions de la circulation rétinienne dans le glaucome, essayons de nous représenter le mécanisme de cette circulation.

Un fait domine tous les autres, *c'est l'accroissement considérable de la pression sous laquelle circule le courant veineux ;* rappelons qu'à l'état normal, dans les veines périphériques, proches des capillaires (là où elle est le plus forte) cette pression veineuse est toujours très basse.

(1) Morax. Glaucome et glaucomateux, p. 72.

En disant que dans un œil normal, elle oscille entre 18 et 20 mm. Hg, nous donnons des chiffres qui paraissent déjà élevés. Que dire de ces chiffres de pression veineuse qui, égalant ou dépassant la tension oculaire, atteignent 60 ou 70 mm. Hg ? Et cependant le fait est certain. La circulation de l'œil, comme de tout autre segment du corps, n'est possible que si le sang entrant dans l'organe peut en sortir. Libre sur la papille du nerf optique, la veine centrale, à la tension oculaire qui l'écraserait, ne peut opposer que la résistance (bien faible) de ses parois, et la pression du sang qu'elle conduit. Mais d'où vient cette augmentation si remarquable de la pression veineuse ?

Nous sommes sûrs que cette pression accrue n'existe pas au delà de la papille. Elle serait d'abord inexplicable. Existerait-elle cependant, elle se manifesterait comme dans la thrombose de la veine centrale, de l'ophtalmique ou du sinus caverneux, par les signes qui marquent l'oblitération veineuse : les tortuosités de son trajet, l'œdème, les hémorragies. De plus, fait déjà noté par d'autres que par nous, à peine la veine a-t-elle quitté le globe que, dans l'épaisseur même du nerf optique, nous la voyons souvent se dilater brusquement. Ses parois qui ne sont plus contenues se dilatent sous la pression veineuse que ne balance plus la tension oculaire (1). Une sorte de tache rouge, sur laquelle il est difficile, au delà du fond de l'excavation, de mettre au point, nous apparaît, souvent animée d'une pulsation qui n'est plus *intra*, mais *extra* oculaire, ce qui nous a dispensé d'en parler jusqu'ici.

(1) C'est pour la même raison que dans le segment antérieur les veines ciliaires nous apparaissent si augmentées de volume sous la conjonctive après la sortie du globe.

Ainsi l'augmentation de la pression veineuse rétinienne dans le glaucome n'a pas sa cause en dehors de l'œil, mais dans l'œil lui-même.

L'augmentation de la pression artérielle si remarquable dans le glaucome chronique peut sans doute contribuer à élever cette pression veineuse, mais certainement dans une très faible proportion. Si nous mesurons la pression veineuse chez des sujets très hypertendus mais non glaucomateux, nous la voyons à peine au dessus de son chiffre normal, quelquefois même au dessous de ce chiffre.

C'est donc l'hypertension oculaire qui crée l'hypertension veineuse. Il est temps maintenant d'essayer une comparaison qui fera comprendre le mécanisme de la circulation rétinienne dans le glaucome. Appliquons sur un bras le manchon de nos appareils sphygmo-manométriques et établissons dans ce manchon une pression un peu inférieure à la pression diastolique de l'artère humérale. Nous avons ainsi surpassé, et de beaucoup, la pression (1 cm. Hg environ) de la veine humérale, et cependant le sang continue à arriver dans le membre et à circuler dans la veine. La pression s'est accrue dans cette veine du fait de la résistance ; cette hypertension veineuse nous la constatons et nous la mesurons facilement lorsque pour la saignée ou l'injection intra-veineuse, nous serrons le bras ; une pression anormalement élevée remplace alors la pression veineuse physiologique.

Si dans le brassard, nous faisons une pression supérieure à la pression systolique de l'artère humérale, nous arrêtons toute arrivée sanguine ; la circulation est suspendue. Mais si la pression dans le brassard est seulement supérieure à la pression diastolique de l'artère humérale (amenant la pulsation de l'artère), la circulation veineuse va continuer, moins régulière il est vrai, moins abondante parceque l'apport sanguin ne se fera plus que pendant une période de la révolution cardiaque d'autant plus courte que la pression du brassard sera plus proche de la pression systolique.

La circulation rétinienne peut être comparée à la circulation du bras serré par le brassard. C'est passivement que la pression veineuse s'accroît, et elle s'accroît au fur et à mesure que la tension oculaire s'élève. Mais, à son tour cette résistance veineuse retentit sur la pression artérielle pour l'élever, dans de faibles proportions il est vrai.

N'a-t-on pas établi que c'est là un point de faiblesse, sinon d'erreur, de nos procédés de mesure de pression artérielle, parce que le manchon comprimant le membre arrêtant la circulation de retour, crée une résistance artificielle et élève ainsi la pression artérielle (FERNAND LÉVY (1)).

Ainsi s'explique l'élévation si fréquente de la pression artérielle locale suivant l'élévation de la tension oculaire. Sans doute on pourrait pour la comprendre faire intervenir un régulateur de la pression locale par un centre périphérique (ZIMM), ce qui ne serait nullement en opposition avec les principes de la physiologie générale ; mais l'interprétation mécanique exposée plus haut nous paraît jusqu'à nouvel ordre suffisante.

C'est donc une circulation très anormale qui s'établit dans les cas où la tension oculaire est élevée. Si le lecteur nous a suivi, il se rendra facilement compte que pour une même tension oculaire, le trouble circulatoire sera d'autant

(1) Fernand Lévy. La pression artérielle et ses oscillations physiologiques. *Paris Médical*, 17 mai 1919.

plus grand que la pression artérielle générale (qui fait la
pression artérielle locale) sera moins élevée ; c'est le cas
du glaucome aigu. Or cette forme qui, abandonnée à
elle-même, est certainement la plus grave de toutes,
apparaît chez des sujets dont la pression artérielle n'est
pas exagérée ainsi que A. TERSON et CAMPOS l'avaient
déjà noté; nous l'avons même rencontrée chez des hypotendus (une fois notamment chez une femme relevant de
grippe grave. To 42. Press. humérale 5,5-9); on l'a signalée
aussi après des hémorragies (SULZER, DARTIGUES). Le
glaucome chronique au contraire est bien plus souvent,
non pas toujours, le fait des hypertendus.

C'est ce que SULZER avait déjà signalé en 1897. « Une
augmentation considérable de la tension oculaire, écrivait-
il (1), ne suffit pas à elle seule à produire des phénomènes
glaucomateux, si la tension artérielle est assez élevée pour
supporter l'exagération de la tension oculaire sans être
sensiblement ralentie. » Pour lui, l'accès glaucomateux
serait une rupture de l'équilibre entre la tension oculaire
et la pression artérielle intra-oculaire.

Cette rupture d'équilibre est évidente dans les cas où
le pouls spontané existe, et *pratiquement toutes les fois
que la tension oculaire est supérieure à la moitié de la
pression artérielle diastolique humérale ;* autant que la
constatation du pouls artériel spontané, ce déséquilibre
entre les deux pressions est un signe d'alarme d'une
importance considérable. La rupture d'équilibre peut
d'ailleurs exister dans les capillaires dont la pression est
plus basse avant d'exister dans les artérioles ; dans les

____

(1) SULZER. Glaucome foudroyant et abolition de la circulation rétinienne.
Considérations sur le rôle de la circulation intra-oculaire dans la pathogénie
du glaucome. *Annales d'oculistique*, février 1895.

cas où la tension oculaire reste inférieure à la pression artérielle diastolique, elle n'existe pas dans les grosses branches artérielles ce qui ne veut pas dire qu'il en soit de même dans les capillaires dont la circulation est troublée bien avant que ne le soit celle des troncs artériels sur la papille. En tous cas, si nous restons sur le terrain rétinien, nous ne pouvons pas admettre comme le fait ZIMMERMANN que cette rupture d'équilibre soit la cause du glaucome ; elle ne saurait en être que l'effet.

SULZER signalait déjà que l'insuffisance circulatoire ainsi réalisée suffisait à produire, par une dégénérescence des fibres optiques, l'excavation glaucomateuse qui n'est pas un effet direct de l'hypertonie. En étudiant les oblitérations artérielles chroniques, nous avons déjà vu l'excavation du nerf optique survenir en dehors de toute hypertension, témoignant seulement de l'ischémie de la rétine et du nerf optique. Comme le fait remarquer MORAX (1), dans le premier cas (glaucome) l'excavation serait due à la pression exercée sur la circulation artérielle par l'hypertension oculaire, et dans le deuxième cas (atrophie avec excavation) elle serait due à la diminution primitive du calibre artériel.

D'ailleurs, dans ces atrophies avec excavation sans hypertension, le trouble circulatoire, nous l'avons vu, est souvent évident ; état de vaso-constriction, pression artérielle quelquefois très basse, pression systolique toujours plus près que normalement de la pression diastolique. N'est-ce pas là, la tension oculaire restant normale, la seconde forme de cette rupture d'équilibre dont

(1) MORAX. Glaucome simple ou atrophie avec excavation. *Annales d'oculistique* 1910, p. 29.

parlait Sulzer ? Pourrait-on par là rapprocher du glaucome vrai (celui que signale l'hypertension), ces atrophies optiques avec excavation, par tant de symptômes si voisins du glaucome dont les sépare seulement l'absence d'hypertension (1) ?

Et maintenant demandons-nous, par analogie, ce qui se passe du côté de la circulation choroïdienne. Que la pression artérielle et que la pression veineuse y soient fortes comme dans le réseau rétinien, cela n'est pas douteux ; d'abord parce que l'expérimentation sur l'animal a permis à Magitot et à moi-même, de reconnaître une similitude à peu près parfaite entre les chiffres de pression à l'état normal et pathologique, dans les deux réseaux rétinien et choroïdien ; ensuite parce que nous voyons les veines ciliaires antérieures sortir du globe larges, pleines, distendues par la pression qui s'exerce à leur intérieur, pression sous laquelle elles se laissent dilater dès que leurs parois ne sont plus maintenues par la tension oculaire.

Pousserons-nous donc jusqu'au bout l'analogie ? Non, certes ; car il y a dans la constitution des deux réseaux une différence considérable. L'un, le réseau rétinien, est à peine dilatable ; veines et artères y sont terminales, disposition qui empêche les remous et diminue les chances de stagnation ; l'autre, le réseau choroïdien, est éminemment dilatable et par sa constitution anatomique, et par ses anastomoses. Lorsqu'une pression anormale vient à presser sur le réseau veineux rétinien, le sang chassé par cette pression, s'écoule vers le tronc de la veine centrale ; ce tronc est-il écrasé, la circulation s'arrête ; l'œdème, les

(1) A. Fournière dans son excellente thèse (Recherches tonométriques dans le glaucome, Paris 1912) avait déjà exprimé cette idée.

hémorragies se produisent, la veine se dilate à peine. Il en va tout autrement dans le réseau choroïdien ; le premier effet d'un trouble, *même léger*, de la circulation de retour va être la stase dans ce réseau si dilatable ; ainsi naîtra l'érection choroïdienne avec toutes ses conséquences telles que les a si bien décrites MAGITOT. N'ayant pas à étudier ici les causes, mais les effets du glaucome, nous n'insisterons pas sur ce point capital qu'il nous était cependant impossible de laisser complètement dans l'ombre.

CHAPITRE XVI

La circulation rétinienne dans les rétinites hémorragiques.

Rétinite albuminurique.

Rochon-Duvigneaud (1) décrit ainsi l'état des vaisseaux sur la papille. « Les vaisseaux, dans les stades initiaux, sont gorgés de sang, les veines plus ou moins dilatées et tortueuses, les artères fortement remplies à reflets éclatants. Plus tard, quand la rétine s'épaissit et devient trouble, les artères peuvent paraître plus ou moins voilées et comme enfouies dans le tissu papillaire et rétinien opacifiés. »

Il n'est pas besoin de rappeler l'existence des hémorragies et des œdèmes rétiniens sur lesquels nous avons déjà insisté. Rochon-Duvigneaud attache une grande importance à leur localisation péripapillaire ; c'est dans une aire atteignant 5 à 8 millimètres tout autour de la papille que se rencontrent hémorragies et œdèmes, le 1/4, le 1/3 tout au plus du périmètre rétinien en serait couvert. Cette localisation pour Rochon-Duvigneaud (2) a une telle valeur que « les formes avec hémorragies

(1) Rochon-Duvigneaud, *Rapport à la Soc. franç. d'ophtalm.*, 1912, p. 145.
(2) Rochon-Duvigneaud, *id.* p. 143.

disséminées jusqu'aux limites du champ ophtalmoscopique — et non pas limitées à la région papillaire — nous
paraissent devoir être considérées bien plus comme une
affection vasculaire locale que comme *l'équivalent* de
l'exanthème rétinien péripapillaire qui est pour nous la
véritable rétinite albuminurique. » Je me range entièrement à cette opinion ; il ne suffit pas que des
hémorragies apparaissent sur la rétine d'un sujet atteint
d'albuminurie pour que l'on soit en droit de parler de
rétinite albuminurique ; j'ai déjà eu l'occasion de mettre
en garde contre une pareille interprétation.

Rochon-Duvigneaud (1) signale qu'il a pu observer
avec Coutela et Faure Beaulieu un cas dans lequel cet
aspect vasculaire était tout à fait modifié. « Les artères
sont minces, filiformes ; un peu plus grosses que les
artères, les veines ont cependant un calibre diminué. La
rétine a un aspect blanchâtre, décoloré et comme voilé
surtout dans le pôle postérieur de l'œil et jusqu'à une
distance de 4 diamètres papillaires environ. Les vaisseaux
sont très fins et se voient à peine comme à travers un
léger voile. Pas d'exsudats blanchâtres. Cet aspect est un
peu moins prononcé à la périphérie où la rétine est moins
voilée et les vaisseaux un peu plus nets, mais sans ligne
de démarcation avec l'aspect du pôle postérieur. Pas
d'hémorragies. » Cet aspect anormal était dû à un décollement de la limitante interne par un exsudat.

Dans les périodes ultimes, en même temps que se
multiplieront les hémorragies, l'état normal des vaisseaux
disparaîtra ; souvent, masqués par de nouvelles formations
du type de la rétinite proliférante, ils seront sur une plus
ou moins grande partie du trajet, les artères surtout,

(1) Rochon-Duvigneaud, id., p. 147.

remplacés par des cordons blanchâtres. Les veines moins remplies, plus pâles, marqueront la pauvreté de la circulation rétinienne.

Mais enfin aux périodes de début et d'état, la dilatation des vaisseaux, les hémorragies et les œdèmes (œdèmes qui d'emblée s'étendent à la papille), voilà ce qui marque la rétinite albuminurique et lui donne dans l'étude de la circulation rétinienne une importance de premier plan. Cette importance est encore accrue si de l'état anatomique nous passons à l'état fonctionnel des vaisseaux rétiniens.

La pression artérielle rétinienne est considérablement élevée dans la rétinite albuminurique. Cette hypertension locale est un symptôme précoce puisqu'on peut le voir apparaître dans des cas où la fonction visuelle est encore intacte et où l'examen ophtalmoscopique ne révèle aucune lésion malgré les troubles subjectifs que les patients accusent dès ce moment et pour lesquels ils viennent quelquefois nous consulter (obnubilations passagères, mouches noires, sensation de brouillard transparent, etc.) ; c'est aussi un symptôme si constant que de même que M. ROCHON-DUVIGNEAUD (1) parlant de l'hypertension générale, déclare que « nous ne considérerions pas sans plus ample informé comme étant d'origine néphrétique une rétinite qui malgré l'aspect soit disant caractéristique ne s'accompagnerait pas d'une augmentation notable de la tension artérielle », nous nous croyons autorisé à dire que toute rétinite, sans hypertension artérielle locale, a grande chance de ne pas être azotémique.

Dans la circulation veineuse la pression elle aussi est accrue, bien que légèrement ; au lieu d'être comme à l'état normal en équilibre avec la tension oculaire, la

(1) ROCHON-DUVIGNEAUD, loc. cit., p. 130.

pression veineuse la dépasse de quelques millimètres ; ces modifications, légères, de la circulation veineuse ne sont pas aussi précoces que les modifications de la pression artérielle.

Nous savons que l'hypertension veineuse (à moins qu'elle ne soit due à une obstruction du tronc) témoigne surtout d'une vaso-dilatation ; de cette vaso-dilatation nous retrouvons la preuve dans l'état de plénitude et d'élargissement des vaisseaux. C'est elle vraisemblablement qui donne son importance spéciale à l'hypertension artérielle locale. Cette hypertension locale est sans doute avant tout conditionnée par l'élévation de la tension générale ; mais le rapport normal entre la pression humérale et la pression rétinienne n'est plus conservé ; toute relation gardée, l'hypertension rétinienne paraît plus marquée que l'hypertension générale.

Ainsi la circulation rétinienne nous apparaît singulièrement troublée dans la rétinite albuminurique et, fait très important, ce trouble est précoce, *précédant les lésions rétiniennes.*

Ces points établis, voyons maintenant qu'elle importance on a donnée jusqu'ici à la circulation rétinienne dans la rétinite albuminurique.

Elle a d'abord été considérable, soutenue surtout par une partie de l'école allemande (Ch. Théodore, Ewetzky, Von Michel, Greef, etc...). Au premier plan se placent les lésions vasculaires rétiniennes, témoins du côté de la rétine d'une affection générale de l'arbre artériel qui atteindrait surtout les vaisseaux du rein et ceux de la rétine. « Les mêmes causes qui donnent la maladie des vaisseaux du rein, agissent aussi sur ceux de la rétine. La maladie de ces derniers peut même précéder celle des premiers. Dans tous les travaux récents, l'importance des lésions vasculaires apparaît de plus en plus (GREEF, 1903). » C'est donc une véritable dégénérescence du système artériel, l' « artério capillary fibrosis » des Anglais qui atteignant tous les organes, atteint surtout le rein et la rétine (1). Mais entre la néphrite et la rétinite, pas de relation de cause à effet ; toutes deux sont sur le même plan, toutes deux filles d'une même lésion.

On sait avec quel succès ROCHON-DUVIGNEAUD s'est élevé contre cette conception. Contre elle, il a rappelé l'opinion de BRAULT et de ses élèves sur l'importance trop grande attachée par quelques auteurs à l'artérite dans la sclérose des organes; nous avons à leur place exposé leurs raisons.

Il a opposé à cette théorie de l'angiopathie rétinienne le résultat de ses recherches anatomo-pathologiques ; il a montré qu'ayant recherché chez les brightiques, ailleurs que dans l'œil et le rein, la trace de ces scléroses artérielles, il ne les avait pas rencontrées. Bien plus, si au cours de ces examens anatomo-pathologiques il a *fréquemment* rencontré dans la rétinite albuminurique des lésions vasculaires, ces lésions ne lui ont pas paru être constantes. Ayant ainsi ruiné la théorie vasculaire, il a subordonné les lésions rétiniennes à l'insuffisance de l'élimination rénale.

On connaît la conception que M. CHAUFFARD a opposée à celle de la rétinite *azotémique*. Pour lui deux facteurs apparaissent prépondérants « l'hyperépinéphrie et l'imper-

_____

(1) Cette idée a été reprise récemment par E. WEISS, qui, pratiquant la capillaroscopie chez des malades atteints de néphrite, trouve un trouble de la circulation capillaire. Pour lui, ce trouble est un phénomène contemporain de la néphrite et ne lui est pas consécutif. Lire à ce sujet Mʳ WEISS. *Presse médicale*, 5 février 1921.

méabilité rénale, avec leur double répercussion humo-
rale : l'hypercholestérinémie, réaction antitoxique d'origine
surrénale, probablement associée à l'adrénalinémie hypertensive, et l'azotémie stigmate de rétentions toxiques
dont l'urée est le témoin (1). » L'adrénalinémie qui est une
réaction de défense augmente le tonus cardio-vasculaire
et la pression artérielle, mais, si le but est dépassé, les
lésions vasculaires apparaissent. Et M. CHAUFFARD place
au premier rang les troubles circulatoires rétiniens ; il en
voit la preuve dans le trouble de la papille qui est déjà un
œdème, dans les hémorragies et les œdèmes de la rétine.
L'hypertension céphalo-rachidienne si fréquente dans la
rétinite albuminurique vient encore aggraver les conséquences du trouble circulatoire.

Comment nous représenterons-nous donc l'état de la
circulation rétinienne dans la rétinite albuminurique ?

Nous savons par ROCHON-DUVIGNEAUD que la lésion
vasculaire n'est pas constante, mais qu'elle est fréquente.
Il y a tout lieu de croire que plus anciens sont les cas, plus
augmente cette fréquence. Retenons d'ailleurs que dans
la discussion du rapport à la Société française d'ophtalmologie, MORAX déclarait avoir trouvé la lésion vasculaire dans tous les cas qu'il avait examinés ; il ajoutait
d'ailleurs « qu'il s'agissait dans tous les cas de rétinite
albuminurique remontant à plusieurs mois ou même à
une ou deux années » (Discussion du rapport. Bullet. de
la Soc. franç. d'opht. 1912, p. 232).

Nous connaissons assez les troubles de la circulation
rétinienne pour savoir qu'ils peuvent, au moins au début,
exister sans lésions vasculaires. L'aspect de dilatation des

(1) CHAUFFARD. Discussion du rapport ROCHON-DUVIGNEAUD. *Bulletin
Soc. fran. opht.*, 1912, p. 221.

vaisseaux, l'hypertension locale artérielle et veineuse, les œdèmes, les hémorragies sont pour nous caractéristiques d'un trouble circulatoire. *Il y a bien dans la rétinite albuminurique un trouble de la circulation rétinienne.* Quant aux causes de ce trouble vasculaire, quant à ses conséquences, quant à son importance dans la pathogénie de cette affection, nous ne pouvons mieux dire qu'en rapportant les paroles de MORAX en 1912 à la Société française d'ophtalmologie « M. ROCHON-DUVIGNEAUD nous déclare que dans quelques cas les vaisseaux rétiniens étaient sains. Qu'il me permette de lui dire que cette constatation histologique me parait insuffisante pour refuser à la rétinite albuminurique les caractères de lésions vasculaires ; ces hémorragies, ces œdèmes ne constituent-ils pas les signes d'un trouble circulatoire, et ne devrons nous pas admettre ce trouble, même si à la coupe les parois d'une partie des petits vaisseaux sont normales. Je sais fort bien qu'en admettant le trouble vasculaire nous ne faisons faire aucun progrès à la solution pathogénique de la rétinite albuminurique, mais la question n'est pas là, et dans un problème aussi complexe, il faut envisager des points de détail avant de donner une interprétation définitive. »

D'ailleurs ce trouble vasculaire qui ne fait pas de doute pour nous, on le retrouve ailleurs que dans la circulation rétinienne. Les épistaxis, les hémorragies et les œdèmes du cerveau, et de bien d'autres organes ne sont-ils pas le fait du brightisme ? Mais restons sur le terrain rétinien. Le trouble circulatoire existe avant les signes ophtalmoscopiques de la rétinite albuminurique. Il se signale par une vaso-dilatation précoce, par une hypertension vasculaire dès le début considérable, par des obnubilations passagères, un trouble peu défini de la vision qui, mesurée par nos procédés actuels, reste encore parfaite. Pourquoi dans ces conditions ce trouble précoce ne suffirait-il pas à amener dans la rétinite albuminurique comme dans tant d'autres affections, les œdèmes et les hémorragies ?

Pourquoi aussi, ce trouble existe-il dans la rétinite albuminurique ? Est-ce l'hypertension générale qui le provoque ? Non, car les hypertendus non azotémiques ne présentent pas le tableau de la rétinite albuminurique ? Faut-il admettre un rôle actif de l'urée charriée en excès dans le sang, urée qui peut, en dehors de l'action constrictive qu'elle doit à son action toxique sur les centres nerveux « agir localement en particulier sur les vaisseaux du rein comme vaso-dilatatrice ? » (1).

Du reste quelle que soit la raison de ce trouble vasculaire rétinien, en constater l'existence certaine dans la rétinite albuminurique ce n'est pas avancer la question de la pathogénie de cette affection. Nous nous expliquerons ainsi les hémorragies et les œdèmes, c'est tout. Mais il ne peut plus être question de la fameuse conception allemande des lésions rénales et rétiniennes coordonnées : M. Rochon-Duvigneaud l'a trop bien établi pour qu'on en puisse douter; tout, dans la rétinite albuminurique est subordonnée à l'insuffisance rénale; le trouble circulatoire lui aussi, s'il est précoce, n'est pas primitif.

La circulation rétinienne dans la rétinite gravidique.

On pourrait au point de vue de l'état vasculaire assimiler presque complètement rétinites albuminurique et gravidique ; vaisseaux dilatés, hémorragies, œdèmes,

____
(1) Cler. Physiologie, 1918, p. 486, note.

hypertension artérielle dans l'un et dans l'autre cas. Même inconstance des lésions vasculaires décelables au microscope ; même constance du trouble circulatoire et de l'hypertension artérielle. On en trouve un exemple typique dans l'observation récente de Valude et Lavat (1).

Le trouble circulatoire dans le domaine rétinien existe d'ailleurs quelquefois chez des femmes enceintes ne présentant aucun signe de rétinite gravidique. A plusieurs reprises chez des femmes enceintes, non albuminuriques, j'ai constaté en face d'une pression artérielle humérale normale une élévation très sensible de la pression artérielle locale. Je n'ai malheureusement pas pu, comme je l'aurais voulu, étudier systématiquement l'état de la circulation rétinienne chez la femme enceinte ; c'est une étude qui pourrait être intéressante.

J'ai rapporté dans un autre chapitre l'observation d'une primipare qui présentait une hémorragie maculaire que rien ne pouvait expliquer si ce n'est une élévation de la pression artérielle rétinienne. Il nous a semblé évident que son hémorragie était due à un accident purement mécanique : la rupture d'un vaisseau pendant une crise hypertensive ; elle guérit d'ailleurs rapidement et complètement.

La circulation rétinienne dans la rétinite diabétique.

Nous connaissons beaucoup moins bien l'état de la circulation rétinienne dans la rétinite diabétique que dans les deux formes dont nous venons de parler. Nous ne devons pas perdre de vue d'ailleurs que dans bien des cas, l'insuffisance rénale peut intervenir autant que le diabète dans la production de certaines formes de rétinite dia-

(1) Valude et Lavat. *Soc. d'ophtalmologie de Paris*, février 1921.

bétique. ONFRAY (1) a publié sur ce point une très intéressante statistique.

Les examens anatomo-pathologiques, beaucoup plus
rares que pour la rétinite albuminurique, n'ont pas donné
des résultats concordants au point de vue des lésions vasculaires ; dans le cas de MACKENZIE et NETTLESHIP, les
vaisseaux rétiniens, sclérosés, présentaient par places des
foyers de dégénérescence hyaline ; on trouve aussi des
anévrysmes capillaires. L'obstruction de la veine centrale
a été signalée par MICHEL et le rétrécissement de l'artère
centrale avec endartérite par LEBER.

D'autres auteurs (KAMOCKI, DEUTSCHMANN, PAPA-
NIKOLAN) n'ont constaté aucune lésion du système vasculaire. Pour HIRSCHBERG ces lésions peuvent exister,
mais n'intéressent que les plus petits vaisseaux.

Parmi les signes ophtalmoscopiques qui permettent de
reconnaître la rétinite diabétique de la rétinite albuminurique, il faut dans bien des cas retenir l'aspect des
vaisseaux rétiniens; moins dilatées que dans la rétinite
albuminurique, artères et veines apparaissent très souvent
aussi moins brillantes, plus ternes. La pression artérielle est
généralement beaucoup moins élevée ; en tous cas l'hypertension artérielle n'est pas de règle.

Il arrive souvent que des sujets, atteints de lésions
avancées de sclérose des vaisseaux rétiniens, présentent en
même temps du sucre, et aussi de l'albumine, dans les
urines. Gardons-nous bien en pareil cas de parler de
rétinite diabétique ; il s'agit de lésions vasculaires primitives ; le diabète est une complication ou une coïncidence
ou a la même origine que ces lésions vasculaires.

(1) ONFRAY. Recherches sur les rétinites des diabétiques. *Soc. d'opht. de
Paris et Annales d'oculistique*, décembre 1918.

En somme le trouble vasculaire n'apparaît pas dans la rétinite diabétique comme constant ; comment donc expliquer les hémorragies et les œdèmes qui tiennent une si grande place dans l'aspect ophtalmoscopique; ONFRAY en donne très judicieusement l'explication suivante : « Les poussées d'hypertension vasculaire ont une importance démontrée par les observations cliniques, mais à côté de l'hypertension vraie, organique, il faut certainement faire la part des crises hypertensives passagères, chez les diabétiques gros mangeurs et grands buveurs. »

La circulation rétinienne dans la rétinite leucémique.

On sait que ce qui frappe d'abord lorsqu'on examine à l'ophtalmoscope la rétine d'un leucémique, c'est la coloration claire, orangée, du fond de l'œil. Si l'on fixe les vaisseaux rétiniens on reconnaît qu'eux aussi ont une teinte très claire, le sang veineux atteignant à peine le rouge rose.

Du reste les vaisseaux apparaissent souvent à peu près normaux, bien que les veines soient généralement élargies. Quelquefois, allant plus loin, elles peuvent donner vraiment l'impression de stase. Un aspect très intéressant est celui signalé par GRUNNERT (1) qui vit dans les grosses veines le sang circuler, lui donnant l'impression du courant du sable dans le sablier. Cet aspect granuleux spontané n'a été signalé que par GRUNNERT ; il est en revanche très facile d'en provoquer l'apparition en ralentissant encore le cours du sang. Il suffit pour cela d'exercer sur le globe une pression assez forte pour dépasser la pression diastolique de l'artère centrale ; cette apparence granuleuse s'explique

(1) GRUNNERT. Circulation sanguine manifeste dans la leucémie. *Central-blatt fur prakt. Angenh.*, août 1901.

suffisamment par la multiplication considérable du nombre des globules blancs.

On a signalé le long des vaisseaux, artères et veines, l'apparition de tractus blanchâtres. Ce n'est certainement pas là un signe constant ; en tous cas il manquait dans les cas que j'ai pu examiner et dans ceux qu'a rapportés CARLOTTI (1).

Nous avons signalé à leur place les hémorragies de la rétine et nous n'avons pas à revenir sur ce point.

C'est à Carlotti que nous emprunterons les résultats des recherches anatomo-pathologiques sur l'état des vaisseaux rétiniens. « Les vaisseaux, surtout les veines, sont dilatés et gorgés de globules blancs, de même variété que ceux des hémorragies. Les parois veineuses principalement sont tellement infiltrées que leurs éléments propres disparaissent et qu'elles apparaissent en coupe comme des amas plus réguliers et plus nettement limités que les hémorragies d'éléments figurés du sang.

MURAKAMI a signalé des varicosités miliaires siégeant surtout à l'extrémité des vaisseaux.

Les lésions de la paroi vasculaire elle-même sont rares : ROTH et SCHOLTZ ont noté une dégénérescence graisseuse de la paroi. MURAKAMI a pu découvrir des foyers de rupture. REEINKE en a signalé également dans la couche des fibres. STOCK a trouvé des vaisseaux auxquels il manquait une partie de leur paroi, et d'où le sang pouvait s'échapper sans obstacle. »

En somme le trouble de la circulation rétinienne est dû avant tout à la gêne produite par la surcharge en globules blancs. Il est probable que les lésions vasculaires elles-mêmes ont la même origine mécanique.

(1) CARLOTTI. Les déterminations neuro-rétiniennes de la leucémie myéloïde. *Th. Paris*, 1909.

CHAPITRE XVII

La Circulation rétinienne dans les maladies du cœur, des vaisseaux et du sang.

Étudiant les lésions rétiniennes consécutives aux maladies du cœur, A. Terson (1) écrivait en 1901 : « Cela prouve jusqu'à quel point il serait désirable que les traités de pathologie interne continssent un chapitre sur les lésions cardio-oculaires qui, sans être toujours bien accessibles à une thérapeutique efficace, sont de celles qui nécessitent un diagnostic dès leur apparition. Il nous semble qu'il serait assez juste d'ajouter au pronostic classique des affections mitrales et aortiques l'éventualité possible de la perte d'un œil ou des deux yeux par hémorragie intra-oculaire ou par embolie des vaisseaux rétiniens.»

Voilà qui est parfaitement exact ; tout ce que nous avons écrit jusqu'ici sur les affections vasculaires de la rétine a montré quelles conséquences importantes pouvaient avoir pour la vision les troubles de la circulation générale. Nous nous placerons maintenant à un autre point de vue, et cessant d'étudier les causes générales d'un trouble rétinien, nous étudierons l'état de la circulation rétinienne chez les cardiaques et les vasculaires.

(1) A. Terson. Dans Haab, Terson et Cuenod. Atlas d'ophtalmoscopie, p. 218.

Pour une telle étude ce n'est plus aux malades de nos services d'ophtalmologie que nous devrons nous adresser, mais à ceux qui, soignés dans les services de médecine, sont ou se croient indemnes de toute atteinte rétinienne. Je dois à l'obligeance de M. le Pr Vaquez d'avoir pu pendant deux années faire cette enquête dans le plus riche des services parisiens ; je ne saurais trop l'en remercier.

Quels sont donc les renseignements que peut fournir au cardiologue l'examen de la circulation rétinienne ? Disons-le tout de suite, ils sont à la fois négatifs et très importants. Négatifs parce qu'ainsi que nous l'allons voir, dans aucune affection de l'appareil circulatoire l'examen du fond de l'œil n'apportera au médecin un nouvel élément positif de diagnostic, très importants parce qu'il est considérable pour le médecin de savoir que, sur la rétine, des vaisseaux peuvent être vus directement au lieu d'être sentis à travers l'épaisseur des téguments, que, grâce à l'ophtalmoscope on peut reconnaître, et non pas supposer, l'état modifié des parois vasculaires, observer sans intermédiaire les pulsations artérielles, constater les réactions veineuses ce qui, nulle part ailleurs, ne peut être fait. La coloration du sang artériel et veineux, les qualités de son écoulement, les réactions vaso-motrices peuvent encore lui fournir de bien utiles enseignements. Je reste convaincu que l'examen ophtalmoscopique, que seuls quelques maîtres emploient aujourd'hui, mériterait d'avoir sa place parmi les techniques spéciales des maladies du cœur et des vaisseaux. Et si le médecin voulait lui-même s'y consacrer, ce que je crois infiniment désirable, elle lui demanderait bien peu d'efforts et lui serait en revanche d'un secours considérable.

1º *Maladies du cœur.* — Si l'on examine comme j'ai pu le faire un grand nombre de malades atteints d'affections cardiaques, on est amené à reconnaître que la circulation rétinienne n'ajoute vraiment aucun élément au diagnostic. Quelquefois cependant l'ophtalmologiste pourra au simple examen des vaisseaux rétiniens reconnaître l'existence d'un trouble cardiaque ; il est classique de décrire le pouls artériel rétinien spontané de l'insuffisance aortique ; ce signe a pu permettre à des oculistes (entre autres observations, celle de NUNÈS) d'attirer l'attention d'un malade qui se croyait sain sur la probabilité d'une lésion cardiaque ; d'ailleurs la pulsation spontanée n'est pas la règle dans l'insuffisance aortique ; mais il est rare qu'on ne trouve pas un frémissement anormal des parois artérielles. L'étude de la pulsation artérielle rétinienne nous a permis souvent aussi de déceler des arythmies ; mais ce n'est là qu'une surprise ; cette constatation peut être intéressante pour l'oculiste qui la fait, mais elle ne sera pour le médecin d'aucun secours.

Le pouls veineux rétinien spontané n'est pas modifié de fréquence dans les affections cardiaques. Il est un peu plus prononcé lorsqu'il existe un pouls jugulaire net. L'alternance des pouls artériel et veineux provoqués, plus fréquente quand il y a un trouble du cœur droit, peut se rencontrer chez des sujets dont le cœur est normal ; donc là encore rien de caractéristique.

L'aspect des vaisseaux n'est pas sensiblement modifié quelle que soit la nature de la lésion cardiaque ; les modifications qu'on peut y relever sont trop inconstantes pour qu'il soit possible d'en faire état. Il en va tout autrement dans les périodes terminales des affections cardiaques ; dans l'asystolie au moment de la défaillance cardiaque, l'aspect de la circulation rétinienne change complètement ; artères et veines sont à peine distinctes les unes des autres, leur coloration étant uniformément noire. La pression sur le globe ne provoque plus que des pulsations faibles, vite éteintes ; je n'ai pas vu dans les rares cas qu'il m'a été donné d'observer s'établir le courant rétrograde dans les artères ; il est probable qu'il existe cependant chez l'homme comme chez l'animal, mais n'apparaît qu'au moment de la mort.

2° *Hypertension artérielle.* — Nous avons déjà étudié la pression artérielle rétinienne chez les hypertendus et nous n'avons pas à revenir sur ce point. En l'absence de lésions locales, elle marche dans la majorité des cas parallèlement avec la pression artérielle générale ; pas toujours cependant ; surtout dans les cas de fuite aortique, la minima rétinienne peut être anormalement basse en face de la minima humérale déjà basse. La même discordance peut exister pour la systolique.

Si l'on interroge systématiquement dans un service de médecine, les hypertendus sur les symptômes oculaires qu'ils peuvent présenter, on reconnaît que presque tous accusent les mêmes symptômes : sensation de points noirs, tantôt fixes, tantôt mobiles, plus rarement étincelles éclatant tout d'un coup dans le champ visuel qu'elles parcourent avant de disparaître ; enfin presque constamment ces malades signalent des obnubilations plus ou moins fugaces, variant de la simple sensation d'une légère gaze placée devant leur champ visuel au brouillard épais les obligeant pour un instant à interrompre toute occupation. M. Vaquez a depuis longtemps insisté sur l'importance de ce trouble fonctionnel ; nous avons déjà eu d'ailleurs l'occasion d'en parler dans un autre chapitre à propos des spasmes artériels.

Il m'est arrivé plus d'une fois de rencontrer chez des hypertendus n'accusant aucun trouble visuel une ou plusieurs hémorragies rétiniennes et de voir leur résorption se faire sans qu'aucune trace en puisse être relevée par la suite. Il ne viendrait, je pense, à personne l'idée de ne pas expliquer avant tout par l'hypertension artérielle ces hémorragies de la rétine.

3° *Les maladies des vaisseaux.* — Nous avons vu que l'oblitération artérielle peut être brusquement produite par des débris provenant de foyers athéromateux plus ou moins éloignés, de l'aorte en particulier. Ayant examiné un nombre considérable de sujets atteints de lésions aortiques, je n'ai jamais vu du côté de la circulation rétinienne, en dehors des modifications de la pression dont il a été parlé plus haut, un trouble ou une lésion susceptible de permettre ou de favoriser le diagnostic.

A l'exception d'hémorragies rétiniennes chez les grands hypertendus, je n'ai jamais rencontré chez des malades n'accusant pas de troubles visuels, les signes ophtalmoscopiques de lésions artérielles ou veineuses quand ces lésions apparaissent, la vision devient déficiente et l'oculiste est d'abord consulté ; c'est lui qui devra conduire ces malades dans les services de médecine. Il est en revanche fréquent de constater, surtout chez des malades ayant dépassé la cinquantaine, les symptômes de la sclérose capillaire : ischémie rétinienne plus ou moins prononcée, rétrécissement des artères, diminution de la pression veineuse, tous signes en faveur d'une insuffisance du réseau capillaire.

Donc si l'examen ophtalmoscopique de malades atteints de lésions vasculaires rétiniennes peut être d'un grand intérêt pour le médecin en lui montrant les lésions *vivantes* qui peuvent atteindre d'autres organes, il faut savoir que ces lésions n'existent que bien rarement sans trouble de la vision et qu'il ne faut pas s'attendre, quel que soit l'état du réseau artériel général, à les rencontrer chez des sujets dont la vision est restée normale.

4º *Les maladies du sang.* - – Les lésions rétiniennes sont bien connues au cours de l'*anémie pernicieuse*. On a signalé du côté des vaisseaux l'étroitesse et la pâleur des artères s'opposant à la dilatation des veines. Les hémorragies rétiniennes sont constantes même chez des sujets qui n'accusent aucun trouble visuel. On est souvent surpris, en face de la multiplicité des hémorragies, de trouver une vision sensiblement normale; des sujets ne se plaignent d'aucun trouble visuel qui ont la rétine farcie d'hémorragies.

Dans les autres formes d'anémie, les lésions sont bien moins caractéristiques. Il est incontestable que la coloration du fond de l'œil et des vaisseaux paraît plus pâle qu'à l'ordinaire, mais l'état des vaisseaux n'a rien de caractéristique. Là encore l'état de la pression artérielle est uniquement en rapport avec l'état de la pression générale ; la pression veineuse est remarquablement basse, toujours au niveau ou au dessous du niveau de la tension oculaire elle-même diminuée.

Nous ne reparlerons pas de l'état de la circulation rétinienne dans la *leucémie* puisque nous avons eu l'occasion de la décrire dans un chapitre précédent.

L'examen de la circulation rétinienne est beaucoup plus intéressant dans l'*érythrémie*, ou *maladie de* Vaquez. On sait que cette affection, dont les cas connus sont nombreux aujourd'hui, se caractérise avant tout par une augmentation considérable du nombre des globules rouges, par une « enluminure » (plutôt que par une cyanose) des téguments, surtout de la face et des extrémités et une hypertrophie de la rate.

Le seul aspect des conjonctives, généralement parcourues par de véritables lacis de vaisseaux dilatés et sombres, est déjà bien caractéristique ; l'examen de la circulation rétinienne l'est plus encore. Dupuy-Dutemps et Lutembacher (1) l'ont déjà très minutieusement décrite. Ce qui frappe d'abord, c'est la coloration très foncée des veines en face de celle des artères, restée normale ; la sinuosité des veines, des veinules surtout est quelquefois considérable ; sur quatre cas qu'il m'a été donné d'examiner dans le service de M. Vaquez, un seul ne présentait pas ces sinuosités veineuses très marquées.

La pression artérielle humérale est le plus souvent normale ; il n'en est pas de même de la pression artérielle rétinienne qui, dans les cas que j'ai observés, était toujours faiblement, mais nettement augmentée. On doit sans aucun doute expliquer ce fait par la gêne considérable qu'apporte à la circulation capillaire l'augmentation du nombre des globules rouges. Je n'ai pas constaté d'hémorragie rétinienne ; une fois des traînées d'œdème existaient le long de quelques veines périphériques. En revanche, malgré la conservation d'une bonne acuité visuelle, ces malades m'ont toujours signalé l'existence de troubles subjectifs ; obnubilations passagères, mouches noires, étincelles, preuves de la gêne circulatoire locale.

Dupuy-Dutemps et Lutembacher ont opposé l'aspect de la circulation rétinienne dans l'érythrémie et dans la

(1) Dupuy-Dutemps et Lutembacher. Les signes ophtalmoscopiques de l'érythrémie. *Annales d'oculistique*, août 1912.

cyanose congénitale; dans l'érythrémie, la différence de coloration entre les artères et les veines s'accentue, les veines étant plus foncées qu'à l'état normal et les artères

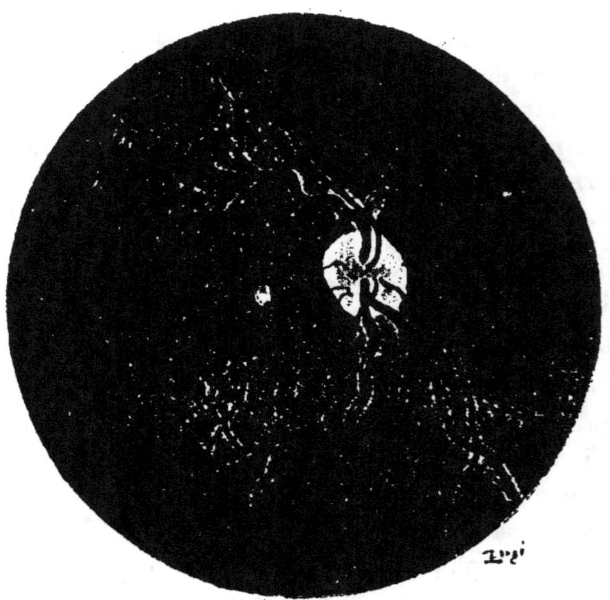

Fig. 50. — Aspect des vaisseaux rétiniens dans l'érythrémie (maladie de Vaquez).
Les veines sont tortueuses et remarquablement forcées.

normales ; dans la cyanose congénitale au contraire, la teinte foncée des artères se rapproche de celle des veines, si bien que la différence de coloration est bien moins accentuée.

J'ai pu dans le service de M. Vaquez examiner moi-même quelques cas de cyanose congénitale: la rétine est sombre, donnant par place l'impression d'un véritable tapis foncé ou ardoisé. Sur ce fond anormal, les artères et veines ont leur calibre habituel, les veines paraissent sombres et élargies mais, à se baser sur la coloration, la distinction entre les unes et les autres est difficile à faire tant la coloration du sang artériel est noirâtre.

J'ai retrouvé le même aspect de la circulation rétinienne chez une malade de M. MAGNIEL, atteinte de cyanose généralisée à la période terminale d'une sténose de l'artère pulmonaire.

La constatation de la cyanose rétinienne est particulièrement intéressante s'il n'existe pas en même temps de cyanose généralisée ; tel était le cas du malade de BABINSKI et de Mlle TOUFESCO (1) atteint de rétrécissement de l'artère pulmonaire qui présentait une cyanose légère, mais nette des deux rétines. L'aspect des téguments était normal, plutôt pâle : on notait seulement une teinte un peu violacée au n'veau de la matrice des ongles.

À côté de ces cas où la cyanose rétinienne n'est qu'une surprise au cours d'un examen complet, il faut citer celui de BARAQUIS (2).

Il s'agissait d'un enfant de 11 ans, atteint de cyanose congénitale caractérisée, dont la vue avait brusquement baissé après une période de dyspepsie avec suffocation. L'œil droit ne possédant plus qu'une perception lumineuse, l'œil gauche voyait les mouvements de la main à 30 centimètres. En même temps, on notait : cyanose très marquée des paupières et des conjonctives, exophtalmie, légère mydriase avec faible réaction à la lumière; la coloration de l'iris, bleue à l'entrée de l'enfant à l'hôpital changea brusquement au cours de son traitement et devint brun marron dans l'œil droit d'abord, puis dans l'œil gauche ; l'examen à la loupe binoculaire montra qu'il s'agissait d'une forte hyperémie veineuse des cercles de l'iris (*à la mort de l'enfant les iris redevinrent immédiatement bleus*).

(1) BABINSKI et Mlle TOUFESCO. Cyanose des rétines. *Annales d'oculistique*, février 1905.

(2) E. BARAQUIS. *Von Graefe's Archiv fur Ophtalmologie*. Vol. LXVIII. Analyse par M. DRUAULT-TOUFESCO dans *Ann. oculistique*, février 1909.

A l'examen ophtalmoscopique du seul œil éclairable, on ne vit pas les artères rétiniennes ; les veines noires, sinueuses, dilatées, présentaient par places des dilatations sacciformes. Hemorragies dans la région maculaire et entre la papille et l'équateur. La papille elle-même, ne se reconnaissait qu'à la présence des gros troncs vasculaires.

L'autopsie montra la persistance du trou de BOTAL, une hypoplasie de l'artère pulmonaire dont le calibre atteignait à peine celui de la fémorale, et des adhérences entre les valvules de cette artère.

A l'examen miscrocopique, on trouve les vaisseaux centraux normaux sauf une légère endartérite. Il n'y a pas de thrombose de la veine centrale ; dans le globe même, on trouve sur les gros troncs veineux de l'endophlébite proliférante. Les artères dont le calibre est déjà très réduit au niveau de la lame criblée disparaissent à la périphérie. Au niveau de petites artérioles précapillaires on trouve une hypertrophie de la tunique musculaire qui là, comme dans les autres artérioles de l'organisme, est en état de contraction.

Quant à l'explication de l'aspect des vaisseaux, elle serait la suivante : dans la simple cyanose des rétines, compatible avec une vision normale, l'examen ophtalmoscopique montre une dilatation aussi bien des veines que des artères. Le centre bulbaire vaso-constricteur n'est que moyennement excité par l'acide carbonique du sang, d'où contraction des vaisseaux viscéraux seulement ; le sang chassé de ces vaisseaux va s'amasser dans les organes à circulation terminale.

Dans les cas graves, la contraction est plus forte et généralisée à toutes les artères. Le spasme artériel conduit au rétrécissement par hypertrophie de la tunique musculaire. Les lésions de l'endothélium ne surviennent que plus tardivement.

Il est à peine besoin de mentionner que dans tous les cas où la cyanose peut être constatée du côté de la face, on la retrouve toujours très nette du côté de la circulation rétinienne ; cette constatation a naturellement beaucoup moins d'importance que si la cyanose est localisée à la rétine ; le contraire, c'est-à-dire une rétine non cyanosée, les téguments l'étant, pourrait surprendre ; je ne crois pas que le fait ait encore été signalé.

CHAPITRE XVIII

La Circulation rétinienne
dans quelques maladies de l'encéphale.

Lorsque Bouchut créa le mot de « cerébroscopie » il pensait que l'ophtalmoscope éclairant un appendice du cerveau devait être d'un secours considérable dans le diagnostic des affections cérébrales. Si l'examen de la papille du nerf optique et de la rétine n'a pas, dans cette voie, donné ce que quelques-uns en attendaient, du moins n'est-il pas douteux que, de l'état de la circulation réti-nienne, on peut dans bien des cas tirer des déductions fort utiles sur l'état de la circulation cérébrale. C'est ce que nous allons tenter d'exposer dans ce chapitre.

Il est à peine utile de rappeler l'origine commune des artères de la rétine et des artères d'une grande partie du cerveau. Nous avons vu d'autre part que si la notion de l'artério-sclérose généralisée avait pu être fortement battue en brèche, l'idée des artérites localisées semblait mieux cadrer avec nos connaissances actuelles ; l'artérite peut d'ailleurs ainsi que nous l'avons vu pour les artérites rétiniennes rester localisée à une artériole, ou atteindre tout le réseau de la rétine ; de même elle peut, l'anatomie pathologique nous le montre, dépasser le terrain rétinien, et s'étendre plus ou moins loin sur le réseau cérébral. En tous cas, nous aurons beaucoup plus de chances de connaître la circulation cérébrale en étudiant la circulation rétinienne (aspect des vaisseaux, élasticité de leurs parois, pression artérielle et veineuse, absence ou présence d'hémorragies et d'œdèmes) qu'en palpant et en auscultant la radiale ou l'humérale. Puisque l'artère centrale peut nous donner aujourd'hui tous les renseignements que nous donne l'humérale, pourquoi ne pas nous adresser à elle qui émanée, de la carotide interne, ressemble par tant d'autres points encore aux vaisseaux cérébraux ?

L'étude comparative des lésions vasculaires concomitantes du cerveau et de la rétine est assez longuement traitée dans le rapport de ROMMER. RAHLMANN (1) pensait que de l'état de sclérose des vaisseaux rétiniens on pouvait déduire l'état de sclérose des vaisseaux cérébraux. HUTCHINGS (2) est du même avis ; l'examen ophtalmoscopique permet de déceler avant tout trouble fonctionnel l'artério-sclérose cérébrale.

« HERTEL (3), d'après son expérience, est aussi d'avis qu'un résultat positif concernant l'artério-sclérose des vaisseaux rétiniens indique certainement un état semblable des vaisseaux cérébraux ; par contre un examen négatif ne prouve absolument rien ; c'est ce que montrent les résultats d'autopsies que cet auteur relate dans son travail ; dans ces cas, il trouva une forte artério-sclérose cérébrale concomitante avec des lésions ophtalmoscopiques très nettes; par contre, dans trois cas, il y avait une altération très marquée des vaisseaux cérébraux, et dans

(1) RAHLMANN. *Zeitschrift f. Klin. Medic.*, 1889, Bd. XVI.
(2) HUTCHINGS. *State hospital bulletins*, 1896. Refer. *Neurol. Centralblatt*, 1898.
(3) Cité par ROMMER. Rapport *Soc. franç. d'ophtalmol.*, 1906, p. 128.

un autre cas même, un ramollissement secondaire très avancé de la substance cérébrale, alors que les recherches ophtalmoscopiques révélèrent les fonds d'yeux normaux. »

Mêmes résultats dans les observations et examens de UTHOFF et de SIEGRIST.

Si l'on se place sur le terrain clinique pur, on ne peut pas manquer d'être frappé de la grande fréquence avec laquelle apparaissent les troubles cérébraux d'origine vasculaire après les lésions vasculaires rétiniennes. De nombreuses observations en ont été publiées ; notons celles de OSTWALT (1), de SULZER (2) de DE LAPERSONNE (3), de HUCHARD (4) qui nous montrent les malades succombant dans des délais assez courts après la constatation de troubles vasculaires rétiniens.

Je ne crois pas que l'examen ophtalmoscopique ait été systématiquement fait dans un service important de malades présentant des troubles d'origine vasculaire cérébrale. Il serait intéressant de savoir dans quelles proportions on rencontre des lésions vasculaires rétiniennes. L'enquête inverse qui consiste à connaître le sort ultérieur des malades venus dans nos consultations pour des troubles vasculaires rétiniens est encore plus difficile à mener à bien et il me paraît absolument impossible de produire une statistique.

Il semble cependant, à distinguer parmi les lésions rétiniennes, que les lésions hémorragiques (mise à part la rétinite albuminurique) soient plus souvent suivies de

(1) OSTWALT. De la rétinite syphilitique et de ses rapports avec les artères rétiniennes et avec l'artérite syphilitique de l'encéphale. *Th. Paris*, 1891, et discussion rapport ROHMER, p. 223.

(2) SULZER. Discussion du rapport ROHMER, p. 222.

(3) *In thèse* de LEDUC, Lille.

(4) HUCHARD. Les maladies du cœur et des vaisseaux.

lésions cérébrales que les lésions de sclérose vasculaire pure. Je suis depuis des années un nombre assez élevé de malades dont les artères rétiniennes sont en totalité ou en partie réduites à de simples fils blancs, et je ne connais parmi eux que deux cas de mort par hémorragie cérébrale et un cas de ramollissement. Il est vrai que plusieurs ont été perdus de vue sans qu'il m'ait été possible de connaître la cause de leur disparition.

Quant aux accidents cérébraux qui peuvent survenir après les lésions hémorragiques (non albuminuriques) de la rétine, chaque oculiste en connaît de nombreux exemples : troubles mentaux, ramollissement, hémiplégie, mort par hémorragie cérébrale. Ce sont certainement les hémorragies dont l'origine est l'hypertension artérielle qui prédisposent le plus à ces lésions cérébrales ; souvent hémorragies isolées, se résorbant, suivies d'une guérison fonctionnelle partielle ; on les croit bénignes, ce sont les plus graves. Très graves aussi à ce point de vue nous paraissent être les thromboses veineuses, à l'exception de celles qui ont une origine infectieuse bien déterminée. Les thromboses artérielles semblent être d'un pronostic moins grave quant à la fréquence de lésions ultérieures du côté du cerveau.

Là encore les statistiques manquent ; ceux qui en ont entrepris connaissent la difficulté de les mener à bonne fin. Mais il reste l'impression de tous ceux qui depuis longtemps voient des malades ; les ophtalmologistes sont tous convaincus, et à juste titre, que la constatation d'une lésion vasculaire rétinienne, surtout hémorragique, prend une grave signification de ce fait que le même danger menace le cerveau. On en pourrait citer de remarquables exemples. Là encore cependant gardons-nous des généralisations et des affirmations absolues ; car de nombreux cas ont été aussi rapportés de malades ayant survécu de longues années après la constatation d'hémorragies rétiniennes, même de celles que j'ai signa-lées comme les plus redoutables.

La circulation rétinienne dans la stase papilliaire.

Nous n'avons pas à rappeler ici l'aspect ophtalmos-copique si caractéristique et si bien connu de la stase papillaire : saillie œdémateuse du nerf optique, œdème de la rétine, quelquefois hémorragies peripapillaires, chan-gement enfin de l'aspect des vaisseaux au niveau du nerf optique. C'est surtout de l'état de ces vaisseaux rétiniens que nous allons nous occuper ici.

On a souvent signalé l'étroitesse des artères rétiniennes ; si, dans un cas confirmé de stase papillaire, on les examine systématiquement, on a souvent peine à les distinguer. Enfouies dans l'œdème papillaire, elles ne se laissent reconnaître qu'aux pulsations amenées par la compression du globe ; on voit bien alors comment ces vaisseaux qui battent sont recouverts par l'œdème, et combien petits ils apparaissent.

Les veines au contraire sont beaucoup plus visibles ; leur calibre est normal ou un peu accru, leur sinuosité marque la gêne circulatoire, plus que leur coloration, à peine plus foncée qu'à l'état normal.

Nous avons déjà signalé dans un autre chapitre la grande fréquence de l'hypertension artérielle locale dans la stase papillaire. C'est un fait important, bien qu'inconstant. DEYL (de Prague) (1) dont j'ai déjà eu l'occasion de citer les importants travaux, l'avait reconnu dès 1912 et noté dans trois observations de stase papillaire. D'ailleurs notre confrère faisait de l'hypertension dans ces cas un signe de sclérose vasculaire, car pour lui les tumeurs cérébrales s'accompagneraient *d'hypotension rétinienne.*

Dans la stase papillaire, quelle qu'en soit la cause, même avec une pression générale normale, on trouve dans la majorité des cas la pression artérielle locale accrue ; cette élévation est d'ailleurs quelquefois très faible ; en parcourant mes observations, il m'est impossible de dire dans quels cas cette hypertension existe et dans quels cas elle manque ; il y a d'ailleurs tant de cas dont nous ne connaissons pas la nature exacte que cela ne saurait nous surprendre. Peut-être cependant cette modification de la pression locale pourrait-elle un jour devenir un élément de diagnostic différentiel.

Je note cependant que dans deux cas de tumeur, reconnue à la radiographie, de l'hypophyse, la pression artérielle rétinienne était normale (2).

Une autre fois sur un malade que je dois à l'obligeance de M. CHAILLOUS d'avoir pu (ainsi que beaucoup d'autres) examiner dans le service de M. BABINSKI, j'ai vu à quelques minutes d'intervalle la pression artérielle locale varier sensiblement, tantôt normale, tantôt exagérée

Mais ces cas et quelques autres exceptés, la pression artérielle diastolique m'a paru exagérée par rapport à la

(1) DEYL. *Wiener Klinische Rundschan,* 1912. (Ns 32 et 34) Angio-sclérose rétinienne comme symptôme de diagnostic différentiel.

(2) Je rapprocherai ces deux cas de deux autres rapportés dans un autre chapitre, l'un avec acromégalie, l'autre avec de simples troubles visuels dans lesquels, en face d'une pression artérielle générale normale, il existait une hypotension artérielle locale très nette, v. page 122.

pression artérielle générale dans la stase papillaire. Généralement modérée cette hypertension atteint quelquefois des proportions élevées, 13 cmHg pour une pression générale de 28-17, 6,5 pour une pression générale de 9-13, 10 pour une pression de 19-12, 5,5 pour une pression de 14.5-9,5.

La pression veineuse reste le plus souvent normale c'est-à-dire au niveau de la tension oculaire. S'il y a un pouls veineux spontané il disparaît rapidement ; quelquefois cependant la compression de l'œil provoque l'apparition du pouls veineux traduisant une hypertension veineuse, beaucoup moins fréquente que l'hypertension artérielle.

Lorsque la décompression a été faite soit par ponction lombaire, soit par crâniectomie, la pression artérielle locale baisse, mais pas immédiatement, quelques jours après. J'ai vu sur une malade de M. CHAILLOUS l'hypertension persister tant que dura l'œdème et ne disparaître qu'avec lui.

Il semble qu'il y ait jusqu'à un certain point parallélisme entre la tension du liquide céphalo-rachidien et la pression artérielle locale. J'en ai dans un autre chapitre, donné des exemples et essayé d'en fournir l'explication qui me paraît la plus vraisemblable ; l'hypertension artérielle rétinienne serait le témoin d'une hypertension artérielle cérébrale, elle-même nécessitée par l'élévation de la pression du milieu cérébral pour empêcher l'anémie du cerveau (v. p. 117).

Chez un malade remarquablement docile atteint de stase papillaire nous avons pu, M. BOLLACK et moi, observer dans le même moment les modifications de pression du liquide céphalo-rachidien et de l'artère centrale. Reliée à un manomètre de CLAUDE, l'aiguille à ponction lombaire fut laissée en place une demi-heure, les pressions étant notées de 10 en 10 minutes. Le graphique ci-dessous donne les valeurs successives de la pression artérielle rétinienne diastolique et de la tension du liquide céphalo-rachidien. On voit nettement que lorsque sous l'influence de l'évacuation de quelques **centimètres cubes**, la pression du liquide céphalo-rachidien baisse, la pression artérielle rétinienne s'élève, et que dans leurs oscillations, ces pressions marchent en sens inverse. Comment expliquer cette dissociation ? On doit penser que les artères cérébrales comprimées par l'hypertension du milieu dans lequel elles baignent, se dilatent lorsque la pression de ce milieu baisse ; le débit sanguin en est augmenté et la pression artérielle accrue dans le réseau cérébral

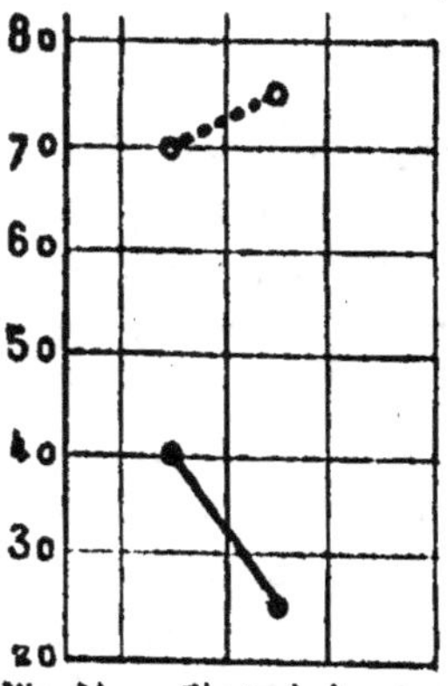

Fig. 51. — Chute de la pression céphalo-rachidienne. En plein, tension céphalo-rachidienne (en cm H²O) ; en pointillé, pression artérielle rétinienne diastolique (en mm Hg).

et le réseau rétinien qui lui fait suite.

Mais comment expliquer alors la chute de pression artérielle que nous avons signalée après la décompression par ponction lombaire ou par craniectomie ? A la période de dilatation passive du réseau artériel cérébral succède sans doute, peu à peu, une régulation de la circulation locale. La cause qui avait provoqué l'hypertension artérielle, le besoin d'assurer malgré l'hypertension céphalo-rachidienne la circulation cérébrale, disparaissant, l'hypertension artérielle disparaît elle aussi. Sans doute ce n'est là qu'une hypothèse, mais elle paraît rationnelle et a l'avantage d'expliquer les faits que nous constatons.

Mais le trouble circulatoire ne serait-il pas avant tout rétinien ? On connaît les nombreuses théories par lesquelles on a cherché à expliquer l'aspect ophtalmoscopique de la stase papillaire : stase veineuse par compression du sinus caverneux (TURCK et de GRAEFE), stase lymphatique (PARINAUD, ROCHON-DUVIGNEAUD), hypothèses pathogéniques aujourd'hui abandonnées. DUPUY-DUTEMPS reprenant la conception de DEYL, nous a donné en 1907 le résultat de ses recherches anatomo-pathologiques sur cinq sujets. Il a constaté que le rétrécissement de l'artère ou de la veine n'existe nulle part dans leur trajet intra-neural, que la veine centrale est déjà très aplatie dans la gaine piale, que cet aplatissement prend son maximum dans la cavité intervaginale, et que la veine ne reprend ses dimensions normales qu'avant sa sortie, dans la partie externe de la paroi durale ; quant à l'artère elle ne présente nulle part de déformation notable.

DUPUY-DUTEMPS en conclut que la stase papillaire est due à la compression de la veine ophtalmique dans son passage à travers la gaine intervaginale ; ce trouble de la circulation de la rétine explique l'œdème du nerf optique et l'aspect des vaisseaux.

Nous sommes loin cependant de l'aspect de la thrombose veineuse, avec sa dilatation veineuse considérable, ses veines en sangsue, ses hémorragies disséminées. Et puis, si ce trouble de la circulation de retour peut expliquer l'aspect ophtalmoscopique, nous explique-t-il aussi les modifications de la pression artérielle locale ? On pourrait, il est vrai, comme nous l'avons vu dans certains cas de glaucome et même de thrombose de la veine centrale, admettre que la pression s'accroît en amont de l'obstacle, dans le cas présent le rétrécissement du calibre veineux. Mais cette élévation de la pression, nous devrions la retrouver dans le tronc de la veine centrale, et très souvent, pour ne pas dire le plus souvent, elle n'existe pas. Et d'autre part comment expliquer, si nous restions fidèles à cette théorie du trouble de la circulation de retour, les phénomènes que nous avons constatés dans l'observation résumée plus haut ? La ponction lombaire diminuant la pression dans la gaîne du nerf optique va diminuer aussi le trouble de la circulation de retour, la pression artérielle devrait diminuer, elle s'accroît au contraire ; ce n'est que quelque temps après (sans doute plusieurs heures) que peu à peu la pression artérielle retourne à son niveau normal.

Que l'élévation de la pression dans la cavité intervaginale puisse gêner la circulation de retour, cela n'est pas douteux, d'abord parce que les préparations de Dupuy-Dutemps nous le montrent à l'évidence, ensuite parceque ce que nous savons de la pression veineuse nous prouve suffisamment que, dans un espace clos où s'exerce une pression qui peut être relativement considérable, les parois veineuses doivent s'aplatir ; une circulation veineuse imparfaite, comme partout où il existe une compression sur le trajet d'une veine, en résulte. Mais ce trouble de la circulation de retour ne suffit pas à nous expliquer l'hypertension artérielle locale ; elle est pour nous le témoin d'une élévation de la pression artérielle cérébrale ; à ce titre là, l'hypertension artérielle locale, et son élévation considérable à la suite d'une brusque détente ne sont sans doute pas sans intérêt.

La circulation rétinienne dans les états d'hypertension intra-cranienne sans stase papillaire.

La stase papillaire est un signe si net, si bien connu, si constamment recherché, qu'en face de lui lorsqu'il existe, l'hypertension artérielle rétinienne est réellement de peu de valeur ; le diagnostic est fait sans elle, elle ne l'aide pas. Mais il est une autre catégorie de cas où cette hypertension artérielle locale prend une importance considérable ; nous avons ici en vue ces cas dans lesquels, malgré l'hypertension intra-crânienne, il n'existe aucun changement de l'aspect du nerf optique. Cette absence de signes ophtalmoscopiques se rencontre surtout dans certaines formes de méningites, notamment dans celles que l'on a appelées les « méningites séreuses ». On peut voir dans ces cas, alors que les vaisseaux paraissent absolument normaux une élévation *considérable* (par rapport à la pression générale) (1), de la pression diastolique. L'hypertension diastolique (la pression systolique restant normale) est généralement beaucoup plus prononcée que dans la stase papillaire et fournit un élément très important de diagnostic alors que tous les autres signes ophtalmoscopiques font défaut.

C'est par le même mécanisme que nous avons invoqué plus haut qu'il faut expliquer ces hypertensions sans œdème. On peut quelquefois avoir une démonstration expérimentale de cette élévation de la pression locale suivant l'élévation de la pression intra-crânienne. J'ai

(1) Rappelons que toutes les fois que la pression artérielle rétinienne minima est supérieure à la moitié de la pression diastolique humérale, il y a hypertension locale.

pu avec E. Hartmann examiner un enfant qui à la suite d'une fracture du crâne avait subi une large résection du frontal au travers de laquelle il était facile d'exercer une pression directe sur le cerveau; or cette compression amenait presque immédiatement une élévation de la pression artérielle minima des vaisseaux papillaires, élévation qui disparaissait aussitôt qu'était cessée la compression du cerveau.

La circulation rétinienne dans l'épilepsie.

Il est classique de décrire que pendant les grandes crises, l'ischémie rétinienne est absolue ; on verrait les artérioles rétiniennes s'effacer sur le disque de la papille. On a même signalé l'apparition du pouls spontané (Jackson). Voici ce que de Wecker (1) écrit à ce sujet. « Je ne comprends pas comment on peut, pendant l'attaque épileptique même, constater la présence d'une pulsation artérielle de la rétine déjà pas si facile à voir chez un sujet tranquillement assis devant l'observateur et surtout si pareille constatation doit être faite par un homme non rompu aux finesses de l'exploration ophtalmoscopique ; nous admettons cependant la coïncidence de l'ischémie rétinienne avec l'extrême pâleur de la face pendant l'attaque. »

En revanche, Horner, Raehlmann ont signalé une hyperémie veineuse qui persisterait, pour d'autres (Tibaldi. Berger) un certain temps après l'attaque.

Rodiet, Pansier et Caus (2) ont toujours constaté

(1) de Wecker et Landolt. Traité d'ophtalmologie. T. IV, p. 63.
(2) Rodiet, Pansier et Caus. Les yeux des épileptiques en dehors des accès. Recueil d'ophtalmologie, 1908, p. 141.

« à partir de la période clonique, de l'hyperémie, qui peut ne durer qu'une ou deux heures, si elle suit une attaque légère ou un vertige, mais qui dure plus de 12 heures, si elle accompagne une crise violente ou des crises successives fréquentes. La forme de cette congestion est caractéristique ; assez souvent, les papilles et la rétine sont respectées, d'une couleur pâle, mais les veines sont fort dilatées et sinueuses, surtout en bas (c'est un phénomène assez fréquent) et présentant souvent des pulsations visibles. Quelquefois aussi au devant de la papille, suffusions sanguines superficielles. « Pour les mêmes auteurs malgré que l'état permanent de la papille soit pâle et anémique, on voit cependant si les accès se répètent, s'installer un état congestif des vaisseaux rétiniens.

Dans deux observations pour lesquelles l'examen ophtalmoscopique a eu lieu quelques heures après la crise, RODIET et BRICKA (1) notent des vaisseaux énormes et flexueux, une rétine congestionnée et rouge (observ. I), des vaisseaux gros, tortueux, un aspect de staungs papille partiel (observ. II).

Il semblerait donc que pendant les accès il y ait un état d'ischémie rétinienne qui ferait place ensuite à une hyperémie plus ou moins passagère.

Je dois ajouter qu'ayant examiné moi-même un certain nombre d'épileptiques en dehors de leurs crises, je n'ai jamais remarqué une anomalie quelconque de la circulation rétinienne. Il est vrai que, pour être valable, une recherche de ce genre devrait être faite systématiquement sur un nombre considérable de malades. Une seule fois chez un sujet qui se plaignait de troubles visuels après

(1) RODIET et BRICKA. De l'intérêt de l'examen des yeux dans les cas d'attaques épileptiformes. *Recueil ophtalm.*, 1908, p. 381.

chacune de ses crises, j'ai pu noter un trouble fonctionnel de la circulation artérielle, l'aspect ophtalmoscopique étant tout à fait normal.

D., 39 ans, enterré par un obus en août 1917, a perdu pendant 3 mois le souvenir de ce qui s'est passé. A eu alors des crises convulsives (une par mois). Pas de morsure de la langue, pas de bave, ni de perte d'urine ; pas de paralysie des membres. Pas de crise nocturne. Somnambulisme.

Après les crises il persiste de l'engourdissement des bras et de la jambe *droite*, et de la céphalé à gauche.

La crise dure elle-même de 1/4 d'heure à 25 minutes ; elle est précédée par une sensation de bruits de cloches ; à ce moment il n'y a pas de trouble de la vision ; mais après la crise, survient une cécité totale de 5 à 10 minutes ; une seule fois elle a duré deux heures.

Au moment où je l'ai examiné, ce malade dont les crises devenaient de plus en plus fréquentes, prétendait qu'au bruit de cloches qu'il entendait, il prévoyait sa crise comme imminente (je n'ai jamais su si cette supposition s'était réalisée). L'aspect des vaisseaux du fond de l'œil était tout à fait normal. Mais alors *que la pression artérielle générale était un peu élevée* (15-10 VAQUEZ-LAUBRY) *la pression artérielle rétinienne était de 30-60, c'est-à-dire un peu basse.*

Des constatations de ce genre ne seront vraiment utilisables que lorsqu'elles auront été confirmées (ou infirmées) par des examens en séries d'épileptiques, examens dans lesquels on s'efforcera de connaître l'état non seulement *anatomique*, mais encore et peut-être surtout, *fonctionnel* des vaisseaux rétiniens.

La circulation rétinienne chez les blessés cranio-cérébraux.

On connaît, parmi les nombreux troubles subjectifs accusés par les sujets ayant été atteints de blessure crânio-cérébrale, les désordres visuels les plus souvent signalés. D'après Worms(1) qui a bien étudié la question ils sont « caractérisés essentiellement par des éblouissements, avec sensation subite de brouillard, de voile devant les yeux, se prolongeant quelques minutes et s'accroissant sous l'influence des mouvements brusques du corps ; de l'asthénopie accommodative, fatigue rapide à la lecture, imposs:bilité de fixer quelque temps le même objet ; dans certains cas, véritables crises d'amaurose transitoire. »

J'ai pu grâce à l'obligeance de MM. Reverchon et Worms que leur service au Val-de-Grâce met en contact journalier avec un grand nombre d'anciens blessés du crâne, en examiner un nombre important. Ces recherches que nous nous proposons de poursuivre nous ont montré que les troubles subjectifs plus haut rappelés existent souvent chez des sujets dont l'aspect ophtalmoscopique est tout à fait normal ; mais chez bon nombre de traumatisés présentant un syndrome commotionnel, nous avons observé tantôt une diminution, tantôt une élévation de ta pression artérielle locale. Avec Worms, nous pouvons écrire. « Sans pouvoir établir de parallélisme constant entre l'élévation de la pression artérielle oculaire et l'intensité des phénomènes subjectifs, nous devons cependant remarquer que plusieurs fois l'exacerbation de ces symptômes (céphalée, éblouissements) a coïncidé avec des états d'hypertension vasculaire, décelés par des modifications de la circulation artérielle locale. » Dans une étude complète de la question, il conviendrait comme l'a déjà fait Worms d'étudier en même temps que la circulation rétinienne les réactions labyrinthiques et de mesurer,

(1) Worms. Les troubles subjectifs tardifs chez les blessés crânio-cérébraux. *Bulletin de la Soc. de Méd. militaire.* 17 mars 1921.

autant qu'il est possible, la pression du liquide céphalo-rachidien.

Il n'est peut être pas inutile de rappeler ici que les ponctions lombaires, souvent utilement employées dans certains troubles vertigineux, ont dans certains cas, notamment dans la rétinite albuminurique (où l'hyper-tension artérielle est si forte), pu amener une sensible amélioration des troubles visuels (GUILLAIN).

CHAPITRE XIX

Hyperémie et ischémie rétiniennes.

Hyperémie rétinienne. — Il est assez difficile de dire
où commence l'hyperémie de la rétine ; on voit souvent
dans des descriptions ophtalmoscopiques signalé l' «aspect
congestionné » de la rétine, sans qu'il soit possible de
définir exactement en quoi consiste cette congestion.
Comme le fait remarquer DE WECKER « une rétine
hyperémiée ne se différenciera d'une rétine à vascularisation normale que par les changements de coloration que
subit la papille»; il faut ajouter aussi l'état des vaisseaux
dont la dilatation peut suffire à marquer l'hyperémie
rétinienne. S'il existe entre les deux rétines une différence
dans l'aspect de la papille et des vaisseaux, il sera facile
de dire qu'il y a d'un côté hyperémie, mais si la coloration
des deux papilles et l'aspect des vaisseaux sont identiques,
il est beaucoup plus difficile de se prononcer.

Les troubles vaso-moteurs de la rétine dont nous avons
déjà eu l'occasion de parler peuvent amener l'hyperémie
rétinienne ; expérimentalement nous avons pu la réaliser
sur l'animal avec MAGITOT par la section du sympathique
cervical. Chez l'homme, l'inhalation de quelques gouttes

de nitrite d'amyle amène le même résultat expérimental. L'élargissement des artères et des veines, grosses et petites, marque cet état, ainsi qu'une atténuation de la différence de coloration entre les artères et les veines ; plus la circulation est active, favorisée par le dilatation vasculaire, et plus la coloration veineuse se rapproche de la coloration artérielle. Cette vaso-dilatation artérielle se transmet jusqu'à la veine centrale dans laquelle la pression s'élève ; souvent le pouls veineux ne s'éteint pas, alors que la pulsation artérielle a déjà fait son apparition. Jusqu'à nouvel ordre, on peut admettre que le pouls artériel et veineux alternant caractérise la vaso-dilatation et l'hyperémie active.

On a signalé cette hyperémie active à la suite d'exposition trop vive à la lumière, d'efforts d'accommodation, de troubles de la réfraction, d'irritation de la conjonctive ou de la cornée, dans l'intoxication par les gaz. Elle se rencontre aussi dans l'hypertension artérielle au début alors que le réseau capillaire n'a pas encore souffert, elle existe au début des rétinites azotémiques, et dans les formes aigues de la névrite optique.

Les sensations de mouches noires, d'étincelles passant dans le champ visuel caractérisent subjectivement cet état d'hyperémie.

Quant à l'hyperémie *passive*, elle est plus facile à reconnaître. Dilatation sinueuse des veines dont la coloration devient plus foncée, rougeur plus marquée de la papille, légère élévation de la pression veineuse. C'est celle de la thrombose de la veine centrale ; c'est aussi celle de la maladie de VAQUEZ, de l'asystolie, de l'emphysème, des tumeurs de l'orbite, des anévrysmes artérioso-veineux, etc. Il est inutile d'insister sur les nombreux états qui en gênant la circulation de retour, peuvent en amener l'apparition.

L'ischémie rétinienne se reconnaîtra rarement à la pâleur de la rétine ; la décoloration blanche de la papille ne caractérise pas non plus l'ischémie rétinienne, à moins qu'elle ne soit soudaine. C'est surtout à l'examen des vaisseaux qu'apparaîtra l'insuffisance de la circulation rétinienne. Veut-on en avoir le type le plus parfait, c'est à l'expérimentation sur l'animal qu'il faut s'adresser. Nous avons vu avec MAGITOT, pendant l'excitation du sympathique, les artérioles rétiniennes se fermer au point que les plus petites paraissaient s'effacer.

L'ischémie rétinienne typique chez l'homme est produite dans l'oblitération de l'artère centrale ; nous avons à leur place étudié ses conséquences pour la fonction et la vitalité de la rétine. Nous avons vu les artérites rétiniennes, sans aller jusqu'à l'oblitération, diminuer du moins l'apport sanguin et amener une ischémie partielle de la rétine.

Les angio-spasmes rétiniens dont nous avons parlé ailleurs peuvent encore amener un état quelquefois presque parfait d'ischémie rétinienne.

Dans les lésions vasculaires chroniques l'étroitesse des vaisseaux est vraiment trop nette pour qu'on puisse s'y tromper. Par la pression du globe, on voit que les pulsations artérielles provoquées sont de faible amplitude ; la tension artérielle quelquefois normale ou faible est le plus souvent exagérée, mais *toujours* la pression veineuse est faible, le pouls spontané n'existe pas ou s'il existe disparaît à la moindre pression ; la pression artérielle s'est épuisée presque entière dans les capillaires rétrécis. C'est là le type de la circulation rétinienne dans l'artério-sclérose généralisée ou à manifestation oculaire. D'ailleurs, en règle générale, la rétine du vieillard présente toujours à des degrés divers ce caractère ischémique.

L'ischémie rétinienne peut encore être la conséquence de la ligature de la carotide primitive ou interne. Cette opération rendue souvent nécessaire dans les cas d'anévrysme artérioso-veineux de l'orbite peut avoir des conséquences fâcheuses pour la circulation rétinienne. Nous avons avec POULARD (1) pu étudier complètement cette circulation rétinienne chez un malade qui avait subi la ligature des deux carotides primitives : l'acuité visuelle était défectueuse (1/3 d'un côté et 1/4 de l'autre) avec un champ visuel très rétréci; la pression artérielle locale était très abaissée (30-40 mm. Hg). Dans un cas de MM. DE LAPERSONNE et SENDRAL (2), la ligature des deux carotides primitives semble ne pas avoir fâcheusement retenti sur la fonction rétinienne. Il en était de même dans le cas de BARNSBY observé par SENDRAL. Cependant CAUCHOIX (3) passant en revue 36 observations de double ligature des carotides primitives trouve 10 fois des troubles de la fonction rétinienne.

DE MEYER (4) a rapporté un cas, dont nous avons déjà parlé plus haut, d'aplasie de la carotide dans lequel il existait en même temps que des phénomènes d'anémie cérébrale de légers troubles de la vue. C'est encore une forme d'ischémie rétinienne.

Voici maintenant le côté expérimental : DUVILLIER (5)

(1) POULARD et BAILLIART. Un cas d'exophtalmie traumatique traité par la ligature des carotides primitives. *Soc. d'ophtalmol. de Paris*, février 1921.

(2) DE LAPERSONNE et SENDRAL. Deux cas d'exophtalmie traumatique. *Archives d'ophtalmol.*, janvier 1920.

(3) CAUCHOIX. *Soc. de chirurgie*, 2 février 1921.

(4) DE MEYER. Cœur et vaisseaux, janvier 1921.

(5) cité par GALLAVARDIN. La pression artérielle, p. 632.

(1912) a étudié dans le laboratoire de WERTHEIMER, chez le chien les effets de la ligature des deux carotides. Il a noté ensuite la pression dans l'axillaire et dans le bout cérébral de la carotide. Des animaux soumis à cette expérience les uns reprirent un état cérébral normal ; voici quels étaient les chiffres de pression pour ce premier lot.

Axillaire	Carotide
120 mm. Hg.	40 mm. Hg.
115 —	45 —
160 —	50 —
180 —	110 —

Les autres gardèrent des troubles cérébraux évidents ; pour ce 2° lot les chiffres furent les suivants :

Axillaire	Carotide
85	15
135	18
180	30

On voit quelle importance a sur la fonction cérébrale la diminution de pression artérielle locale.

On conçoit facilement que l'ischémie peut ne pas s'étendre à toute la rétine, mais à une partie seulement. Les angio-spasmes ou les artérites localisés à une branche fourniront notamment ce type d'ischémie partielle de la rétine. C'est à une ischémie localisée que POLACK (1) attribuait la cécité maculaire d'un malade présenté par lui à la Société d'ophtalmologie de Paris : ce malade qui pouvait à 5 mètres lire de son œil droit les plus petits caractères de l'échelle optométrique était incapable de compter les doigts au delà de 0,50 cm. Cette contradiction

(1) POLACK. Cécité de la macula par insuffisance de la circulation locale avec conservation fonctionnelle du centre de la fovea. » *Soc. ophtalm. de Paris.* 14 janvier 1908, et *Annales d'oculistique*, mars 1908.

apparente s'expliquait par la présence d'un scotome maculaire, laissant intacte une minuscule zône centrale correspondant au centre de la fovea. A l'ophtalmoscope, on constatait que la région maculaire et périmaculaire était totalement dépourvue de vaisseaux, fort différente de la région maculaire du côté sain. Les deux branches supérieure et inférieure de l'artère maculo-papillaire excessivement grêles et filiformes n'envoyaient aucun capillaire dans la direction de la macula. Du reste ce malade présentait quelques vestiges papillaires d'une névrite ancienne ; Polack pensa que la pression accrue dans le nerf optique avait amené par suite de l'état anatomique des rameaux maculaires une ischémie maculaire. Pour expliquer la persistance de la fonction visuelle au centre de la macula, Polack admit qu'on pourrait l'expliquer par ce fait qu'à « l'état normal cette petite région ne reçoit aucun apport des vaisseaux rétiniens et prend sa nutrition dans les vaisseaux choroïdiens. » Morax critiqua cette interprétation ; si la partie centrale de la macula était irriguée par les vaisseaux choroïdiens, nous observerions toujours, dans les cas d'embolie de l'artère centrale, la conservation fonctionnelle de la macula telle qu'elle existait dans le cas de Polack. C'est bien la circulation rétinienne qui assure la fonction maculaire ; mais nous avons vu que, bien que dépourvu de vaisseaux, le centre de la macula est le point le plus richement nourri de la rétine.

L'ischémie rétinienne dans l'amaurose quinique.

Nous n'avons pas à discuter la pathogénie de l'amaurose quinique. On sait que cette amaurose a été attribuée

par les uns à l'ischémie rétinienne (HOLDEN, UHTOFF,
VERMES, NUEL, etc...), par les autres à une action toxique
de la quinine sur les cellules ganglionnaires (DRUAULT)
ou les bâtonnets (BALLANTYNE).

Deux observations récemment publiées en France, après
tant d'autres, ont donné un nouvel intérêt à cette question ; elles sont dues l'une à BOLLACK (1), l'autre à
P. GIRAUD (2). Dans le cas de ce dernier auteur, l'examen
ophtalmoscopique n'eut lieu que quatre jours après le
début des accidents ; les artères étaient à ce moment
normales ; la pression artérielle générale était normale
elle aussi, la tension artérielle locale n'a pas été notée,
mais «une très légère pression exercée sur le globe oculaire
suffisait pour faire apparaître le phénomène du pouls et
même vider complètement les vaisseaux. « Un mois après,
les artères n'étaient pas vraiment réduites de volume, mais
présentaient nettement un liseré de périartérite.

L'observation de BOLLACK nous permet de suivre dès
la 9ᵉ heure l'aspect des vaisseaux rétiniens. A ce moment
les artères rétiniennes paraissent légèrement rétrécies ;
mais dès le lendemain, soit le 2ᵉ jour, les vaisseaux sont
normaux et le resteront jusqu'au bout, malgré une décoloration très nette des papilles.

D'après ces deux observations on pourrait penser, à se
baser sur le simple examen anatomique que le trouble
vasculaire n'existe pas dans l'amaurose quinique. Cependant l'examen de la pression artérielle locale ayant été
fait systématiquement par BOLLACK, lui a montré au
premier jour, au moment où la vision était nulle, une hyper-

(1) G. BOLLACK. Amaurose quinique et tension artérielle rétinienne.
Annales d'oculistique, mars 1920.
(2) P. GIRAUD. Un cas d'amaurose totale, transitoire, à la suite d'ingestion
massive de quinine. *Bulletins de la Soc. d'ophtalmol. de Paris*, mars 1921.

tension artérielle rétinienne nette qui disparut dès le 2e jour en même temps que la vision se rétablissait. Comment expliquer cette hypertension artérielle rétinienne transitoire ? « L'aspect ophtalmoscopique constaté par nous au début, écrit BOLLACK, semble en fournir la raison. La pâleur papillaire qui existait à ce moment, contrastant avec l'intégrité apparente des artères et des veines rétiniennes, s'explique fort bien par une vaso-constriction des fines artérioles avec ischémie consécutive du réseau capillaire, visible seulement au niveau de la papille, mais plus malaisée à apprécier en dehors de la région papillaire. Cette vaso-constriction des petites ramifications artérielles justifie l'existence de l'hypertension constatée au niveau des gros troncs artériels de la papille (1). »

Du reste, dans la grande majorité des observations, ce qui est surtout noté dans l'examen ophtalmoscopique, c'est l'état d'ischémie du nerf optique et de la rétine, « tous les vaisseaux, veines et artères étant fort amincies, parfois même invisibles au delà des limites de la papille. La région maculaire est occupée par un trouble grisâtre qui peut être assez prononcé pour faire apparaître la fovea sous l'aspect d'une tache rouge cerise (GRUNING, BULLER, BERGER) comme dans les cas d'obstruction soudaine de l'artère centrale (2). »

Dans le cas de GRUNING, trois mois après l'intoxication, les vaisseaux restaient filiformes. Chez le malade de MICHEL, un mois après l'empoisonnement les artères étaient rétrécies au point qu'on ne pouvait les suivre que

(1, Sans doute faut-il faire intervenir aussi, l'élévation de la pression artérielle général si fréquente au début de l'intoxication quinique. Tenons compte aussi de l'état de la tension oculaire qui nous a paru elle, abaissée.

(2) DUFOUR et GONIN, Encyclop. franç. d'ophtalmologie, t. VII, p. 457.

sur un court trajet. Dans une autre observation due à
Voorhius les vaisseaux rétiniens restaient invisibles à
l'exception d'une seule branche sur le bord de la
papille.

En somme, anatomique ou fonctionnel, le trouble
circulatoire ischémique est constant dans la rétinite
quinique. Cette ischémie seule est-elle la cause de l'amaurose ? « Les lésions des cellules ganglionnaires, puis des
fibres optiques, constatées expérimentalement chez l'animal de façon précoce par Holden, Nuel, de Schweinitz,
Birsch-Hirschfeld, Druault et chez l'homme dans un
cas de Fortunati, peuvent fort bien, si elles existent,
n'être le résultat que d'un trouble circulatoire prolongé
ainsi que l'admettent d'ailleurs Holden et d'autres. »
Nous nous rangeons entièrement à cette conclusion de
Bollack. C'est également en admettant à la fois des
altérations vasculaires et des lésions nerveuses que
Rathery et Cambassades (1) expliquaient un cas
d'amaurose quinique. A côté de la cécité par intoxication quinique nous pouvons ranger avec des symptômes
à peu près analogues la cécité antipyrinique (Hotz).

L'ischémie rétinienne dans les cécités post hémorragiques.

— Le remarquable rapport de A. Terson (2) vient de
rajeunir cette intéressante question. On connaît depuis
longtemps (Hippocrate y aurait fait une allusion !)
la cécité quelquefois définitive qui peut survenir sur un

(1) Rathery et Cambassades. Amaurose quinique. *Soc. méd. des hôpitaux,*
15 juillet 1921.
(2) A. Terson. Les troubles visuels après les pertes de sang. *Rapport à la
Société d'ophtalmologie de Paris,* 1921.

œil ou sur les deux yeux après une ou plusieurs hémorragies ; elle apparaît, totale ou partielle, tantôt de suite
après l'hémorragie, soit plus souvent plusieurs jours
après, très rarement plus tard que le 16ᵉ jour. Dans la
plúpart des cas (non dans tous) l'examen ophtalmoscopique révèle une ischémie très marquée de la rétine.
Est-ce à cette ischémie qu'il faut rattacher la cécité précoce et l'atrophie papillaire consécutive ? A. TERSON
pense que ce facteur, dont il ne rejette pas l'importance,
ne saurait expliquer tous les cas ; d'une part, certaines
de ces cécités post hémorragiques ont un tableau ophtalmoscopique qui ne rappelle en rien celui de l'ischémie,
d'autre part il est incontestable que les blessures de
guerre qui ont provoqué si fréquemment les terribles
saignées que l'on connaît, ne se sont que bien exceptionnellement compliquées de cécité. A. TERSON admet que
des phénomènes de choc colloïdoclasique peuvent être à
l'origine de certains de ces accidents ; nous nous éloi-
gnerions de notre sujet en donnant la très intéressante
argumentation de A. TERSON.

MAGITOT (1), deux ans auparavant, avait publié une
observation de cécité post hémorragique à la suite d'une
hématemèse ; la pression artérielle rétinienne était remarquablement basse : dans la position horizontale elle était
de 40-15 mm. Hg, mais dans la position verticale elle
tombait au dessous de ce chiffre. Pour MAGITOT cette
hypotension artérielle locale, et l'ischémie qui en résultait
expliquaient suffisamment la pathogénie de la cécité et
de l'atrophie optique.

Que l'anémie de la rétine intervienne seule ou que

(1) A. MAGITOT, *Bulletin de la Société d'ophtalmologie de Paris.* Novembre
1919.

d'autres facteurs plus complexes soient à incriminer, il n'en est pas moins intéressant de signaler la grande fréquence de l'ischémie rétinienne dans ces cas si remarquables de cécité post hémorragique.

Quelle qu'en soit la cause, l'ischémie rétinienne si elle se prolonge ne manque pas d'avoir des conséquences graves pour l'intégrité des couches nerveuses de la rétine. Nous ne parlons pas ici de l'oblitération totale dont les conséquences foudroyantes ont été étudiées à leur place. Nous savons que l'atrophie papillaire peut suivre les lésions vasculaires chroniques oblitérant partiellement les vaisseaux rétiniens. Le spasme peut-il à lui seul suffir pour amener ces lésions ? Peut être, s'il est durable. LEBER et ABADIE le croient.

CHAPITRE XX

Le traitement des affections de la circulation rétinienne.

La thérapeutique des affections de la circulation rétinienne donne des résultats peu encourageants. Pour quelques cas sur lesquels nous avons l'impression d'agir favorablement, combien continuent leur évolution normale sans que rien puisse les améliorer ?

Nous ferons cependant œuvre utile, si abandonnant l'idée d'un traitement du symptôme local, nous pensons d'abord, au moment du traitement comme à celui du diagnostic, à l'état général, et si connaissant la grande cause initiale nous dirigeons contre elle nos efforts. L'ophtalmologie nous offre d'autres exemples d'affections sur lesquelles nous n'avons qu'une action bien relative mais dans lesquelles en soignant l'affection causale, nous agissons cependant très utilement.

Mais puisque dans l'immense majorité des cas, c'est ainsi que nous l'avons vu, au delà du plan oculaire qu'évolue l'affection dont les troubles circulatoires sont les témoins, est-ce à l'oculiste d'en diriger le traitement ? Notre rôle ne se borne-t-il pas à faire le diagnostic, à éclairer le médecin traitant de toutes nos lumières, et à lui laisser, ceci fait, la responsabilité du traitement ?

L'association du médecin et du spécialiste est indispensable pour le traitement comme pour le diagnostic des affections circulatoires de la rétine. Mais il n'y a aucune raison pour que l'oculiste ne garde pas une part active dans ce traitement. N'avons nous pas coutume de soigner nous-mêmes les nombreuses lésions syphilitiques qui touchent l'œil ? Il s'agit bien cependant d'une cause générale, très étrangère à l'œil ; mais nous pensons que c'est à nous de varier le traitement, d'en régler l'intensité et la prolongation avec les formes que nous constatons, d'en surveiller l'action sur l'organe dont nous avons la charge. Il en va de même pour les troubles de la circulation rétinienne ; son importance est trop grande pour la vision, ses réactions sont trop spéciales, quelquefois nettement opposées à celles d'autres territoires sanguins, la tension oculaire est trop délicate, se modifie trop facilement pour que le traitement d'un trouble circulatoire oculaire puisse échaper à l'oculiste.

Mais, ici comme partout, il faut savoir reconnaître les cas particuliers. Appelés au chevet d'un malade alité parce qu'au cours d'une affection grave, il s'est plaint d'un trouble visuel, nous ne prétendrons pas diriger le traitement si une hémorragie rétinienne, ou une obstruction des vaisseaux rétiniens, est venue compliquer un état général déjà grave. De même, dans la rétinite albuminurique constituée, traduisant comme nous l'avons vu l'insuffisance rénale, notre rôle passera certes au second plan. Mais lorsque un malade, averti par un trouble visuel est venu nous consulter, et que nous avons constaté soit une affection vasculaire locale, soit la manifestation oculaire d'un trouble général, nous ne nous contenterons pas de le renvoyer à son médecin, mais nous aidant de celui-ci, nous garderons, au moins dans une certaine mesure, la direction du traitement.

Nous ne reprendrons pas dans ce chapitre chacun des groupes dont nous avons étudié les symptômes ; nous avons pour toutes les lésions vasculaires recherché les causes étiologiques ; c'est à ces causes mêmes que la thérapeutique s'adressera. Dans de nombreux cas les indications seront donc communes.

1° *Traitement de l'hypertension artérielle.* — L'hypertension artérielle, symptôme d'un trouble général, appartient à la thérapeutique générale beaucoup plus qu'à la thérapeutique oculaire. Nous devons cependant en connaître le traitement, d'une part parce que le malade souvent prévenu par nous pour la première fois de cette hypertension, nous demande ce qu'il doit faire, et d'autre part, parce qu'ainsi que je m'efforcerai de le montrer, les manifestations oculaires de l'hypertension artérielle peuvent nécessiter certaines modifications dans le traitement général.

Si on lit ce qu'ont écrit sur la question les auteurs qui la connaissent le mieux, on a l'impression que l'hypertension artérielle échappe vraiment à la thérapeutique. Empêcher qu'elle ne progresse, éviter les accidents aigus à l'origine desquels elle est si souvent, agir autant que possible sur les lésions vasculaires, voilà surtout ce que nous devons demander, et nous le demanderons plus encore au régime qu'à la médication.

Comme l'hypertension artérielle s'accompagne fréquemment de lésions rénales, comme l'intoxication paraît, pour certains, être la cause première de l'hypertension, on devra proscrire du régime les aliments les plus toxiques ;

les salaisons, les mets épicés, le gibier seront formellement interdits. L'usage de la viande ne sera permis qu'avec modération : dans les cas légers, seulement au repas du matin : dans les cas un peu plus sérieux, on permettra tous les deux jours au repas de midi un peu de viande grillée, ou un peu de poisson frais ; aux autres repas le régime sera lacto-végétarien. Dans les formes graves, le régime lacto-végétarien sera aussi absolu que possible ; on a même conseillé un jour ou deux par mois un régime de diète hydrique total (1 litre d'eau dans la journée) accompagné de purgations salines (cure de GUELPA). Sans aller jusque là, on pourra avec avantage mettre pendant le même temps le malade au régime lacté absolu.

En dehors des indications du régime déchloruré, on conseillera aux malades de saler le moins possible les aliments.

Les boissons alcooliques seront sévèrement proscrites. Il faudra aussi veiller à la quantité de liquide ingéré. En comprenant l'eau du lait, des tisanes, des potages, on se trouvera bien de ne pas dépasser 1 litre 1/2 par jour. Encore faudra-t-il faire attention à la quantité d'urine émise qui doit être d'au moins 1 litre à 1 litre 1/4 dans les 24 heures. A ce point de vue, il faut se souvenir des travaux de VAQUEZ et COTTET qui ont montré l'élimination rénale facilitée par la position horizontale ; en réduisant la quantité de liquide ingérée dans la journée, on conseillera donc plutôt aux malades de boire le matin à jeun avant le lever, ou le soir une fois couchés.

L'action diurétique de certaines eaux minérales (absorbées aux stations thermales) pourra être avantageusement utilisée. Évian et Vittel sont particulièrement indiqués.

En même temps que du régime, on s'occupera de l'exercice physique qui est à recommander, à condition d'être très modéré et de n'aller jamais ni jusqu'à l'effort, ni jusqu'à la fatigue. Les veilles prolongées seront interdites, le sommeil de la première heure « étant celui dont l'action sur la pression artérielle est la plus sédative. » (VAQUEZ.)

2° Les agents physiques dans le traitement de l'hypertension. — L'hydrothérapie a été conseillée ; on a pensé que de l'excitation cutanée qu'elle produit, pouvait résulter un relâchement des vaso-moteurs de la peau, ouvrant les barrières périphériques et diminuant ainsi la pression artérielle. Si ce moyen est peu actif, il n'est en tous cas certainement pas nuisible, et peut être utilement recommandé à certaine catégorie de malades. Les bains carbo-gazeux de Royat ou de Bourbon-Lancy sont également indiqués.

On a fondé beaucoup d'espérance sur les *courants de haute fréquence*, dont on ne s'est d'ailleurs jamais bien expliqué le mode d'action. Pour VAQUEZ (1), ils sont absolument inefficaces. « Les expériences de contrôle instituées par BERGONIÉ et BROCA, nos observations, celles de BABINSKI et WIDAL, ont montré qu'il n'y avait rien à attendre de cette méthode destinée à un prochain oubli. »

La *radiothérapie* de la région lombaire a été utilisée comme capable d'agir sur les capsules surrénales et d'en modifier l'activité qui, exagérée, pourrait être la cause de l'hypertension artérielle. On en aurait obtenu quelques bons résultats.

(1) VAQUEZ. Les maladies du cœur, p. 503.

3° *Les médicaments de l'hypertension artérielle.* — Nombreux sont les médicaments qu'on a préconisés contre cette affection. Disons de suite que leur action est toujours de courte durée.

Presque tous les produits employés sont des vaso-dilatateurs ; leur action tient à ce qu'ils font céder le spasme vaso-moteur. Ils appartiennent pour la plupart au groupe des nitrites. Citons :

la *trinitrine.* On l'emploie en solution alcoolique à 1 % dont on prescrit de 3 à 5 gouttes par jour ;

le *nitrite de soude.* 10 à 15 centigrammes par jour pendant plusieurs semaines (VAQUEZ).

le *tétranitrol.* On le prescrit à la dose de 1 à 6 centigrammes par jour.

L'action hypotensive de ces médicaments est toujours de courte durée (2 à 3 heures au maximum). Elle apparaît rapidement après l'absorption ; pour la trinitrine, elle commencerait à se faire sentir une minute après, et aurait son maximum à la 5e minute.

le *nitrite d'amyle* a une action encore beaucoup plus rapide et aussi plus fugace. C'est un médicament que nous devons bien connaître parce qu'il peut nous rendre de réels services. J'en ai étudié avec BOLLACK (1) l'action sur la circulation intra-oculaire. On fait respirer au malade sur une compresse ou sur son mouchoir de 5 à 7 gouttes de nitrite d'amyle (on trouve des ampoules préparées d'avance) ; quelques secondes après, le sujet éprouve du côté de la tête une sensation de plénitude et des battements temporaux ; ces phénomènes, très passagers, ne

(1) BAILLIART et BOLLACK. De l'action comparée de certaines substances médicamenteuses sur la tension intra-oculaire et la pression artérielle. *Ann. d'oculistique*, août 1921.

persistent guère après la fin de l'inhalation dont la durée
doit être d'une minute environ. La chute de la pression
artérielle générale est au maximum vers la 15e seconde;
elle ne se fait plus sentir vers la 2e minute. Du côté de
l'œil on voit, dans le moment où la pression artérielle
générale baisse, la tension oculaire et la pression artérielle rétinienne s'élever.

L'expérience qu'il est si facile de réaliser avec le
nitrite d'amyle nous montre quels peuvent être les avantages et les inconvénients des vaso-dilatateurs dans les
affections vasculaires de la rétine. L'action immédiate de
tous ces composés nitreux organiques est une vaso-dilatation périphérique ; la tension générale baissera parce que
les capillaires s'ouvriront, mais cette ouverture des
capillaires n'ira pas sans élévation de la pression dans ces
artérioles, ces veinules, ces capillaires qui nous intéressent. C'est ce fait qui doit être d'abord présent à notre
esprit ; nous allons en considérer les applications. Voici
deux sujets présentant tous deux de l'hypertension artérielle générale et des lésions vasculaires : le premier a des
hémorragies rétiniennes, une forte hypertension artérielle locale, des vaisseaux largement dilatés. Donnons-lui
des médicaments du groupe des nitrites ; nous allons bien
faire baisser sa pression humérale, mais comment obtien-
drons-nous cette baisse ? en élevant la pression dans tous
les vaisseaux périphériques et par conséquent rétiniens,
en ouvrant les barrages à la pression sanguine, en
favorisant ainsi de nouvelles hémorragies ou de nouveaux
œdèmes. Du moins si nous savions au prix de ce risque,
faire baisser d'une façon durable la pression générale, nous
pourrions penser que la pression générale restant basse,
la pression locale baisserait elle aussi. Mais ne   e

chute de la pression générale va durer peu ; son seul effet aura été d'élever pour un moment la pression dans nos vaisseaux rétiniens, menaçant ainsi d'un accident aigu des malades qui se défendaient encore.

Le deuxième de nos malades, lui aussi hypertendu, se présente à nous avec des vaisseaux étroits, entourés de ces cordons blanchâtres que nous connaissons bien ; une pression veineuse basse, des réactions artérielles faibles nous montrent l'oblitération déjà commencée du réseau capillaire. Que vont faire dans ce cas les nitrites ? Ouvrir comme tout à l'heure le barrage capillaire ; or c'est bien là ce que nous cherchons. L'action des nitrites, malheureusement fugace, sera donc dans ce cas aussi favorable qu'elle pouvait être dangereuse dans le premier.

On sait la place considérable qu'ont tenue les *iodures* dans le traitement de l'hypertension artérielle. Les ophtalmologistes eux aussi ont fait de ce médicament un usage peut être immodéré ; nous le retrouverons à propos des traitement des lésions vasculaires. L'action hypotensive de l'iode et des iodures paraît très faible, pour ne pas dire nulle.

Récemment le traitement de l'hypertension artérielle s'est orienté dans une voie nouvelle ; l'action des glandes endocriniennes sur la circulation et sur la pression artérielle a donné l'idée d'utiliser les produits actifs de ces glandes contre l'hypertension artérielle ; les extraits de pancréas, de foie, de thymus, de thyroïde, d'hypophyse, de corps jaune, ont paru donner quelques succès. Peut-être obtiendra-t-on de cette façon les résultats durables que les autres médications ont été incapables de fournir.

3° *La médication vasculaire.* — Nous avons vu la place importante que tient la syphilis dans l'étiologie des affections vasculaires. Si l'on veut bien se rappeler que la syphilis elle-même est très souvent à l'origine de l'hypertension artérielle, on comprend comment le traitement antisyphilitique est au premier plan dans la thérapeutique de ces affections.

Il n'y a pas d'indication spéciale pour telle ou telle médication ; l'arsenobenzol (en injections intra-veineuses ou intra-musculaires suivant la technique de POULARD), les sels insolubles (calomel, huile grise) ou les sels solubles (de préférence le cyanure intra-veineux) pourront être également employés. Très convaincus que la voie buccale est un mauvais mode d'administration, nous nous trouverons souvent obligés d'employer de cette façon des préparations mercurielles dont le nom masque la nature parfois si redoutée des malades. La voie rectale sera cependant préférée.

La constatation du sucre ou de l'albumine dans les urines ne suffit pas, rappelons-le, à rejeter l'origine syphilitique des lésions que nous constatons du côté du fond de l'œil. Toujours nous penserons à la syphilis possible, s'il y a doute nous agirons comme si elle existait, en étant d'ailleurs très prudents ; le cyanure de mercure si maniable, à des doses extrêmement faibles sera d'abord employé. Nous aurons souvent alors des résultats bien encourageants.

Les *iodures*, nous l'avons déjà dit, ont eu dans la thérapeutique des affections vasculaires de la rétine, un rôle considérable, longtemps exclusif. Que faut-il vraiment en penser ? Bien qu'on en ait beaucoup diminué l'importance et l'utilité depuis quelques années, il semble cependant qu'ils iodures puissent avoir une certaine action sur les lésions artérielles, peut être surtout sur les lésions endartéritiques (GALLAVARDIN). C'est un médicament commode, aimé des malades, qui doit être conseillé et employé à la dose de 0,30 cg. par jour prolongée 20 jours par mois pendant fort longtemps. On n'oubliera pas cependant (MARTINET, ONFRAY) qu'à doses un peu élevées l'iodure serait capable de diminuer la viscosité sanguine (c'est de cette façon qu'il pourrait modifier la pression artérielle) et par conséquent de favoriser les hémorragies rétiniennes.

D'autres médicaments l'arsenic, l'hamamelis, la théobromine peuvent encore dans certains cas être utiles. Ce sont cependant dans les affections rétiniennes des agents de second plan.

4° *Le traitement des oblitérations vasculaires.*

a) *Les spasmes artériels.* — C'est, en dehors du traitement de l'affection causale, aux vaso-dilatateurs que nous devrons d'abord nous adresser. Le médicament héroïque est le nitrite d'amyle en inhalations dont nous avons longuement parlé plus haut. Pour que cette inhalation ait tout son effet, il faut qu'au moins la première soit faite par le médecin lui-même. Comme VAQUEZ et LAUBRY l'ont montré, on se trouvera bien de joindre à la médication vaso-dilatatrice la médication opiacée. Il n'y aurait pas à hésiter dans un cas de spasme intense, surtout si le malade est très inquiet, à pratiquer une injection de morphine. S'il s'agit d'un cas moins aigu, on peut avantageusement prescrire la formule suivante :

Chlorhydrate de morphine ou d'héroïne....... 6 centigrammes
Solution alcoolique de trinitrine à 1/100 ..... LX gouttes
Eau distillée de laurier rose .... 20 grammes
Eau distillée .... Q.S pour 100.

2 à 3 cuillerées à café par jour (LAUBRY et ESMEIN).

Dans les cas où on voit les spasmes se répéter, on doit prescrire les antispasmodiques dont le type est la valériane ; les pilules de MEGLIN (oxyde de zinc, extrait de jusquiame, extrait de valériane de chaque 5 centigrammes) à la dose de 3 par jours pendant 5 jours consécutifs pourront être recommandées.

b) *L'oblitération artérielle.* — Dans les formes chroniques et progressives de l'oblitération artérielle, nous avons vu quels services pouvaient rendre les vaso-dilatateurs. Il ne faudra jamais craindre de les employer ; mais on ne perdra pas de vue pour cela l'affection causale ; le traitement antisyphilitique et l'iodure alterneront avec la médication vaso-dilatatrice.

Nous savons que bien souvent le spasme artériel de courte durée, provoque, avant l'oblitération constituée, une cécité passagère ; nous avons vu aussi que ces spasmes pouvaient, dans certains cas de thrombose artérielle en évolution, provoquer l'oblitération. Aussi, tout en instituant le traitement que nous venons de voir, dans les artérites chroniques à tendance oblitérante, devons-nous avertir le malade (lui-même fort inquiet) de l'urgence qu'il y a à traiter le spasme artériel aussitôt qu'il apparaît Il sera sage de lui recommander d'avoir toujours sur lui une ampoule de nitrite d'amyle dont il respirera le contenu dès le moment où l'accès de cécité apparaît.

Une fois l'oblitération artérielle constituée soit d'emblée par embolie, soit ce qui est beaucoup plus fréquent, par thrombose artérielle, que pouvons-nous faire ? D'abord n'oublions pas avec quelle rapidité apparaissent les lésions des cellules ganglionnaires. Il faut agir d'extrême urgence (1). Si vingt-quatre heures se sont déjà écoulées depuis l'apparition de la cécité, nous sommes à peu près sûrs, que plus rien ne reste à faire. Nous essaierons cependant le traitement.

Le médicament de choix est encore le nitrite d'amyle ; les inhalations pourront être répétées sans aucun inconvénient deux ou trois fois dans la journée. En même temps que celui-ci, tous les autres procédés qui ont paru dans certains cas donner quelque résultat devront être mis en œuvre ; plusieurs fois le massage du globe, pratiqué à temps aurait amené la guérison ; ce massage sera longtemps prolongé avant qu'on le considère comme sans action. L'iridectomie, ou la simple sclérotomie ou même la ponction de la chambre antérieure qui paraît tout aussi utile, compteraient à leur actif plusieurs succès ; la brusque détente de la tension oculaire amènerait une véritable aspiration dans les vaisseaux périphériques.

Enfin, pour forcer le barrage, nous pouvons encore essayer d'élever la pression en amont ; on a recommandé dans ce but la digitale. Ce procédé toujours inoffensif pourra peut-être exagérer pour un moment (c'est ce que nous cherchons) l'action du ventricule gauche.

Tous ces procédés, dans une aussi redoutable maladie, devront être employés ; mais c'est bien au nitrite d'amyle que nous donnerons la préférence, et c'est par lui qu'il faudra toujours et immédiatement commencer.

(1) Notons d'ailleurs que si le traitement institué précocement n'amène pas *immédiatement* un résultat, il n'en est pas moins utile. Si on a rétabli partiellement, momentanément même, la circulation rétinienne, peut porter où un pronostic moins sombre.

c) *Les oblitérations veineuses.* — Nous avons vu qu'elles n'ont jamais ni la brusquerie, ni la gravité immédiate des oblitérations artérielles. Le traitement n'a donc plus le même caractère d'urgence que celui de l'oblitération artérielle. Ici encore il faudra d'abord remonter à la cause et la traiter ; on recherchera la syphilis, une infection chronique ou aiguë, de voisinage ou à distance.

En dehors du traitement des indications spéciales que nous venons de signaler, certains médicaments pourront être avantageusement employés ; l'urotropine (3 cachets de 0,40 centigrammes par jour) m'a paru souvent donner d'excellents résultats ; on connaît aussi l'action élective généralement admise de la teinture d'hamamelis ou de marron d'Inde ; il n'y aura qu'avantage à les essayer.

Si l'hypertension artérielle existe en même temps, ce qui est si fréquent, le régime et les précautions que nous avons indiqués contre elle, devront être mis en œuvre.

Les émissions sanguines dans le traitement des affections vasculaires rétiniennes. — On connaît les heureux effets des saignées abondantes dans l'hypertension artérielle ; effets malheureusement très passagers qui ne peuvent être employés que contre les accidents aigus de l'hypertension. Rochon-Duvigneaud considère que la saignée peut être utile dans la rétinite albuminurique ; sans doute agit-elle dans ce cas autant parce qu'avec le sang sont éliminés de nombreux produits toxiques, que par la diminution de la masse sanguine.

Les saignées locales (sangsues à la tempe ou dans la région mastoïdienne, ventouses de Heurteloup) ont joui, auprès de nos devanciers, d'une grande faveur dans le traitement des affections hémorragiques de la rétine. Leur valeur est bien discutée aujourd'hui. En étudiant l'anatomie des veines rétiniennes, nous avons vu cependant que l'anastomose entre l'ophtalmique et la faciale pouvait peut être expliquer en partie cette action salutaire. C'est en tous cas une pratique qui n'est pas dangereuse, que l'on peut recommander, mais dont il ne faut pas attendre de bien remarquables effets. Pour PERGENS (1), la saignée comme la révulsion dans la région temporale serait basée uniquement sur une erreur de physiologie qui remonterait à 20 siècles. On considérait que tout un groupe d'ophtalmies était du à la pénétration à l'intérieur de l'œil de liquides provenant de la région temporale ou amenés par l'artère temporale ; d'où l'idée de faire des incisions à la tempe pour amener l'écoulement des liquides avant leur arrivée à l'œil, ou de cautériser l'artère pour obturer son calibre et empêcher le sang d'aller vers l'œil.

La ponction lombaire dont nous avons déjà eu l'occasion de signaler les heureux effets a donné à PIERRE MARIE et GUILLAIN, CASTAIGNE et RAVAUT, et après eux à bien d'autres, d'excellents effets dans certaines formes de rétinite albuminurique. Elle est capable notamment de faire disparaître, non seulement au cours des rétinites albuminuriques, mais encore dans toutes les formes d'hypertension céphalo-rachidienne, les troubles paroxystiques passagers de la vue, ces obnubilations si inquiétantes pour le malade. Ce que nous avons dit de la circulation rétinienne et cérébrale dans la stase papillaire se trouve con-

(1) PERGENS. La saignée et la révulsion en oculistique. *Soc. belge d'ophtalmologie*, 27 novembre 1898.

firmé par cet heureux effet de la ponction décompressive.

Le traitement de l'ischémie rétinienne. — Nous avons étudié les formes aiguës ou chroniques de l'ischémie rétinienne ; le traitement de l'ischémie rétinienne aiguë est en somme celui de l'oblitération aiguë ; on se reportera à ce que nous en avons dit. A la suite des ischémies qui seraient consécutives à de grosses pertes sanguines, A. Danier conseille de tenter une réaction brutale par des injections retro-bulbaires de sublimé à 1/2 %, de cyanure à 1 % ou de chlorure d'or à 1 %. Dans les formes chroniques, les installations de collyre à la dionine à 5 % pourraient agir dans le même sens ; cet heureux effet n'est nullement démontré.

Certaines formes d'atrophie optique sont, nous l'avons vu, consécutives à l'ischémie rétinienne. Abadie, pensant que le point de départ peut être une contraction permanente des vaisseaux nourriciers du nerf optique et de la rétine, sachant d'autre part que les nerfs vaso-moteurs qui règlent la nutrition des nerfs optiques et de la rétine prennent naissance dans le centre cilio-spinal médullaire au niveau de la dernière vertèbre cervicale et des deux premières dorsales, a supposé que la cause initiale de l'irritation vaso-constrictrice devait être due à un liquide céphalo-rachidien toxique. D'où l'idée qu'il a eue et réalisée de pratiquer dans cette région de la colonne vertébrale une large trépanation, mettant à nu la dure-mère qu'il incise de façon à laisser écouler largement le liquide céphalo-rachidien. N'aurait-on pas plus simplement le même résultat par la dénudation de la carotide interne qui comme nous l'avons vu a, pratiquée par Leriche, amené une dilatation des vaisseaux rétiniens. D'ailleurs nous savons combien rapides sont les effets funestes de l'ischémie rétinienne sur la rétine. Si les cellules ganglionnaires et les fibres optiques sont dégénérées, à quoi sert-il de rétablir la circulation rétinienne ? N'avons-nous pas vu dans l'oblitération de l'artère centrale, la circulation rétinienne se rétablir rapidement mais la cécité persister ? Il est bien vraisemblable qu'en guérissant tardivement l'ischémie rétinienne, en admettant qu'on le puisse faire, on ne peut pas compter agir sur les lésions atrophiques déjà constituées.

Le traitement des hémorragies rétiniennes. — Le traitement de la maladie causale, de l'hypertension artérielle si elle existe, de l'affection vasculaire locale ou générale, constitue les premières indications. Y a-t-il un traitement spécial des hémorragies rétiniennes ? On a autrefois préconisé l'ergotine, puis l'adrénaline, dans l'espoir que la vaso-constriction ainsi déterminée, fermant les vaisseaux, empêcherait de nouvelles hémorragies. Ce sont des procédés dont le mieux qu'on en puisse dire est qu'ils sont inefficaces.

Considérons l'hémorragie rétinienne comme un symptôme, et traitons-la comme tout autre symptôme de la maladie causale. Si cette cause nous échappe, nous sommes encore plus mal armés pour lutter ; c'est le cas des hémorragies récidivantes des adolescents. Tout a été essayé, et jusqu'ici sans succès, dans cette grave affection ; les injections de sérum de cheval, le sérum anti-hémorragique de DUFOUR ont paru donner des résultats en arrêtant l'hémorragie. En provoquant une crise anaphylactique, la crise hémoclasique, par des injections répétées de sérum hétérogène, H. DUFOUR pense agir sur les accidents hémorragiques en modifiant la coagulibilité du sang. Pour obtenir cette action immédiate, H. Dufour (1) a recours à l'injection de sérum de lapin préparé, c'est-à-dire anaphylactisé activement par des injections successives de sérum de cheval. L'action hemostatique serait ainsi beaucoup plus rapide ; la dose à injecter étant de 10 à 20 cmc, dose que l'on peut répéter sans crainte.

Aubineau (2) a cherché à provoquer ces accidents sériques, non pas avec le sérum de lapin, mais avec des injections sous-conjonctivales et sous-cutanées de sérum antidiphtérique ou d'hémostyl (sérum de cheval). Cinq malades ont été traités par lui de cette façon ; chez trois il ne provoqua pas d'accidents sériques ; des deux autres qui présentèrent une réaction générale, un fut nettement amélioré.

Ces recherches sont intéressantes : malheureusement ce qu'il faudrait avant tout c'est prévenir les hémorragies : elles ont une tendance naturelle à s'arrêter quand elles ont atteint une certaine intensité. Certainement la médication sérique comme d'autres produits antérieurement employés, notamment le sérum gélatiné, peut les limiter. Mais ce que nous devons désirer connaître, c'est la cause de ces hémorragies; la syphilis, la tuberculose, nous l'avons vu, ont été signalées dans les antécédents des malades. Nous penserons donc avant tout à l'état général. Peut-être par la médication endocrinienne serons-nous un jour mieux armés qu'aujourd'hui dans le traitement des hémorragies récidivantes des adolescents.

(1) H. Dufour et Le Hello, *Bulletin de l'Acad. de Médecine*, 27 nov. 1917.
(2) Aubineau. L'anaphylaxie sérique provoquée dans le traitement des hémorragies intra-oculaires des adolescents. *Annales d'oculistique*, juillet 1920.

Le traitement local des affections vasculaires de la rétine.
— Existe-t-il un traitement local des affections des vaisseaux rétiniens ? Nous savons que les myotiques paraissent
être des vaso-constricteurs, et les mydriatiques des vaso-
dilatateurs de la circulation oculaire. Il est indiqué d'utiliser en thérapeutique cette action surtout pour la pilocarpine. L'atropine est une substance trop dangereuse
pour les yeux atteints d'affections vasculaires, par la
complication toujours possible et redoutable de l'hypertension oculaire, pour que nous puissions l'employer si
ce n'est dans un but bien précis ; la pilocarpine au contraire est toujours sans danger. Elle paraît avoir un heureux effet dans les lésions rétiniennes accompagnées
d'hypertension vasculaire, surtout dans celles où la vaso-
dilatation domine. Nous pourrons donc l'employer d'une
façon prolongée et cela d'autant plus que nous connaissons
la fréquence des accidents glaucomateux dans les lésions
vasculaires rétiniennes, notamment dans la thrombose
de la veine centrale.

On a encore recommandé l'emploi de l'iodure en instillations ; l'action de ce médicament absorbé par la voie
conjonctivale est bien hypothétique ; dans tous les cas
il ne peut en aucun cas être nuisible au malade, et cela
est déjà quelque chose.

A cette condition qu'elles soient surement sans danger,
ces médications locales ont au moins un gros avantage
moral, celui de donner au malade l'impression que nous
ne perdons pas de vue l'affection qui l'inquiète et que, par
tous les moyens, nous nous efforçons de la combattre.

Ainsi à chaque pas dont nous progressons, tant dans la
voie du diagnostic que du traitement des affections

rétiniennes, nous sommes obligés de sortir de notre domaine. Dans une récente conférence à la Société d'ophtalmologie de Paris, un maître de la médecine (1) nous disait : « Vous êtes les moins spécialisés des spécialistes ; vous êtes au haut d'un observatoire d'où vous avez vue sur tous les domaines de la médecine. » De cette vérité qui est à l'éloge de notre science, chaque page de ce livre aura, je pense, apporté une nouvelle preuve.

(1) E. Rist. *Les localisations extra-pulmonaires de la tuberculose. Soc. d'ophtalmologie de Paris*, 20 novembre 1921.

TABLE DES NOMS D'AUTEURS

A

B

C

TABLE ALPHABÉTIQUE DES MATIÈRES

TABLE ANALYTIQUE DES MATIÈRES

CHAPITRE IV

DEUXIÈME PARTIE

LES TROUBLES DE LA CIRCULATION RÉTINIENNE

CHAPITRE V

CHAPITRE VI

CHAPITRE VII

TROISIÈME PARTIE

LES LÉSIONS DES VAISSEAUX RÉTINIENS

CHAPITRE VIII

Anomalies, 160. Persistance des vaisseaux hyaloïdiens, 162. Dilatation (varices, varicosites, anévrysmes) des vaisseaux rétiniens, 167.
Maladie de Von Hippel, 171.

CHAPITRE IX

Procédés d'examen, 179. Modification du trajet, de la coloration, du
reflet, 181. Modification du calibre, 186, de l'aspect des parois, 190.
Examen systématique des vaisseaux rétiniens, 194.

CHAPITRE X

Artérites. Symptômes physiques, 200, fonctionnels, 201. Anatomie
pathologique, 202. Causes, 205.

CHAPITRE XI

Hémorragies artérielles rétiniennes, 209. Oblitération des artères
rétiniennes, 211.

CHAPITRE XII

Phlébite rétinienne, 236. Rupture des veines, 239. Oblitération de la
veine centrale ou de ses branches, 240.

CHAPITRE XIII

CHAPITRE XIV

CHAPITRE XV

CHAPITRE XVI

CHAPITRE XVII

CHAPITRE XVIII

CHAPITRE XIX

CHAPITRE XX

Paris-Lille. — Imp. A. Taffin-Lefort. 141-8-22.